Stress, Mobbing und Burn-out

Sven Seibold

Stress, Mobbing und Burn-out

Umgang mit Leistungsdruck – Belastungen im Beruf meistern

7. Auflage

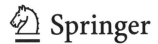 Springer

Sven Seibold
Wirtschaft und Informatik
Hochschule Hannover
Hannover, Niedersachsen, Deutschland

ISBN 978-3-662-64189-7   ISBN 978-3-662-64190-3   (eBook)
https://doi.org/10.1007/978-3-662-64190-3

Die Deutsche Nationalbibliothek verzeichnet diese Publikation in der Deutschen Nationalbibliografie; detaillierte bibliografische Daten sind im Internet über ► http://dnb.d-nb.de abrufbar.

© ogaudin/istockphoto.com (Symbolbild mit Fotomodell)

Planung/Lektorat: Monika Radecki
Springer ist ein Imprint der eingetragenen Gesellschaft Springer-Verlag GmbH, DE und ist ein Teil von Springer Nature.
Die Anschrift der Gesellschaft ist: Heidelberger Platz 3, 14197 Berlin, Germany

Vorwort

Veränderungen prägen diese siebte Auflage. Horst Schuh und Matthias Pletke, beide langjährige Wegbegleiter und Mitautoren der sechsten Auflage, sind nicht mehr dabei. Die Interessen beider haben sich in den letzten zehn Jahren, die seit der sechsten Auflage verstrichen sind, in fachlich andere Richtungen entwickelt. Horst Schuh und Matthias Pletke gilt mein herzlicher Dank für die inspirierende und freundschaftliche Zusammenarbeit. Kurz hatte ich überlegt, es bei der sechsten Auflage zu belassen. Aber da hatte ich die Rechnung ohne Frau Monika Radecki vom Springer-Verlag gemacht. Mit Freundlichkeit und mit Beharrlichkeit hat Frau Radecki immer mal wieder an die siebte Auflage erinnert, dafür herzlichen Dank. Ohne Horst Schuh hätte es die erste Auflage nicht gegeben und ohne Monika Radecki gäbe es diese siebte Auflage nicht. Robert Czogel, M.Sc., gilt mein Dank für die kritische Durchsicht der siebten Auflage, für wertvolle Hinweise zu Struktur und Gestaltung der Kapitel sowie für seine ständige Diskussionsbereitschaft.

Juristische Aspekte von Stress, Mobbing und Burn-out werden in dieser siebten Auflage im Gegensatz zur sechsten Auflage nicht mehr behandelt. Diese Themen sind nach wie vor wichtig, gerade in Fällen von Mobbing. Dennoch fehlt der Platz in diesem Buch sowohl psychologische Themen auszubauen als auch juristische Themen angemessen darstellen zu können. Aus demselben Grund wird traumatischer Stress nicht mehr behandelt. In vielen Fällen traumatischen Stresserlebens stehen klinisch-psychologische Aspekte im Vordergrund. Oft geht es um eine angemessene Psychotherapie und um den Erhalt der Arbeitsfähigkeit. Hier in diesem Buch steht demgegenüber Alltagsstress im Beruf und im Privatleben im Vordergrund. Das Buch kann helfen, Stress zu erkennen und klug mit Stress umzugehen. Je traumatischer Stress ist, je weiter Mobbing fortgeschritten ist und je länger sich Burn-out verfestigt hat, desto eher empfiehlt es sich, direkt professionelle psychotherapeutische Hilfe in Anspruch zu nehmen. Inzwischen gibt es deutlich mehr Hilfsangebote als noch zu Zeiten der sechsten Auflage, weshalb diese siebte Auflage keine Adressenliste mehr enthält. Einen Link möchte ich dennoch nennen und zwar die Datenbank des Berufsverbandes Deutscher Psychologinnen und Psychologen: ► https://www.psychotherapiesuche.de/. Unter diesem Link kann man gezielt nach professioneller psychotherapeutischer Hilfe suchen. Zwar kann auch diese Datenbank nicht garantieren, dass jede Therapeutin oder jeder Therapeut perfekt arbeitet oder dass die persönliche Passung zwischen Ratsuchendem und Therapeut hoch ist, aber zumindest ist durch die Kriterien des Berufsverbandes eine formale Mindestqualifikation sicher gestellt.

In dieser siebten Auflage kommen neue Inhalte hinzu. In ► Kap. 1 wurden das Fünf-Faktoren-Modell der Persönlichkeit und ein Abschnitt über Entscheiden unter Stress hinzugefügt sowie die Ausführungen zu depressiven Störungen erweitert und ein Abschnitt über Angststörungen neu eingefügt. ► Kap. 4 wurde um einen Abschnitt zu Präsentismus ergänzt. Die ► Kap. 2 und 3 wurden vollständig überarbeitet. Die Stressfolgen der Covid-19-Pandemie waren und sind teils gravierend, beispielsweise wegen der Verpflichtung, zu Hause zu arbeiten (Homeoffice), zuhause unterrichtet zu werden (Homeschooling) oder weil ein Besuch nahestehender Menschen im Krankenhaus oder im Pflegeheim in manchen Zeiten nicht möglich war. Die Covid-19-Pandemie hat wegen der vielen ausgelösten Veränderungen den Stresspegel in der Gesellschaft erhöht. Separate Abschnitte für die Covid-19-Pandemie im Allgemeinen oder für das Homeoffice sowie das Homeschooling im Besonderen wurden in die siebte Auflage jedoch nicht eingefügt. Die Covid-19-Pandemie ist zwar eine einschneidende Situation, ändert aber nicht die Grundsystematik von Stressoren oder den Verlauf der Stressreaktion. Insofern sind die Buchinhalte direkt auch auf die Covid-19-Pandemie und deren Folgen wie Homeoffice oder Homeschooling anwendbar.

Die Ausführungen in ▶ Kap. 2 sind auch für den Umgang mit Mobbing und Burn-out hilfreich. Zwar wird in den ▶ Kap. 3 und 4 jeweils am Kapitelende auf Gegenmaßnahmen eingegangen, allerdings im Vergleich zu ▶ Kap. 2 vergleichsweise knapp und mit Fokus auf jeweilige Besonderheiten von Mobbing (▶ Kap. 3) und von Burn-out (▶ Kap. 4). Über diese Besonderheiten hinaus können zusätzlich die in ▶ Kap. 2 beschriebenen Methoden hilfreich sein. ▶ Kap. 2 sollte daher mitgelesen werden, selbst wenn man sich ausschließlich für Mobbing und oder ausschließlich für Burn-out interessiert.

Inhaltsverzeichnis

Stress verstehen

Inhaltsverzeichnis

© Der/die Autor(en), exklusiv lizenziert durch Springer-Verlag GmbH, DE, ein Teil von Springer Nature 2022
S. Seibold, *Stress, Mobbing und Burn-out*,
https://doi.org/10.1007/978-3-662-64190-3_1

1

In diesem Kapitel erfahren Sie, was Stress auslöst und inwiefern die Stressdosis darüber entscheidet, ob Stress eher förderlich oder eher schädlich ist. Stress liegt auch im Auge des Betrachters, hat also eine subjektive Seite. Was bei manchen Menschen Stress auslöst, kann von anderen Menschen noch als angenehm oder zumindest als akzeptabel erlebt werden. Sie erfahren, wie die Stressreaktion abläuft und welche Folgen das hat – für das Denken, das Fühlen, das Handeln sowie für den Körper und die eigene Gesundheit. Kritisch wird es, wenn ein Stressor nach dem anderen auf einen einprasselt und man keine Erholungsphasen mehr hat, in denen man regenerieren kann. Am Ende des Kapitels wird auf Krankheiten eingegangen, die mit chronischem Stress in Verbindung stehen.

Begriffsentwicklung

Der Begriff *Stress* in seiner heutigen Bedeutung stammt aus dem Englischen und bezeichnete ursprünglich das Testen von Materialien auf Belastbarkeit. Der Biochemiker Selye (1907–1982) übertrug den Begriff in die Psychologie und Medizin. Selye stellte fest, dass der menschliche Organismus bei starken Umweltbelastungen wie beispielsweise Hitze oder Kälte eine unspezifische Alarmreaktion zeigt. Selye spricht von Stress, wenn der Körper auf einen Reiz mit Aktivierung reagiert. Das kann sowohl bei negativ als auch bei positiv bewerteten Reizen der Fall sein. Im Verständnis von Selye (1974) ist Stress neutral zu verstehen. Nach den Definitionen anderer Autoren wird Stress negativ bewertet und als Gefährdung des Wohlbefindens eingestuft. Umgangssprachlich verbindet man mit Stress eher negativ bewertete Ereignisse.

> **Definition: Stress**
>
> Nach Reif et al. (2018, S. 11) ist Stress ein intensiver, unangenehmer Spannungszustand. Die Wahrnehmungen, Bewertungen und Handlungen eines Menschen beeinflussen einen Stressverlauf erheblich.

chronischer Stress

Die verschiedenen Auffassungen zu Stress kann man versöhnen. Auch wenn Stress erst einmal eine neutrale Aktivierungsreaktion im Sinne von Selye (1974) sein mag, können wir Menschen nicht anders, als zu bewerten. Hier in diesem Buch geht es im Kern um negativ bewertete Ereignisse, die Stress auslösen. Zwar mag man auch in der ersten Freude über einen unerwarteten Millionengewinn im Lotto einen Herzinfarkt erleiden, aber die Regel ist das nicht. Rund ein Drittel der Menschen berichtet in Befragungen von häufiger oder ständiger Überlastung durch Stress (Stächele et al., 2020, S. 7). In der Studie des Robert Koch-Instituts (2012, S. 30–31) berichteten je nach Alter und Geschlecht zwischen

5 und 16 % der Befragten von einer starken Stressbelastung im letzten Vierteljahr. Jüngere Frauen berichten vergleichsweise häufig von einer starken Stressbelastung. Stress kann sowohl in privaten wie auch in beruflichen Situationen ausgelöst werden, beispielsweise durch die anstrengende Pflege der eigenen Eltern oder durch ungeklärte Konflikte mit Arbeitskollegen. Chronischer Stress, der nicht angemessen bewältigt werden kann, erhöht das Gesundheitsrisiko. Außer körperlichen Beschwerden kann man auch einen Burn-out (siehe ► Kap. 4) oder eine depressive Störung (siehe ► Abschn. 1.11.4) entwickeln (Stächele et al., 2020, S. 11); immerhin 12 % der Fehlzeiten der rund 14 Mio. AOK-Mitglieder in Deutschland gehen auf *psychische Erkrankungen* zurück (Meyer et al., 2021, S. 443). Nach Fehlzeiten wegen *Muskel- und Skeletterkrankungen (22 %)* sind *psychische Erkrankungen* die zweitgrößte Gruppe und zudem diejenige Erkrankungsgruppe mit den höchsten Zuwachsraten seit dem Jahr 2010 (Meyer et al., 2021, S. 443). Bei Frauen liegt der Anteil von Fehlzeiten wegen psychischer Erkrankungen bei 15 % und bei Männern bei 9 % (Meyer et al., 2021, S. 445). Nicht jede psychische Erkrankung ist auf Stress zurückzuführen und zudem berichten rund zwei Drittel der Menschen *nicht* von häufiger oder ständiger Überlastung durch Stress. Die umfassende Studie zur Gesundheit Erwachsener in Deutschland (DEGS) des Robert Koch-Instituts (2012, S. 9) zeigt sogar, dass der Gesundheitszustand im Durchschnitt insgesamt eher besser wird. Es lohnt sich also ein genauer Blick darauf, was Stress ist und weshalb manche Menschen unter Stress leiden und andere nicht oder nicht so stark.

1.1 Wie Stress ausgelöst wird – Stressoren

Stressauslösende Ereignisse nennt man Stressoren. Menschen reagieren unterschiedlich auf Stressoren. Ob ein konkretes Ereignis als Stressor wirkt, hängt auch von einem selbst ab. So wirken beispielsweise soziale Interaktionen häufig positiv, es macht Freude, mit anderen Menschen zusammenzuarbeiten oder zu feiern. Der Wunsch nach Kontakt sowie nach sozialer Anerkennung kann im Kontakt mit Kollegen, Kunden oder Vorgesetzten befriedigt werden. Auf der anderen Seite können soziale Interaktionen belasten. Und andere Menschen können zu sozialen Stressoren werden (Holz et al., 2004), wenn die Kommunikation ins Negative abgleitet. Tagebuchstudien zeigen, dass negative emotionale Kommunikation mit Kollegen, Kunden und Vorgesetzten zu den häufigen belastenden Ereignissen gehören

Übersicht

1

(Schwartz & Stone, 1993). Die Ausführungen von beispielsweise Diebig (2016, S. 42–44) oder von Skakon et al. (2010, S. 117–130) belegen, dass ein unterstützendes Führungsverhalten den Stress bei Mitarbeitern reduzieren und zu deren Wohlbefinden beitragen kann. Umgekehrt erhöht schlechtes Führungsverhalten das Stressempfinden, weshalb das Thema Führungsverhalten und Stress ein wichtiges Thema für das Human Resource Management in Organisationen ist (Hahn & Dormann, 2013, S. 569).

Stress wird aber nicht nur von schlecht führenden Vorgesetzten ausgelöst, sondern auch durch viele andere Ereignisse. So können beispielsweise Lärm, Hitze, Kälte, Schmutz, Nässe, Zugluft, Vibrationen, toxische Stoffe, Infektionen, Verletzungen, Entzündungen, Strahlung, schwere körperliche Arbeit, Passivrauchen oder eine nicht ergonomische Arbeitsplatzgestaltung Stressoren sein. Aber auch Zeitdruck, Arbeitsüberlastung, Aufgabenkomplexität, monotone Arbeit oder ständige Unterbrechungen können zu Stressoren werden. Nicht immer ist die Arbeit selbst der eigentliche Stressor, manchmal sind es auch lange Anfahrtszeiten oder die Einteilung der Arbeit, beispielsweise bei Wechselschichten, die zu einem gestörten Schlaf führen können. Mobbing oder sexuelle Belästigung sind extreme Stressoren, aber auch der ständige Umgang mit schwierigen Kunden oder Klienten kann belasten. Stressoren, das zeigt die Auflistung, sind vielfältig.

Belastung – Beanspruchung

Ein Stressor als äußeres Ereignis ist zunächst einmal eine *Belastung* (bedingungsbezogen), beispielsweise ein Unfall mit dem Fahrrad. Der Fahrradunfall führt zu einer Belastung. Man muss zum Arzt gehen, das Fahrrad reparieren lassen, möglicherweise überlegen, das nächste Mal langsamer zu fahren und so weiter. Der Umgang mit einem Fahrradunfall fordert einen Menschen. Das nennt man *Beanspruchung* (personenbezogen), man muss mit dem Fahrradunfall umgehen. Die Folgen von Beanspruchungen können positiv oder negativ sein. Wenn man beispielsweise eine Schürfwunde davon getragen hat und künftig langsamer mit dem Rad fahren wird, kann das sogar eine positive Folge sein, weil die zukünftige Unfallwahrscheinlichkeit sinkt. Sollte eine Belastung dauerhafte Folgen haben, beispielsweise man traut sich nicht mehr Fahrrad zu fahren, bleibt mehr zu Hause und schränkt soziale Kontakte ein, kann das dauerhaft negative Folgen haben. Treier (2019, S. 8) schreibt zurecht, dass äußere Belastungen je nach subjektiver Bewältigungschance unterschiedliche Folgen haben können (Treier, 2019, S. 8–10). Stressoren sind nach Treier (2019, S. 11) Belastungsfaktoren, die eine Anpassungsreaktion erfordern. Damit ergibt sich folgender Ablauf (Treier, 2019, S. 26): Auf eine Belastung durch objektive Einflüsse reagiert ein Mensch mit unmittelbarer Beanspruchung (Auswirkung der Belastung) und je nach Handlungsspielraum, individuellen Entscheidungen und Verhalten können daraus mittel- und langfristige Beanspruchungsfolgen werden.

Stressoren müssen nicht schon eingetreten sein, um Stress auszulösen. Es reicht, wenn man einen Stressor gedanklich vorwegnimmt (Antizipation), wenn man also erwartet, dass ein Stressor eintreten wird (Kossak, 2015, S. 40; Schlerit & Fischer, 2019, S. 70). Stressoren treten zudem nicht nur einzeln auf, sondern können akkumulieren. Beispielsweise stört Lärm die Konzentration und wenn man eine schwierige Aufgabe zu bewältigen hat, kann das die Arbeitsbelastung deutlich erhöhen. Entweder weil man sich bei Lärm mehr anstrengen muss, um eine gute Arbeit abzuliefern oder weil man länger arbeiten muss, um den lärmbedingten Leistungsverlust ausgleichen zu können. In diesem Buch stehen alltägliche Stressoren im Mittelpunkt. Daneben gibt es noch traumatische Stressoren, die zu Extremstress führen und die lange anhaltende psychische Probleme verursachen können (Stächele et al., 2020, S. 13). Traumatische Stressoren können eine *akute Belastungsreaktion* auslösen, die nach einigen Wochen wieder verschwindet oder die sich im ungünstigen Fall zu einer *posttraumatischen Belastungsstörung* oder einer *depressiven Störung* ausweitet (Stächele et al., 2020, S. 13). Zu depressiven Störungen siehe ▶ Abschn. 1.11.4. Akute Belastungsreaktionen oder posttraumatische Belastungsstörungen werden in diesem Buch nicht vertieft behandelt.

gedankliche Vorwegnahme

- **Stressoren am Arbeitsplatz**

Schaut man sich speziell Stressoren am Arbeitsplatz an, so nehmen über die letzten Jahrzehnte physische Belastungen ab und psychische Belastungen zu (Dietrich, 2017, S. 17; Hünefeld, 2016, S. 56–57; Schlerit & Fischer, 2019, S. 11). Körperlich belastende Arbeiten werden zunehmend durch Maschinen oder Roboter ersetzt oder zumindest durch technische Hilfsmittel erleichtert. Hingegen gibt es keine vergleichbaren Erleichterungen bei psychisch belastenden Arbeiten. Auf der anderen Seite kann man feststellen, dass zwar die Häufigkeit der Diagnose psychischer Störungen zunimmt, aber wohl nicht deren tatsächliche Verbreitung (Hägerbäumer, 2017, S. 54–57). Das könnte auch daran liegen, dass man aufmerksamer ist als früher, also sowohl psychische Belastungen wie auch psychische Störungen eher erkennt als früher. Die nachfolgende Übersicht in ◼ Tab. 1.1 vermittelt einen exemplarischen Überblick über den Einfluss von Stressoren am Arbeitsplatz. Auf der anderen Seite sollte man nicht vergessen, dass mit der Arbeit positive Einflüsse verbunden sein können, beispielsweise sozialer Kon-

psychische Stressoren

1

Homeoffice

takt, Anerkennung erhalten, Kompetenzen erwerben, Strukturierung des Tagesablaufes und Identitätsbildung (Metz & Rothe, 2017, S. 6). Die konkrete Arbeitssituation kann allerdings auch belasten und von einem betroffenen Menschen als beanspruchend wahrgenommen werden (Metz & Rothe, 2017, S. 7). Wie so oft muss man differenzieren. Man kann weder pauschal sagen, dass Arbeit positiv wirkt, noch kann man pauschal sagen, dass Arbeit negativ wirkt.

Übersichten zu möglichen Stressoren am Arbeitsplatz wie die in ◘ Tab. 1.1 können nicht vollständig sein und decken folglich auch den subjektiv erlebten Stress nicht vollständig ab. Das kann man sich gut am Beispiel Pendeln vom Wohnort zum Arbeitsort oder am Beispiel Homeoffice vergegenwärtigen. Pendeln kann belasten, vor allem wenn man längere Strecken mit dem Auto oder mit öffentlichen Verkehrsmitteln zurücklegen muss (Pütz & Winkler, 2020, S. 233). In Großstädten wie München, Leipzig oder Hamburg liegt bereits die durchschnittliche Pendeldistanz über 40 km (Pütz & Winkler, 2020, S. 230–231). Nun könnte man denken, dass man mit mehr Zeit im Homeoffice den Pendelstress minimieren kann; zumal gut die Hälfte der Berufstätigen zumindest teilweise von zu Hause aus arbeiten könnten (Freuding & Wohlrabe, 2021, S. 22–23). Homeoffice entlastet auf der einen Seite, weil man die Pendelzeit einspart. Auf der anderen Seite sind die Arbeitsmittel im Homeoffice oft nicht auf demselben Niveau wie am Arbeitsplatz und das Privatleben vermischt sich mit dem Beruf. Eine solche Entgrenzung von Privatleben und Beruf liegt nicht jedem Menschen und ist eine Herausforderung, selbst ohne Sondersituation wie durch die Covid-19-Pandemie mit Kindern zu Hause statt im Kindergarten oder in der Schule (Ahrens, 2021, S. 368–372). Schmucker (2021, S. 191) berichtet, dass Beschäftigte im Homeoffice durch ständige Erreichbarkeit und überlange Arbeitszeiten überdurchschnittliche Arbeitsbelastungen erleben. Zudem werden Erholungspausen verkürzt und das Abschalten von der Arbeit gelingt schlechter. Hinzu kommt die soziale Isolation (Schmucker, 2021, S. 191). Verursacht also Pendeln oder Homeoffice mehr Stress? Die Antwort hängt vom Einzelfall ab.

Komplexität und Kultur

Neben einzelnen Stressoren kann man etwas abstrakter gefasst die zunehmende Komplexität als übergeordneten Stressor konstatieren (Kossak, 2015, S. 6), der in viele konkrete Situationen hineinwirkt. Und selbst wenn man alle denkbaren Stressoren katalogisieren würde, entscheidet der einzelne Mensch durch seine Bewertungen mit darüber, wie sehr eine Situation belastet. Auch kulturelle Einflüsse spielen eine Rolle. Exemplarisch zeigt das die Arbeit von Li (2020), die unter anderem die Belastung und die physischen

☐ Tab. 1.1 Stressoren am Arbeitsplatz. (Adaptiert nach Allenspach & Brechbühler, 2005; Treier, 2019, S. 22–25)

Organisation	Physische Belastungen	Psychische Belastungen	Soziale Belastungen
Daueraufmerksamkeit	Lärm	Angst	Ungerechtigkeit
Arbeitsunterbrechungen	Hitze	Arbeitsplatzunsicherheit	Zwang zur Kooperation
Arbeitsabläufe	Kälte	Fremdbestimmung	Soziale Dichte
Unvorhersehbarkeit	Schadstoffe	Fehlende Anerkennung	Soziale Isolation
Arbeitstempo	Beleuchtung	Zeitdruck	Konkurrenz
Arbeitsumfang	Schichtarbeit	Widersprüchliche Anforderungen	Konflikte
Arbeitszeiten	Nachtarbeit	Überforderung	Mobbing
Aufgabenschwierigkeit	Ungünstige Arbeitshaltung	Unterforderung	Emotionale Inanspruchnahme
Wenig Handlungsspielraum	Unzureichende Arbeitsmittel	Misserfolg	Rollenunklarheit
Reisen: Dienstreisen, Pendeln, Flüge mit Zeitzonenwechsel			Fehlende Unterstützung

1

sowie psychischen Stressfolgen in einer deutschen mit einer chinesischen Stichprobe vergleicht. Li (2020, S. 250) zeigt, dass objektive Stressoren wie die durchschnittliche wöchentliche Arbeitszeit nicht unmittelbar zu Stressfolgen führen. Das bedeutet nicht, dass sehr hohe wöchentliche Arbeitszeiten unkritisch sind, sondern das die subjektive Bewertung von Stressoren und die Art der Stressbewältigung einen erheblichen Einfluss auf die Folgen objektiv vergleichbarer Belastungen haben.

► **Beispiel: Pendeln**

Mühldorf am Inn, Montagmorgen 5 Uhr, Anna quält sich aus dem Bett. Sie muss um 8 Uhr an ihrem Arbeitsplatz im Zentrum Münchens sein. Mit dem Auto sind das rund 80 km. Theoretisch kann man das in einer Stunde schaffen, allerdings nur theoretisch. Mit der Bahn dauert es von Bahnhof zu Bahnhof gut eine 1 h und 15 min, auch nur theoretisch. Am besten kommt Anna nach München rein, wenn sie um 6 Uhr, zumindest nicht viel später, im Auto sitzt. Also kocht Anna Kaffee, schmiert sich ein Brot, trinken und essen kann sie später im Auto. Warum zieht Anna nicht nach München um? Weil sie einen Beruf mit einem Durchschnittseinkommen hat und sich München nicht leisten kann. Mehr als 50 % des Gehalts würden für die Miete drauf gehen und dafür wäre die Wohnung nicht einmal besonders schön. Doch je länger sie pendelt, inzwischen seit 4 Jahren, desto schwerer fällt ihr das frühe Aufstehen. Abends muss sie früh ins Bett, sonst kommt sie nicht durch den Tag. Auch der Rückweg ist dann gefährlich, weil ihr die Augen fast zufallen. An manchen Tagen fühlt sich Anna richtig ausgelaugt. ◄

Pendeln

Annas Pendelei kostet viel Zeit, die sowohl bei Sozialkontakten wie auch beim Schlafen fehlt. Mit der Bahn hat sie es auch versucht, aber sie kann es sich nicht leisten, zu spät zur Arbeit zu kommen. Die Kunden stehen vor der Tür und wollen bedient werden. Auf Dauer kann Pendeln über eine solche Strecke krank machen, weil Pendeln nicht der einzige Stressor ist. Durch das Pendeln ausgelöste Stressoren können sein (Rüger & Stawarz, 2020, S. 236–237):

- Direkte Belastungen: Lärm, Gedränge, schlechte Luft in öffentlichen Verkehrsmitteln, Verspätungen bei öffentlichen Verkehrsmitteln (Kontrollverlust), Stau beim Pendeln mit dem Auto (Kontrollverlust).
- Indirekte Belastungen: Chronische Zeitknappheit, Abwesenheit vom privaten Lebensmittelpunkt, berufliche und private Pflichten können nur schwer in Einklang gebracht werden, weniger Schlaf, möglicherweise Vernachlässigung gesundheitlicher Prävention wie Sport oder gesunde Ernährung.

Klar, wenn Anna nur noch für ein weiteres Jahr pendeln müsste und dann eine gute Stelle in Mühldorf am Inn in Aussicht hätte, würde sie das vermutlich gut durchstehen. Aber wie ist das, wenn Anna noch viele Jahre pendeln muss und ihr das immer schwerer fällt? In einem solchen Fall wird sich die Bewertung der Situation mit der Zeit verändern. Man kann also nicht einfach nur eine objektive Situation betrachten, hier 80 km Pendelei, sondern muss sich die individuelle Lebenssituation ansehen: Wie lange geht das schon so? Wie lange wird es noch dauern? Hat Anna eine Chance, etwas an der Situation zu verändern? Welche Vorteile hat Anna durch das Pendeln? Die Stressfolgen hängen davon ab, wie man eine konkrete Situation bewertet. Das Pendeln hat übrigens nicht ausschließlich Nachteile. Mögliche Vorteile des Pendelns sind beispielsweise (Rüger & Stawarz, 2020, S. 236): Bessere Chancen im Beruf und ein höheres Einkommen sowie das Vermeiden eines Umzugs für Partner und Kinder.

Chronischer Stress bei den Mitarbeitern kann einer Organisation schaden. Nicht nur, weil die Leistungsfähigkeit leidet und weil sich Ausfälle wegen Krankheit häufen. Stress führt zu Konflikten, kann das Klima verschlechtern und führt zu Reibungsverlusten (Mainka-Riedel, 2013, S. 32). Letztlich liegt es deshalb im Eigeninteresse einer Organisation, chronisch überfordernden Stress bei den eigenen Mitarbeitern zu verhindern. Allerdings geht Stress nur zum Teil auf Ereignisse zurück, die im Einflussbereich einer Organisation liegen. Dass Anna pendelt, ist zunächst einmal ihre eigene Entscheidung und liegt nicht im Einflussbereich des Arbeitgebers.

■ **Bewertung von Stressoren**

Stress wird häufig als Außeneinfluss auf Menschen dargestellt. Diese Sichtweise ist unvollständig (Hahlweg, 2011, S. 2). Nach dem transaktionalen Ansatz der Stressforschung entsteht Stress im Zusammenwirken zwischen situativen Anforderungen und individuellen Beurteilungen der eigenen Ressourcen und Fähigkeiten durch den jeweils betroffenen Menschen (Lazarus, 1966; Lazarus & Launier, 1981). Entscheidend ist die jeweils subjektive Bewertung einer Anforderung, nicht allein die vermeintlich objektive Stärke oder Dauer eines Stressors. Dabei finden zwei Bewertungen statt (Monat & Lazarus, 1991):

subjektive Beurteilung

▰ primäre Einschätzung
▰ sekundäre Einschätzung

In der *primären Einschätzung* wird bewertet, ob eine Situation oder ein Ereignis bedrohlich und damit relevant ist oder

primäre Einschätzung – sekundäre Einschätzung

1

nicht. In der *sekundären Einschätzung* wird bewertet, ob es Bewältigungsmöglichkeiten gibt oder nicht. Empfindet man eine Situation oder ein Ereignis nicht als bedrohlich, löst es keinen Stress aus, es kommt dann gar nicht zur sekundären Bewertung. Empfindet man eine Situation oder ein Ereignis hingegen als bedrohlich und damit als relevant, entscheidet die sekundäre Einschätzung darüber, ob Stress ausgelöst wird oder nicht. Stehen Bewältigungsmöglichkeiten zur Verfügung, wird sich der Stress in erträglichem Maß halten. Je weniger Bewältigungsmöglichkeiten man sieht, desto mehr Stress empfindet man. Entscheidend ist die eigene Selbstwirksamkeitserwartung, das heißt, ob man sich selbst zutraut, ein anstehendes Problem bewältigen zu können oder ob man sich das nicht zutraut. Aus den individuellen Bewertungen resultieren im nächsten Schritt unterschiedliche Verhaltensweisen. So kann man beispielsweise vor einer schweren Prüfung aufgrund mangelnder Selbstwirksamkeitserwartung auf eine aktive Auseinandersetzung mit dem Problem verzichten, indem man sich ablenkt oder die Prüfung verdrängt, anstatt sich vorzubereiten. Allerdings löst ein solches Vermeidungsverhalten das Problem nicht, sondern schiebt es auf und vergrößert es letztlich sogar. Ein solches dysfunktionales Verhalten erhöht die Wahrscheinlichkeit des Scheiterns, was wiederum negativ für die eigene Selbstwirksamkeitserwartung ist. Man kann sich anstatt die Prüfung zu verdrängen, aber auch mehr anstrengen, früher mit dem Lernen beginnen und intensiver lernen, wodurch ein Erfolg wahrscheinlicher wird. Wie man mit einem Ereignis umgeht, hier einer Prüfung, beeinflusst, ob es zu Folgestress kommen wird oder nicht. Eine andere Situation läge vor, wenn die Prüfung in weiter Ferne liegt und man sich aktuell um andere Aufgaben kümmern muss. In einem solchen Fall sollte man sich nicht unnötig und schon Monate vor der Prüfung sorgen, sondern sich zunächst auf diejenigen Aufgaben konzentrieren, die aktuell erledigt werden müssen.

> ❯❯ **Wichtig**
> Letztlich führen diejenigen Situationen zu stärkerem Stress, die als wichtig für das eigene Leben eingeschätzt werden, bei denen mit einem negativen Ergebnis gerechnet wird und in denen man keine Chance sieht, etwas zu ändern (Stächele et al., 2020, S. 54).

- **Stressoren-Organismus-Reaktionen-Modell (S-O-R-Modell)**

S-O-R-Modell

Menschen können objektiv gleiche Belastungen subjektiv unterschiedlich empfinden, und auch ein und derselbe Mensch kann eine Belastung in unterschiedlichen Situationen unterschiedlich empfinden. *Belastungen* werden häufig als von außen auf einen Menschen einwirkende Größen definiert, unabhängig von konkreten Auswirkungen auf den Einzelnen. Das mag bei manchen Stressoren gelten, beispielsweise bei 50 Grad Celsius und hoher Luftfeuchtigkeit. Aber selbst unter einem derart belastenden Klima leiden manche Menschen noch stärker als andere Menschen. Von wenigen Stressoren abgesehen findet man so gut wie immer Unterschiede in der subjektiven Bewertung von Belastungen durch verschiedene Menschen. Die Art und Intensität der Belastungsauswirkungen auf einzelne Menschen nennt man *Beanspruchungen.* Nach dem *Stressoren-Organsimus-Reaktionen-Modell* (◘ Abb. 1.1) verarbeitet eine Person (= Organismus) Stressoren je nach Erfahrung, Veranlagung und sogar je nach momentaner Stimmung unterschiedlich.

> ▶ **Beispiel: mürrischer Kollege**
>
> Ein Kollege, der einem am Morgen schlecht gelaunt im Flur begegnet, kann einem den Tag nicht verderben, wenn man selbst gut gelaunt ist. Der gleiche Kollege kann an einem anderen Tag, an dem man sich selbst nicht gut fühlt, besonders anstrengend wirken, obwohl er nicht schlechter gelaunt ist als sonst und er sich verhält wie an anderen Tagen auch. Der Kollege hat sich nicht verändert, dennoch erlebt man das Zusammentreffen mit dem Kollegen negativer, wenn man selbst schon angeschlagen zur Arbeit kommt, beispielsweise weil man mit dem falschen Fuß aufgestanden ist, auf dem Weg zur Arbeit sehr lange im Stau stand oder wegen Überfüllung einen späteren Bus nehmen und während der gesamten Fahrt stehen musste. ◀

Wirksame Stressbewältigung (siehe ▶ Kap. 2) setzt die Analyse eigener Stressoren, Einstellungen und eigenen Verhaltens voraus. Nur wer seine persönlichen Belastungssituationen sowie die eigenen Stärken und Schwächen kennt, kann lernen, Stress angemessener zu bewältigen. Folgende Fragen haben sich bei der Analyse von Stresssituationen bewährt (adaptiert nach Wagner-Link, 2011, S. 6):

Stressanalyse

- Welches sind meine persönlichen Stressoren? Auf welche Stressoren reagiere ich heftiger als andere Menschen? Warum ist das so? Auf welche Stressoren reagiere ich schwächer als andere Menschen? Warum ist das so?
- Wie reagiere ich auf typische Belastungssituationen, mit denen ich konfrontiert werde? Welche Stressoren kommen immer wieder vor, beispielsweise der Jahresabschluss, die Steuererklärung oder Weihnachten mit ungeliebten Verwandten verbringen müssen?
- Über welche Bewältigungsmöglichkeiten verfüge ich? Welche neuen Möglichkeiten könnten mein Verhaltensrepertoire er-

1

weitern? Gibt es Situationen, in denen ich neue Stressbewältigungsarten vergleichsweise einfach lernen oder üben kann?

> **Übung: Stressbereiche**
> Mit der folgenden Übung können Sie sich einen Überblick über die aktuelle Stresslage verschaffen: Gehen Sie die Punkte in der linken Spalte von Tab. 1.2 durch, überlegen Sie, welche der genannten Punkte Stress bei Ihnen auslösen und welche nicht. Je häufiger oder regelmäßiger Sie in einem der Punkte mit Stress reagieren, desto lohnenswerter ist es, sich damit intensiv auseinanderzusetzen. Notieren Sie in der mittleren Spalte die derzeitige Reaktion und in der rechten Spalte mögliche Alternativen zur derzeitigen Reaktion. Sie haben nun einen ersten Anhaltspunkt, welche Lebensbereiche für Sie besonders stressbelastet sind.

Selbsteinschätzung

Die Übung wird etwas Zeit und auch etwas Mühe kosten. Am besten rufen Sie sich konkrete Situationen zu jedem Bereich ins Gedächtnis und vergleichen die Reaktionen. Angenommen, Sie wären in den letzten Monaten viermal wegen Zugproblemen (Deutsche Bahn) zu spät zu einem Termin gekommen. Wie haben Sie das erlebt? Möglicherweise hat Sie das ganz kalt gelassen (keine Stressreaktion). Dann hat sich die Suche nach einer passenderen Alternativreaktion erledigt. Aber angenommen, Sie hätten sich aufgeregt, mit einem Zugbegleiter angelegt und schließlich noch einen Mitreisenden angeranzt (unangemessene Stressreaktion), dann würde sich die Suche nach Alternativreaktionen lohnen. Einfach, weil man Stress auch dadurch begrenzen

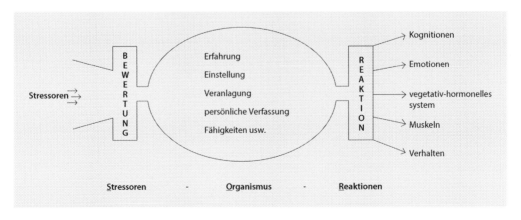

◻ **Abb. 1.1**   Stressoren-Organismus-Reaktionen-Modell (S-O-R-Modell)

kann, dass man eine Situation durch unangemessenes Verhalten zumindest nicht noch verschärft. Ansonsten reagieren andere Menschen genervt oder aggressiv, was ein neuer Stressor wäre. Solche Stresseskalationen gilt es zu vermeiden. Mehr dazu siehe in Kap. 2.

Sollten Sie mehrere Bereiche erkannt haben, in denen die derzeitigen Reaktionen wenig hilfreich sind, lohnt es sich zunächst, einen der Bereiche herausgreifen und konkret in diesem Bereich angemessenere Alternativreaktionen zu üben. Packen Sie nicht zu viele verschiedene Bereiche auf einmal an – das überfordert. Verhaltensänderungen und auch die hierfür oft nötigen vorgeschalteten Einstellungsänderungen (▶ Abschn. 2.8), kosten Zeit und Energie. Man kann unter starkem Stress nur schwer neues Verhalten lernen. Üben Sie daher in guten Zeiten. Erst wenn ein neues Verhalten so stark geübt wurde, dass es auch unter Stress stabil abrufbar ist, sollten Sie sich den nächsten Bereich vornehmen. Das ist ein wenig wie bei den guten Vorsätzen für das neue Jahr: Am besten nimmt man sich einen guten Vorsatz vor und hält diesen durch – das ist eine tolle Leistung. Wenn man sich fünf gute Vorsätze vornimmt, wird man wahrscheinlich schon in der zweiten Januarwoche des neuen Jahres in alte Verhaltensmuster zurückfallen, weil es zu anstrengend ist, sich in so vielen Bereichen gleichzeitig zu verändern. Man benötigt Willenskraft, um Verhalten zu verändern. Und Willenskraft ist eine begrenzte Ressource.

1.2 Die Dosis macht das Gift – zwischen chronischem Stress und Stressfreude (flow)

Häufigkeit, Vielfalt, Dauer und Intensität von Stressoren beeinflussen das persönliche Stresserleben (Wagner-Link, 2011, S. 6). Besonders wichtig ist die individuelle Bewertung der Stressoren: Ist eine Stresssituation aussichtslos oder kann sie bewältigt werden? Wird die Situation nur kurz dauern oder handelt es sich um eine dauerhafte Belastung? Kann mir jemand helfen oder stehe ich alleine? Die Antworten auf diese Fragen beeinflussen das Stresserleben erheblich.

■ **Chronischer Stress**
Lebensbedrohliche Konfrontationen sind in unserem Alltag selten, unterschwelliger chronischer Stress hingegen häufig (Wagner-Link, 2011, S. 5–6): Die Arbeit ist abends nicht erledigt, in der Partnerschaft gibt es Probleme, aber man spricht nicht darüber; statt zu schlafen, grübelt man über die Probleme nach, der Organismus bleibt angespannt und

unterschwelliger Stress

1

◘ **Tab. 1.2** Stressbereiche, derzeitige eigene Reaktionen und Alternativreaktionen. (Adaptiert nach Mainka-Riedel, 2013, S. 7; Stollreiter et al., 2000)

Bereich	Derzeitige Reaktion	Alternativreaktionen
Beruf – Führungskraft – Mitarbeiter – Kollegen – Kunden – Konkurrenz – Bürokratie – Prozessanforderungen – Sonderprojekte – Schichtdienst – Personalmangel – Arbeitsplatzunsicherheit – ständige Erreichbarkeit – Entgrenzung von Beruf und Privatleben – Druck zur Selbstvermarktung – …		
Mobilität – Pendeln – Beifahrer – andere Verkehrsteilnehmer – LKWs – Taxis – Verspätungen Bahn – hohe Reisehäufigkeit – ungünstige Reisezeiten – Stau – …		
Partnerschaft – Tagesrhythmus – Einstellungen – Werte – Gewohnheiten – Nähe: zu viel/zu wenig – Sexualität – Geldprobleme – unterschiedlicher Freundeskreis – unterschiedliche Hobbys – Änderung Geschlechterrollen – Lebensphasen-Partnerschaften – Kinder des Partners aus einer anderen Beziehung – schwere Krankheit des Partners – Tod des Partners – …		

(Fortsetzung)

◘ **Tab. 1.2** (Fortsetzung)

Bereich	Derzeitige Reaktionen	Alternativreaktionen
Kinder		
– ungewollte Schwangerschaft		
– ungewollte Kinderlosigkeit		
– zu wenig Zeit für Kinder		
– Dauerstreit mit Kindern		
– Dauerstreit unter Kindern		
– Problemverhalten der Kinder		
– Trennung von Kindern wegen Scheidung		
– schwere Krankheit eines Kindes		
– Tod eines Kindes		
– …		
Organisatorisches		
– Haushalt		
– Wohnung		
– Garten		
– Einkauf		
– Versicherungen		
– Steuern		
– Altersvorsorge		
…		
weitere Bereiche		
– Gesundheitsvorsorge		
– Freunde		
– Nachbarn		
– Ehrenämter		
– COVID-19-Pandemie		
– …		

man schläft schlecht. Andererseits beflügeln bewältigte Herausforderungen. Die Stressdosis, die wahrgenommenen Bewältigungschancen und auch früher erfolgreiche oder erfolglose Versuche der Stressbewältigung entscheiden darüber, ob Stress negativ oder positiv wirkt. Speziell psychische Belastungen wirken sich auf Produktivität (Mainka-Riedel, 2013, S. 1; Metz & Rothe, 2017, S. 14) und Fluktuationsraten ungünstig aus (Menzel & Sonntag, 2009; Reif und Spieß, 2018, S. 167). Man leistet unter zu starkem Stress weniger (Produktivität sinkt) und man versucht möglicherweise solche Situationen zu vermeiden, beispielsweise durch Krankmeldung oder Kündigung. Während man unter chronischem Stress Standardsituationen noch ganz gut bewältigen kann, sieht es bei neuartigen Situationen und Aufgaben, die eine echte Problemlösung verlangen, schon schlechter

1

aus. Unter starkem Stresseinfluss fehlt oft der kühle Kopf für eine gründliche Situationsanalyse.

- **Mittlerer Stress**

die richtige Dosis

Ideal ist mittlerer Stress. Zu viel oder zu wenig Stress kann zu einem Leistungsabfall führen. Eine zu hohe Aktivierung ist erkennbar an Nervosität, Hektik und Konzentrationsschwäche; eine zu niedrige an Müdigkeit und Langeweile. Die richtige Stressdosis spornt an. Jede körperliche und geistige Anstrengung benötigt ein Mindestmaß an Stressenergie. Für Menschen kann das persönliche mittlere Idealquantum an Stress nach objektiven Maßstäben sehr unterschiedlich ausfallen. Manche Menschen kommen mit etwas mehr Stress erst so richtig ins Laufen, andere Menschen fühlen sich schon durch vergleichsweise milden Stress stark gefordert. Mittlerer Stress bezieht sich also immer auf die subjektive Perspektive eines Menschen. Je geistig anspruchsvoller eine Aufgabe ist, desto früher beeinträchtigt Stress die Leistungsfähigkeit. Während man körperliche Arbeiten auch mit etwas stärkerem Stress noch ganz gut bewältigen kann, ist das bei Aufgaben, die analytisches oder kreatives Denken erfordern, schon anders.

- **Stressfreude (flow)**

Freude und Glück

Im Idealfall stehen eigene Fähigkeiten und die Herausforderungen durch die Umwelt im Einklang. Dann kann es zu Flow-Erleben (Csikszentmihalyi, 1997) kommen. In solchen Fällen hat man genau die richtige Stressdosis für den Moment. Es läuft perfekt und man fühlt sich so richtig wohl, vielleicht sogar glücklich.

Definition: Flow

Flow ist ein Zustand des scheinbaren Verschmelzens mit deiner Situation: Die Tätigkeit selbst ist Belohnung und wird als Glück erlebt. Man empfindet Freude am Tun.

Flow erlebt man im Tun. Man kann im Sessel liegend keinen Flow erleben. Klar, auch der Sessel hat seine Vorteile und man braucht Regenerationsphasen, dennoch geht es einem besser, wenn man handeln kann. Die Stressreaktion bereitet uns letztlich auf Handeln vor – in der Grundorientierung auf Kampf oder auf Flucht. Kampf oder Flucht können außer bei extrem starkem Stress variiert werden, beispielsweise kann man sich auf eine bevorstehende Herausforderung vorbereiten, was eher dem Bereich *Kampf* (Auseinandersetzung annehmen) als dem Bereich *Flucht* (Auseinandersetzung vermeiden) zuzurechnen ist. Flow ist das schöne Gefühl, wenn eine Handlung gelingt, erst einmal unabhängig von später möglicherweise zu erwartenden positiven Ergebnissen.

▪ Unterforderung und Überforderung

Stress wirkt zunächst positiv. Erst das Übermaß schädigt und führt zu Ermüdung, Erschöpfung und schließlich zum Zusammenbruch. Weil wir bei mittlerem Stress optimal leistungsfähig sind, sind sowohl Unter- wie Überforderung ungünstig. Bei Überforderung dürfte das unmittelbar einleuchten, aber warum ist auch Unterforderung keine schöne Situation? Ist man unterfordert, leidet die Motivation. Man ist gelangweilt, lenkt sich vielleicht ab und leistet letztlich weniger als man könnte. So kann ein Kind in der Schule nicht nur überfordert werden, das haben die meisten Eltern und die Gesellschaft eher Blick, sondern ein Kind kann auch unterfordert werden – mit teils drastischen Folgen wie Störung des Unterrichts, Streit mit anderen Kindern und einer schlechteren persönlichen Entwicklung als es unter besseren Bedingungen möglich gewesen wäre.

Eine Überforderung oder eine Unterforderung wird problematisch, wenn sie sich nicht nur auf eine einzelne zeitlich begrenzte Situation bezieht, das wäre zu verschmerzen, sondern auf einen länger anhaltenden Zustand. Geraten beispielsweise berufliche Anforderungen, Regeneration und soziale Belohnungen dauerhaft außer Balance, können Menschen in Krisen stürzen. Gefährdet sind Mitarbeiter mit übersteigerter beruflicher Verausgabungsneigung und Mitarbeiter, die – taktisch denkend – auf eine zukünftige Belohnung wie eine Beförderung hoffen oder die keine Arbeitsplatzalternative haben und die sich zum Bleiben verdammt fühlen, obwohl sie mit der Arbeitssituation unglücklich sind. Letztlich geht es auch hier um die Fähigkeit zur Selbstregulation. Menschen, die sich für ihre Arbeit engagieren und das Gefühl haben, dafür geschätzt zu werden, fühlen sich der jeweiligen Organisation zugehörig und entwickeln auch unter hoher Belastung weniger Stresssymptome. Wenn aber eine Organisation die eigene Leistung nicht würdig, sollte man nicht noch mehr leisten in der vagen Hoffnung, das würde schon irgendwann eine wichtige Führungskraft bemerken, sondern man sollte sein Verhalten ändern: Sich weniger anstrengen, die Abteilung wechseln oder kündigen und woanders neu anfangen. Das ist im Berufsleben nicht anders wie in einer destruktiven Partnerschaft. Wer über eine längere Zeit mit einem Partner zusammenlebt, der einen tagtäglich abwertet, dessen Selbstwertgefühl wird leiden und mit der Zeit wird es immer schwerer, aus der Partnerschaft auszubrechen.

Risiko Generalisierung

1

zu viel gegeben

- **Gratifikationskrise**

Gefährlich wird es, wenn Mitarbeiter enttäuscht sind oder sich ungerecht behandelt fühlen. Stresssymptome und in weiterer Konsequenz Krankheiten sind das Ergebnis einer gestörten Austauschbeziehung. Man entwickelt das Gefühl, ständig mehr zu geben, als man erhält, beispielsweise weil man hart arbeitet und keine entsprechende Anerkennung erhält (Dietrich, 2017, S. 74). Kosten und Nutzen stehen gefühlt nicht mehr im Gleichgewicht. Menschen in solchen beruflichen Gratifikationskrisen leiden dann möglicherweise unter einer erhöhten Herzfrequenz, einem erhöhten Blutdruck, Herz-Kreislauf-Erkrankungen und können depressive Störungen oder Suchtverhalten entwickeln. Es kann bei langandauernden Stress zum Burn-out kommen, siehe hierzu ▶ Kap. 4. Durch eine Gratifikationskrise erkennt man, dass sich bisherige Anstrengungen nicht auszahlen werden – man hat sich umsonst angestrengt. Bei vielen Menschen führt das zu einer rückwirkenden Entwertung der eigenen Leistung und des eigenen Engagements, hat sich ja nicht gelohnt. Eine Gratifikationskrise trifft diejenigen Menschen härter, die ihr Selbstwertgefühl stark an externe Belohnungen knüpfen, wie beispielsweise eine Beförderung, einen Bonus oder öffentliche Anerkennung.

1.3 Stress liegt auch im Auge des Betrachters – die subjektive Sicht entscheidet

Die persönliche Bewertung entscheidet darüber, ob ein Mensch Stress empfindet oder nicht. Deshalb können verschiedene Menschen in ein und derselben Situation unterschiedlich starken Stress erleben. Selbst ein und derselbe Mensch kann eine vergleichbare Situation in verschiedenen Lebensphasen unterschiedlich stark beanspruchend erleben.

▶ **Beispiel: Fragerunde**

Frau Bäuerle und Frau Frese sollen jeweils für einen anderen Unternehmensbereich Kennzahlen auswerten und eine Präsentation zu den Ergebnissen vorbereiten, die der Vorstandsvorsitzende vor Investoren halten wird. Während der Präsentation des Vorstandsvorsitzenden vor den Investoren werden Frau Bäuerle und Frau Frese anwesend sein, um für Rückfragen der Investoren nach dem Vortrag zur Verfügung zu stehen – nur für den Fall, dass der Vorstandsvorsitzende zu einem Detail nicht unmittelbar antworten kann. Sowohl Frau Bäuerle wie auch Frau Frese sind fachlich kompetent, nur ist Frau Frese im Vergleich zu Frau Bäuerle eher unsicher, wenn sie vor vielen Menschen sprechen soll.

Auf die Kennzahlenauswertung freut sich Frau Frese sogar und das Vorbereiten der Präsentation geht ihr leicht von der Hand. Aber schon zwei Tage vor der Präsentation schläft sie sehr schlecht, ist am Morgen todmüde und schleppt sich durch den Tag. Während der Präsentation muss sie sich anstrengen, nicht zu gähnen und sie bekommt kaum mit, als der Verstand die Präsentation beendet und die Fragerunde losgeht. Erst als es ruhig wird und sich alle Augen auf sie richten, merkt Frau Frese, dass es wohl eine Nachfrage zu einem Detail gegeben haben muss und der Vorstandsvorsitzende nun erwartungsvoll zu ihr blickt und auf die Antwort wartet. Ihr wird ganz heiß, als sie merkt, dass sie die Frage nicht mitbekommen hat und weiß nicht, was sie jetzt tun soll. Erlösen wir Frau Frese und schauen wir, wie es Frau Bäuerle in vergleichbarer Situation ergeht.

Auch Frau Bäuerle bekommt die Kennzahlenauswertung und die Vorbereitung der Präsentation ganz gut hin, wenn auch nicht ganz so zügig und nicht ganz so mühelos wie Frau Frese. Frau Bäuerle freut sich auf den Vortrag des Vorstandsvorsitzenden und hofft auf viele Nachfragen, damit sie zeigen kann, was sie kann. Als die Fragerunde losgeht, ist sie zunächst enttäuscht, weil die ersten Fragen der Investoren sehr oberflächlich sind und sie nicht zum Zug kommt. Als endlich eine Detailfrage gestellt wird und der Vorstandsvorsitzende erwartungsvoll in ihre Richtung blickt, huscht ein kurzes Lächeln über ihr Gesicht – endlich geht es los.

Zugegeben, die beiden Fallschilderungen sind überspitzt. Dennoch könnte das genau so passieren. Kritisch für Frau Frese war nicht so sehr die akute Stressbelastung durch die antizipierten Fragen der Investoren, sondern die negativen oder positiven Erwartungen im Vorfeld der Präsentation und der Fragerunde. Man kann im ungünstigen Fall wie Frau Frese schon angeschlagen in die eigentlich relevante Situation hineingehen und hat es dann sehr schwer, eine gute Leistung abzuliefern. ◄

Will man chronischen Stress und dessen Wirkung auf einen Menschen verstehen, muss man oft weiter zurückgehen, als ausschließlich eine akute Situation in den Blick zu nehmen. Beispielsweise sollte man klären, warum Frau Frese die Fragerunde so sehr fürchtet, dass sie bereits Tage zuvor schlecht schläft.

Blick in den Rückspiegel

▪ Stresserleben

Erfahrungen, Erwartungen, Einstellungen, Persönlichkeit und unsere subjektiven Bewältigungsmöglichkeiten beeinflussen die Wahrnehmung von Stresssituationen. Selbst objektiv gefährliche Situationen lösen nur dann Stress aus, wenn man die Gefahr erkennt und glaubt, sie nicht bewältigen zu

1

können (Wagner-Link, 2011, S. 9). Umgekehrt können objektiv ungefährliche Situationen als bedrohlich erlebt werden und Stress hervorrufen.

Stressreaktion wird zum Stressor

Menschen unterscheiden sich auch in der Bewertung ihrer eigenen Stressreaktionen. Einige registrieren ihre Stressreaktionen nüchtern, andere steigern sich in Stressreaktionen hinein. Im schlimmsten Fall wird eine Stressreaktion selbst zum Stressor: Man stellt fest, dass man nervös wird, und diese Beobachtung macht einen noch nervöser. Viele Menschen mit Prüfungsangst geraten in eine solche Stressfalle. Vor allem drei Merkmale entscheiden über die Wirkung von Stressoren (Scharnhort, 2019, S. 36–37; Treier, 2019, S. 30):

- wahrgenommene Kontrollierbarkeit eines Stressors (positiv: Handlungsspielraum)
- Vorhersagbarkeit eines Stressors (positiv: Vorbereitungszeit)
- Überlastung durch einen Stressor (positiv: keine Überlastung)

Besonders ungünstig ist eine Kombination aus geringem Handlungsspielraum, ein Stressor wird als nicht kontrollierbar eingestuft, aus geringer Vorhersagbarkeit, der Stressor kommt überraschend und überlastet zudem auch noch. Das könnte beispielsweise eine überraschend diagnostizierte schwere Krankheit sein, die eine Aufgabe des Berufes erfordert und wegen aufwendiger medizinischer Behandlungen viel Zeit und Geld kosten wird. Viele Menschen kommen in solchen Situationen an die Grenzen der körperlichen oder psychischen Belastbarkeit.

■ **Unkontrollierbarkeit**

Änderungsimpuls fehlt

Wer glaubt, einer Situation hilflos ausgeliefert zu sein, zeigt eine stärkere Stressreaktion als jemand, der erwartet, eine Situation kontrollieren zu können, wie das Beispiel von Frau Frese und Frau Bäuerle zeigt. Menschen, die glauben, eine Anforderung bewältigen zu können, sind weniger gefährdet, Stressfolgeschäden zu erleiden. Menschen, die sich fremdbestimmt fühlen, verhalten sich eher passiv-resignativ, lassen Dinge schleifen und geraten oft gerade dadurch noch mehr unter Stress. Unkontrollierbare Ereignisse sind beispielsweise der Tod eines nahen Menschen, der Verlust des Arbeitsplatzes, eine schwere Erkrankung oder fortgesetztes Mobbing durch Kollegen. Weniger dramatisch, aber noch immer unkontrollierbar ist es, wenn ein Freund die Entschuldigung für ein Fehlverhalten zurückweist oder wenn man einen wichtigen Flug verpasst, weil er überbucht war. Dabei ist die subjektive Kontrollierbarkeit wichtiger als die tatsächliche. Wer im Leben oft erlebt hat, dass er keinen Einfluss hat, kann die Einstellung entwickeln, generell wenig oder keinen Einfluss auf sein Leben zu haben. Mit einer solchen Einstellung ist es natürlich deutlich schwerer, eine Herausforderung erfolgreich zu bestehen. Warum sollte man sich überhaupt anstrengen, wenn man sowieso davon ausgeht, keine Chance zu haben? Man muss sich von Anfang an zwingen, überhaupt aktiv zu werden. Auch deshalb erleben Menschen mit der Einstellung, wenig oder keinen Einfluss auf das eigene Leben zu haben, viele Situationen als anstrengender als Menschen ohne eine solche Einstellung. Umgekehrt sind positive Kontrollüberzeugungen eine wichtige Basis für eine positive Entwicklung eines Menschen (Brandtstädter, 2015, S. 15) sowie für eine gelingende Stressbewältigung.

- **Unvorhersehbarkeit**

Wenn man ein belastendes Ereignis vorhersagen kann, reduziert das den resultierenden Stress, selbst wenn man das Ereignis nicht kontrollieren kann. Durch die Vorwarnzeit kann man sich auf das eigentliche Ereignis einstellen: Man weiß beispielsweise, dass man gleich eine Spritze in den Oberarm bekommen wird und kann sich gedanklich ablenken. Bei unvorhersehbaren Ereignissen ist dies nicht der Fall. Man muss gewissermaßen immer auf der Hut sein, was den Stress dauerhaft erhöht. Die gleiche Belastung wirkt stärker, wenn sie nicht vorhergesehen werden kann. Daher hilft es, einen Überblick über wahrscheinlich belastende Ereignisse in der nächsten Zeit zu gewinnen. Wenn beispielsweise die eigenen Eltern gerade den achtzigsten Geburtstag gefeiert haben, sollte man sich darauf einstellen, selbst wenn die Eltern noch gesund und munter sind, dass mit jedem Jahr die Wahrscheinlichkeit wächst, dass sie Hilfe benötigen werden. Ein Pflegefall im Alter von 82 Jahren ist keine Überraschung, überraschend kann das nur sein, wenn man das Alter und die zunehmende Hilfsbedürftigkeit der eigenen Eltern verdrängt hatte. Und für belastende Situationen, die man vorhersehen kann, kann man sich wappnen, beispielsweise sich nach der Beantragung von Pflegegraden erkundigen, sich nach möglichen ambulanten und stationären Hilfsangeboten erkundigen, sich einen Überblick über die Vermögenssituation verschaffen oder prüfen, ob die Eltern eine Vorsorgevollmacht und eine Patientenverfügung erteilt haben. Dabei geht es nicht darum, perfekt auf jeden denkbaren Fall vorbereitet zu sein, sondern die zentralen Risiken im Blick zu haben und schon einmal überlegt zu

sich einstellen können

1

haben, was man im Falle eines Falles tun kann. Wenn dann tatsächlich die Mutter oder der Vater ambulante oder eine stationäre Pflege benötigt, fühlt man sich nicht überrumpelt, sondern weiß, was zu tun ist. Das wiederum verstärkt das Gefühl von Selbstwirksamkeit. Wer passiv-resignativ in die Welt blickt, wird gerade wegen einer solchen Einstellung manche Situationen eher als unkontrollierbar erleben als andere Menschen.

- **Überlastung**

zu viel ist zu viel

Manche Situationen sind zwar kontrollierbar und vorhersehbar, wirken aber dennoch belastend, weil sie einen wegen Intensität oder Dauer von Stressoren bis an die Grenzen der Belastbarkeit treiben. Typische Beispiele sind dauerndes Reisen über verschiedene Zeitzonen hinweg oder mehrere wichtige Kundenpräsentationen innerhalb einer Woche, für die es keine ausreichende Vorbereitungszeit gibt. Solche Anstrengungen werden von vielen Menschen als belastend erlebt, weil sie an die Grenzen ihrer körperlichen Belastbarkeit, ihres Wissens, ihrer emotionalen Stabilität oder ihrer intellektuellen Fähigkeiten stoßen. Vergleichbares kann auch privat passieren, beispielsweise in einer festen Beziehung. Die Beteiligten können bis an die Grenzen ihrer Geduld und Toleranz getrieben werden, wenn sie sich an die Gewohnheiten und Eigenarten des Partners gewöhnen müssen oder wenn emotionale Bedürfnisse in der Beziehung dauerhaft nicht erfüllt werden. Streitigkeiten über wichtige Dinge, beispielsweise finanzielle Entscheidungen mit langfristigen Wirkungen oder über das Impfen während der COVID-19-Pandemie, können nachhaltig die Überzeugung schwächen, den richtigen Partner gewählt zu haben. Selbst grundsätzlich kontrollierbare und vorhersehbare Situationen, den Partner hatte man sich ja mal ausgesucht, können sehr belastend wirken.

- **Kritische Lebensereignisse**

Schätzwerte für Stressoren

Nach Holmes und Rahe (1967) können alle Veränderungen im Leben, die Umstellungen und Anpassungsleistungen erfordern, als belastend wahrgenommen werden. Um den Wirkungsgrad solcher Lebensveränderungen messbar zu machen, entwickelten Holmes und Rahe (1967) die *Lebensereignisskala*. Sie untersuchten viele Menschen in verschiedenen Lebenslagen und bestimmten so den mittleren Stresswert von Ereignissen (☐ Tab. 1.3). Die Skala stuft Lebensereignisse zwischen den Polen *maximale Belastung* (Tod des Lebenspartners) und *minimale Belastung* (geringfügige Gesetzesübertretung) ein. Für die Skalenentwicklung analysierten Holmes und Rahe Interviewergebnisse und Krankengeschichten, um herauszufinden, welche Ereignistypen als

◻ Tab. 1.3 Mittlerer Belastungswert ausgewählter kritischer Lebensereignisse. (Adaptiert nach Holmes & Rahe, 1967)

Stresspunkte	Lebensereignis	Stresspunkte	Lebensereignis
100	Tod des Lebenspartners	36	Berufswechsel
73	Scheidung	35	Ehestreit
63	Tod eines Familienangehörigen	31	Aufnahme eines größeren Kredits
53	Eigene Verletzung oder Krankheit (mittlere Schwere)	29	Neuer Verantwortungsbereich im Beruf
50	Heirat	29	Ärger mit der Verwandtschaft
47	Verlust des Arbeitsplatzes	23	Ärger mit dem Chef
45	Eheliche Aussöhnung, Ruhestand	20	Wohnungswechsel
44	Krankheit in der Familie	15	Änderung der Essgewohnheiten
40	Schwangerschaft	13	Urlaub
39	Familienzuwachs, Arbeitsplatzwechsel, Sexuelle Schwierigkeiten	12	Weihnachten
38	Erhebliche Einkommensveränderung	11	Geringfügige Gesetzesübertretungen

1

belastend empfunden werden. Die Eheschließung (*Heirat* in ◘ Tab. 1.3) wurde als Skalenmittelpunkt gesetzt und mit dem Wert 50 versehen. Die Autoren ließen rund 400 Männer und Frauen das Ereignis *Heirat* mit den anderen Lebensereignissen vergleichen, beispielsweise: *Erfordert Ereignis X mehr oder weniger Umstellung als eine Heirat?* Dann mussten die Befragten jedem Ereignis einen Punktwert zuordnen, der zum Ausdruck bringt, wie hoch sie die mit dem Ereignis verbundenen Anpassungsleistungen und den dafür notwendigen Zeitaufwand einschätzten. Obwohl auch positiv bewertete Ereignisse Anpassungen erfordern und deshalb mitunter als belastend erlebt werden, zeigte sich, dass negativ bewertete Ereignisse stärker belasten.

■ **Groborientierung**

Vorsicht – nur ein erster Einstieg

Der Ansatz von Holmes und Rahe (1967) ist umstritten, weil Stressoren letztlich individuell und subjektiv erlebt werden. Daher sind die Mittelwerte nicht direkt auf einen einzelnen Menschen übertragbar, aber pragmatisch gesehen kann man mithilfe der ◘ Tab. 1.3 einen ersten groben Eindruck von der aktuellen Belastungssituation gewinnen. Die Tabelle ist nicht vollständig und je nach Kultur oder Generation können die kritischen Lebensereignisse unterschiedlich belastend eingestuft werden. So war eine Scheidung vor 50 Jahren, Scheidungen waren eher selten, hinsichtlich vieler sozialer Folgen belastender als heute. Nicht, dass eine Scheidung heute Freude machen würde, aber weil Scheidungen häufiger sind als früher, zieht eine Scheidung weniger Aufmerksamkeit auf sich und ist gesellschaftlich akzeptierter. Bei anderen kritischen Lebensereignissen ist die Streuung so groß, dass man mit dem Mittelwert nicht sehr viel anfangen kann. Beispielsweise wird ein Urlaub von vielen Menschen als Erholung und als Entspannung erlebt. Andere Menschen finden einen Urlaub belastend, beispielsweise weil sie alleine sind und das im Urlaub mit den vielen Pärchen, die händchenhaltend am Strand spazieren oder gemeinsam Abendessen, deutlicher spüren als im Alltag. Wieder andere Menschen finden einen Urlaub belastend, weil sie viel mehr Zeit mit dem Partner verbringen als im Alltag und merken, wie wenig sie sich noch zu sagen haben. Deshalb können die mittleren Werte der Lebensereignisse nur der Anstoß sein, sich genauer mit seinen eigenen kritischen Lebensereignissen auseinanderzusetzen – in diesem Sinne ist die folgende Übung zu verstehen. Nicht als Ersatz für eine Selbstreflexion, sondern als Anstoß zu einer Selbstreflexion.

> **Übung: Kritische Lebensereignisse**
> Gehen Sie ◻ Tab. 1.3 Zeile für Zeile durch und kreuzen Sie diejenigen Ereignisse an, von denen Sie in den letzten zwölf Monaten betroffen waren. Am Ende zählen Sie die Punkte zusammen. Je höher die Punktzahl ausfällt, desto sinnvoller ist es, sich aktiv mit der eigenen Stressverarbeitung auseinanderzusetzen (Selbstreflexion). Eine Mischung aus Arbeits- und Partnerschaftsstress ist besonders brisant, weil in einem solchen Fall keine Ruheräume mehr existieren.

Die Liste kritischer Lebensereignisse in ◻ Tab. 1.3 dient nur der groben Orientierung. Je nach emotionaler Stabilität kann man sich schon bei wenig Stress überfordert fühlen oder sich bei viel Stress noch wohl fühlen. Aber wenn man mehrere Jahre hintereinander hohe Werte erreicht, steigt das Risiko für Gesundheitsschäden.

▪ **Bevor nichts mehr geht, Hilfe holen**

Sollten Sie sich aufgrund eines oder mehrerer kritischer Lebensereignisse in einer akuten Lebenskrise befinden, empfiehlt es sich, professionelle therapeutische Hilfe in Anspruch zu nehmen. Orientierung bei der Suche nach der richtigen Psychotherapie und qualifizierten Psychotherapeuten bietet der Psychotherapie-Informationsdienst, Link: ► https://www.psychotherapiesuche.de/. Warten Sie nicht zulange. Sie können Psychotherapie auch nutzen, um eine schlimmere Entwicklung zu verhindern. Wenn Sie sich ein Bein brechen, gehen Sie auch gleich zum Arzt und warten nicht erst einmal ab, ob das Bein von alleine irgendwie wieder zusammenwächst oder nicht. So sollte man gleichermaßen bei psychischen Beschwerden vorgehen. Wenn man dadurch schneller oder überhaupt wieder gesund werden kann, sollte man Hilfe holen und nicht abwarten, ob sich ein Problem von selbst erledigt.

Psychotherapie

1.4 Automatische Stressreaktion – alt und manchmal aus der Zeit gefallen

Die Stressreaktion liefert Energie, um auf Gefahr und Bedrohung schnell reagieren zu können, sei es durch Angriff oder durch Flucht, wie das folgende Beispiel verdeutlicht (adaptiert nach Olschewski, 1995). Die Stressreaktion

schnell statt gründlich

1

ermöglicht schnelles Handeln, nicht gründliches Nachdenken – das wird oft zu einem Problem in der heutigen Welt.

▶ Beispiel: Das fremde Gesicht im Unterholz

Mittlere Steinzeit (Mittelpaläolithikum), Abenddämmerung: Urs hat sich nach der Jagd etwas von den anderen entfernt hingelegt. Er war erschöpft und die anderen waren ihm zu laut. Plötzlich knackt es und Urs sieht ein fremdes Gesicht, das ihn aus dem Unterholz anstarrt. Sofort springt Urs auf, greift nach seinem Faustkeilmesser und springt auf den Fremden zu. Der Fremde verschwindet blitzschnell im dichten Unterholz. Urs ruft die anderen und beruhigt sich allmählich wieder. Urs hätte auch fliehen können, beispielsweise wenn er sein Faustkeilmesser nicht sofort gefunden hätte oder wenn er zwei fremde Gesichter im Unterholz gesehen hätte. Durch den bedrohlichen Reiz, fremdes Gesicht starrt aus dem Unterholz, wird eine Alarmreaktion ausgelöst. Urs ist sofort hellwach und greift ohne Zögern nach seinem Faustkeilmesser. Später vermittelt Urs den anderen, was passiert ist. Die Gruppe schließt sich eng zusammen und stellt für den Abend mehr Wachen auf als sonst. ◀

- **Automatik**

Handeln statt Denken

In steinzeitlichen Bedrohungssituationen wie dieser wäre langes Nachdenken Zeitverschwendung gewesen. Für Urs war es hilfreich, dass er so schnell reagierte und durch energisches Auftreten die Situation bereinigten konnte. Erst später kommt er zur Besinnung und realisiert, was genau geschehen ist. Während der Stressreaktion ist der Organismus zu körperlichen Höchstleistungen und schnellen Entscheidungen fähig – zu geistigen Höchstleistungen und klugen Entscheidungen nicht. Der Ablauf einer Stressreaktion ist heute derselbe wie in der Steinzeit. Grundlegende Prozesse wie eine Stressreaktion ändern sich nicht so schnell.

▶ Beispiel: Gegenverkehr

Paula fährt mit dem Fahrrad in den Nachbarort. Sie fährt gemütlich und behält die Straße vor sich im Auge. Plötzlich erschrickt Paula, weil ein entgegenkommender Wagen komplett auf der falschen Seite fahrend auf sie zurast. „Das reicht nicht!", schießt es Paula durch den Kopf und beherzt lenkt sie ihr Fahrrad in den Acker, der neben der Straße verläuft. Das Auto hätte sie fast erwischt. ◀

klug entscheiden

Auch heute gibt es Situationen, in denen blitzschnelles Handeln statt gründliches Nachdenken gefordert ist, nur sind das eher die Ausnahmen als die Regel. Viele Situationen in der heutigen Zeit erfordern eine gründliche Informationssammlung sowie Nachdenken und Entscheiden, alles kognitive Leistungen, die sind unter Stress nur einschränkt funktionieren. Siehe zu diesem Thema vertiefend das Buch von Seibold und Horn (2021) zu *Emotion und Fehlentscheidung*. Emotionen einfach auszuleben führt oft zu unangemessenem Verhalten (Hansch, 2021, S. 5; Seibold & Horn, 2021, S. 37).

■ **Stressreaktion ist gleich, Situationen haben sich verändert**

Wenn die Stressreaktion und deren Folgen so normal sind, wo liegt dann das Problem? Man kann in heutigen Stresssituationen oft weder im klassischen Sinne fliehen oder kämpfen, der Stressmechanismus ist nicht auf das heutige Leben angepasst (Allenspach & Brechbühler, 2005; Allman, 1999). Die bereitgestellten Energien für körperliche Aktivitäten werden nicht abgerufen. So ist es im Straßenverkehr sinnvoller, mit einem geschickten Ausweichmanöver die Situation zu meistern und weiterzufahren, statt in Steinzeitmanier brüllend und fuchtelnd auf Kollisionskurs zu gehen. So verschieden die Stressoren sind, die Stressreaktion ist dieselbe. Punktuelle Stressreaktionen verkraftet man gut. Bei chronischem Stress, beispielsweise durch ständigen Straßenlärm oder einen schwelenden sozialen Konflikt, werden Körper und Geist jedoch überfordert. Chronischer Stress wird oft durch unterschwellige Stressoren wie Lärm, Reizüberflutung oder psychische Konstellationen wie Frustration, Ärger oder Angst ausgelöst. Die Stressoren setzen verschiedene biologische Prozesse in Gang. Im Wesentlichen sind das vegetative Nervensystem und das Hormonsystem beteiligt, siehe hierzu ▶ Abschn. 1.7. Unter starkem Stress ist man zu körperlichen Höchstleistungen fähig, nur leider hilft das meist nicht weiter. Und wenn man die bereitgestellte Energie nicht abruft, kann das auf Dauer die Gesundheit schädigen. Siehe dazu mehr in ▶ Abschn. 1.11.

veränderte Welt – unveränderte Stressreaktion

■ **Stressreaktion**

Die Stressreaktion läuft auf verschiedenen Ebenen gleichzeitig ab. Zur Veranschaulichung wird die Stressreaktion in verschiedene Bereiche eingeteilt (siehe S-O-R-Modell in ◘ Abb. 1.1), die nachfolgend der Reihe nach vorgestellt werden:

Gleichzeitigkeit

- Kognitionen (Denken)
- Emotionen (Fühlen)
- vegetativ-hormonelles System und Muskeln (Körper)
- Verhalten (Handeln)

Die kognitive Ebene beschreibt geistige Vorgänge wie Wahrnehmungs- und Denkprozesse, die emotionale Ebene

Wechselwirkungen

1

umfasst Gefühle und Befindlichkeiten. Reaktionen des vegetativen Nervensystems und daran angeschlossener Organe
gehören zur körperlichen Ebene. Die muskuläre Ebene umfasst Reaktionen der Skelettmuskulatur und gehört ebenfalls zur körperlichen Ebene. Sichtbares Verhalten, beispielsweise Fliehen, Kämpfen oder Zittern, gehört zur Hand-
lungsebene. Ein Stressor kann auf jeder der verschiedenen
Ebenen Reaktionen auslösen. Die Ebenen beeinflussen sich
gegenseitig und können sich verstärken (Wagner-Link, 2011,
S. 10). So kann man beispielsweise muskuläre Veränderungen wie Anspannung an sich feststellen und darauf mit der
Kognition reagieren: *Ich werde schon wieder nervös. Immer
wenn ich nervös bin, zeige ich schlechte Leistung. Furchtbar,
es geht schon wieder schief.* Die Darstellung der Stressreaktion, aufgeteilt auf verschiedene Ebenen, erleichtert das
Verständnis. Im Alltag reagiert man auf den Ebenen gleichzeitig oder sehr kurz hintereinander. Man sollte die Ebenen
daher integriert betrachten.

1.5 Was im Kopf passiert – Kognitionen

**Wahrnehmen –
Problemlösen – Entscheiden**

Kognitionen sind mehr als Denken, auch Wahrnehmungen, Problemlösen und Entscheiden gehören zu diesem Bereich. Man kommt bei einer Erklärung psychischer Phänomene wie Stress nicht ohne die Wissensbestände der sogenannten *Allgemeinen Psychologie* aus. Wer sich tiefer
einlesen möchte, dem sei das Buch von Kiesel und Spada
(2018) empfohlen. Das Buch ist nicht durchgängig einfach
zu lesen, weil es sich an ein Fachpublikum richtet. Dennoch
lohnt die Mühe, weil man ein umfassendes Verständnis für
allgemeinpsychologische Phänomene gewinnt, die auch das
Erleben von Stress beeinflussen. Die Allgemeine Psychologie befasst sich mit psychologischen Prozessen, die sich allgemein zeigen, also bei allen Menschen zu finden sind.

Risiko

Was passiert bei starkem Stress? Die Wahrnehmung
verengt sich auf diejenigen Reize, die einem in einer Stresssituation wichtig erscheinen. Man achtet nur noch auf den
Stressor, beispielsweise auf das unbekannte Gesicht, das einen aus dem Unterholz anstarrt. Reaktionen können sein:
Man kann nicht gut denken (Blockade), Angst (das ist ein
Feind), Ärger (das ist ein Feind), Problemlösen (Faustkeilmesser greifen). Neben solchen Reaktionen in der unmit-
telbaren Situation nehmen Menschen belastende Ereignisse
auch vorweg und grübeln im Vorfeld möglicher zukünf-
tiger Belastungen. Beispielsweise hat Frau Frese schon in
den Tagen vor der Investorenpräsentation des Vorstandes

und der anstehenden Fragerunde an nichts anderes denken können. Die Tagesarbeit strengte sie mehr an als sonst und sie schlief schlecht. Damit wird deutlich: Unter Stress kann die Fähigkeit, Informationen angemessen zu verarbeiten und mit eigenen Emotionen angemessen umzugehen, stark eingeschränkt sein. Die Einschränkungen belasten umso mehr, je stärker Stress wird. Ob ein Mensch unter Stresseinfluss eher mit Angst oder eher mit Ärger reagiert, hängt auch von dessen Situationseinschätzung ab. Urs sah gute Chancen, den Fremden zu vertreiben, daher hat sich Ärger-Kampf durchgesetzt. Hätten statt einem Augenpaar fünf Augenpaare aus dem Unterholz auf Urs geblickt, hätte sich bei Urs möglicherweise Angst-Flucht durchgesetzt.

- **Je stärker der Stress, desto schlechter das Denken**

Schon bei mildem Stress kann die Kreativität leiden (Spieß et al., 2018, S. 90). Dieser Prozess setzt vergleichsweise früh ein. Noch bevor Stress zur Beeinträchtigung des analytischen Denkvermögens führt, lässt die Kreativitätsleistung nach. Das ist wenig hilfreich, weil man in vielen Situation gerade neue Ideen gut für eine Problemlösung brauchen könnte. Aber es kann noch schlimmer kommen. Nach dem kreativen Denken fällt das analytische, langfristig orientierte Denken aus. Die jeweilige Situation und die zukünftigen Folgen können nicht adäquat eingeschätzt werden. Das ist oft noch kritischer als die abnehmende Kreativität, weil man eine präzise Situationsanalyse in sehr vielen heutigen Stresssituationen benötigt. Letztlich wird die Fähigkeit gestört, Probleme lösen zu können. Wenn der Stress weiter wächst, nehmen Denkstörungen zu. In der Folge wird die Realität weniger effizient eingeschätzt, die Bereitschaft, Kritik anzunehmen sinkt und Denkmuster werden irrational. Ab dieser Stufe kann Stress oft nicht mehr eigenständig angemessen bewältigt werden. Reaktionsversuche ab diesem Zeitpunkt können eine Situation sogar noch verschlimmern, weil man oft nur noch nach Ad-hoc-Lösungen sucht und nicht mehr zu geordnetem Denken in der Lage ist. Mitunter werden dann sogar Hilfsangebote nicht als solche erkannt und aggressiv abgewiesen.

Mit wachsendem Stress leiden, wenig überraschend, auch die Konzentrationsfähigkeit und die Aufmerksamkeit. Die Beobachtungsfähigkeit nimmt ebenso ab wie die Belastbarkeit, Fehler häufen sich. Man begeht unter zunehmendem Stress Fehler, die einem unter besseren Bedingungen nicht passieren würden, beispielsweise schreit man jemanden an, reagiert aggressiver als sonst oder sieht den Wald vor lauter Bäumen nicht. Unter sehr starkem Stress kann

Kreativität

Fehler häufen sich

1

Stress aus – Kopf an

man beim Sprechen den roten Faden verlieren, beim Denken natürlich auch. Außenstehenden fällt das auf, wenn sich beispielsweise Wortfindungsstörungen häufen. Vielleicht haben Sie das schon einmal bei einem nervösen Vortragenden in einer Präsentation erlebt.

Die Reihenfolge der Ausfälle muss nicht exakt wie gerade beschrieben passieren. Kreativität wird zwar am schnellsten gestört, aber Gedächtnisprobleme können manchmal auch vor Denkstörungen auftreten. Die Aufzählung zeigt, warum man unter starkem Stress oft so schlecht entscheidet. Die notwendigen Werkzeuge sind abhandengekommen: analytisches Denken, Konzentration, Fokussierung und eine angemessene Wahrnehmung der Situation. Stress setzt das kognitive Leistungsniveau deutlich herab. Infolgedessen kommt es vor allem bei komplexen Aufgaben zu gravierenden Leistungseinbußen. Man kann erst dann wieder klar denken, wenn der Stress nachgelassen hat.

> **Wichtig**
> Höhere kognitive Funktionen wie Kreativität und analytisches Denken, die man in vielen Stresssituationen besonders dringend benötigt, werden durch starken Stress beeinträchtigt.

Das mag für Urs in der Steinzeit kein Problem gewesen sein. Automatisch nach dem Faustkeilmesser zu greifen erfordert weder kreativ zu sein noch analytisch zu denken. In der heutigen Zeit ist das schon ein Problem, beispielsweise wenn man wie Frau Frese Nachfragen beantworten soll oder wenn man mit einem sozialen Konflikt klug umgehen muss. Frau Frese hätten beispielsweise weder Kampf noch Flucht aus der Patsche geholfen.

■ **Fatale Fehler**

Ursachen

Der drastische Verlust der Fähigkeit, Probleme zu lösen, kann zwei Ursachen haben: Erstens kann eine starke emotionale Erregung (siehe ► Abschn. 1.6) die Informationsverarbeitung grundsätzlich stören. Je ängstlicher oder wütender man ist, desto wahrscheinlicher werden das Denken, die Konzentration und die Aufmerksamkeit beeinträchtigt. Zweitens können kognitive Einbußen durch ablenkende Gedanken entstehen, die im Kopf umherschwirren. Man grübelt über die Ursachen von Geschehnissen nach, bedauert die Folgen des eigenen Handelns, beschimpft sich selbst oder macht sich im Vorfeld einer Situation Gedanken, was alles passieren könnte. Man legt sich quasi selbst lahm.

Spontan könnte man denken, dass grübelnde Menschen ein Problem eher und besser lösen als nicht grübelnde Menschen. Tatsächlich ist es umgekehrt. Menschen mit starker Grübelneigung können sich bei Konfrontation mit einem Stressor seltener zu einer aktiven Problemlösung durchringen. Im Gegensatz dazu gelingt Menschen, die sich distanzieren können und so die Stresswirkung mindern, eher eine Problemlösung. Nachdenken ist hilfreich, grübeln ist nicht hilfreich. Nachdenken ist das analytisch gesteuerte systematische Überlegen. Grübeln verfängt sich oft in Denkschleifen und ist eher eine Art kognitives Störgeräusch von Stress als eine Hilfe beim Problemlösen. Beim Grübeln konzentriert man sich über eine längere Zeit immer wieder auf ein negatives Ereignis und dessen Folgen, womit man seine kognitive Kapazität einschränkt (Hautzinger & Prössel, 2017, S. 31). Wer grübelt, kann seine Aufmerksamkeit schlecht steuern, vor allem wegen der das Grübeln begleitenden Emotionen (Eckert & Tarnowski, 2017, S. 113). Man kann sich beispielsweise weniger darauf konzentrieren, Probleme zu lösen (Hautzinger & Prössel, 2017, S. 31). Letztlich wäre es hilfreicher, negativen Gedanken und Emotionen mit einer „distanzierten Achtsamkeit" zu begegnen, indem man sie akzeptiert (Hautzinger & Prössel, 2017, S. 36–37), aber sich ihnen nicht unterwirft.

- **Grübeln**

Menschen, die zum Grübeln über Ärger oder Angst auslösende Ereignisse neigen, haben ein gesteigertes Risiko für Bluthochdruck und damit für langfristige Organschädigungen (Gerin et al., 2006, S. 69). Ablenkung kann hier eine hilfreiche Gegenstrategie sein. Wie Gerin et al. (2006) zeigen, führt eine gedankliche Beschäftigung mit einem belastenden Ereignis zur Erhöhung von Blutdruck und Herzfrequenz. Wenn man sich hingegen ablenkt, fallen die Kennwerte schneller wieder auf ein Normalmaß zurück. Die von Kivimäki et al. (2006) vorgelegte Metaanalyse zeigt, dass mit zunehmendem Stress das Risiko einer Herzerkrankung wächst. In Metaanalysen werden viele verschiedene Studien zu einem Thema zusammengefasst und das Kernergebnis wird herausgearbeitet. Wegen der Integration verschiedener Originalstudien zu einem Thema haben Metaanalysen ein besonderes Gewicht. Allerdings kann man aus metaanalytischen Befunden keine direkten Schlüsse auf Einzelfälle ziehen. Selbst wenn mit zunehmendem Stress das Risiko einer Herzerkrankung im Durchschnitt zunimmt, muss das nicht bei jedem einzelnen Menschen so sein. Nicht jede Herzerkrankung wird durch Stress verursacht.

Gesundheitsrisiko

1

Verstärkung vorhandener
Verhaltensmuster

- **Rigidität**

Eine kognitive Beeinträchtigung kann dazu führen, dass
Menschen an rigiden Verhaltensweisen festhalten, weil es ihnen nicht mehr gelingt, Handlungsalternativen auch nur in
Erwägung zu ziehen. Ein vorsichtiger Mensch wird noch
vorsichtiger, ein aggressiver Mensch wird noch aggressiver.
Unter Stress verstärken sich vorliegende Grundmuster. Weil
man immer weniger aktiv denken und Verhalten steuern
kann, verfällt man in alte Automatismen. Je stärker Stress
wird, desto stärker handelt man automatisch. Und gerade
Automatismen können Stress durch unangemessenes Verhalten noch verschärfen.

- **Klug entscheiden**

Stress – Emotion – Autopilot

Je stärker Stress wird, desto mehr verlässt man sich auf Automatismen und Routinen. Das ist in solchen Stresssituationen gefährlich, in denen man ein Problem lösen oder eine
neue Verhaltensweise zeigen muss, also immer dann, wenn
Routinen oder Automatismen ins Leere laufen oder die Situation sogar verschärfen. Letztlich setzen kluge Entscheidungen gute Situationsanalysen voraus. Man muss Informationen hinsichtlich deren Qualität bewerten, erkennen, ob
und falls ja, welche Informationen noch fehlen und entsprechend entscheiden. Dabei muss man zwei Dinge schaffen:
Störende Emotionen in den Griff bekommen sowie bewusst
denken und aus dem Autopiloten herausfinden. Nachfolgend werden die für Stress besonders wichtigen Aspekte von
Entscheidungen dargestellt.

der eigene Anteil

Die eigenen Entscheidungen können Stress verstärken
oder abmildern. Insofern hat man in vielen Situationen einen eigenen Anteil. Der Vorteil ist: Wenn man einen eigenen
Anteil hat, kann man etwas ändern. Im ersten Impuls mag es
einem tröstlich vorkommen, die Ursachen von Stress bei anderen oder in ungünstigen Umständen zu suchen, beispielsweise ausschließlich dem Partner die Schuld an einem Streit
zu geben. Hilfreich ist das jedoch nicht, weil man so die
Chance verpasst, selbst etwas zu verändern. Wenn man beispielsweise einen Beziehungskonflikt falsch einschätzt, vielleicht wegen früherer Verletzungen übermäßig eifersüchtig
oder mit starkem Rückzug reagiert, kann eine solche Reaktion einen Beziehungskonflikt weiter verschärfen. Stress beeinflusst Entscheidungen (Hengen & Alpers, 2021, S. 12–13).

Fakten – Wahrnehmungen –
Hypothesen

Hilfreicher als in alte Muster zu verfallen, wäre es, Informationen nach Qualität einzustufen, den eigenen Emotionen mit einer Portion Skepsis zu begegnen und alles dafür zu tun, dass man wieder klar Denken kann. Das ge-

lingt am ehesten, wenn man den eigenen Stresspegel senkt. Das kann man im Vorfeld durch eine vorausschauende Planung erreichen, in der Situation durch bestimmte Techniken (siehe ▶ Kap. 2), nach einer Situation, in dem man in aller Ruhe eigene Fehler analysiert und für die Zukunft abstellt. Letztlich wird man lernen, klüger zu entscheiden, wenn man strukturiert vorgeht. Bei der Bewertung von Informationen hat sich eine Dreiteilung in *Fakten, Wahrnehmungen* und *Hypothesen* bewährt (Seibold & Horn, 2021, S. 88–89). Fakten sind gesicherte Informationen. Bei Wahrnehmungen weiß man nicht sicher, welche Qualität die Informationen haben, jedenfalls ist die Qualität schlechter als bei Fakten. Und Hypothesen sind begründete Vermutungen.

▶ **Beispiel: Nachbar klingelt um 3 Uhr in der Nacht**

Fakten sind Informationen von hoher Qualität, beispielsweise der Nachbar klingelt mich gerade um 3 Uhr nachts aus dem Bett. Wahrnehmungen sind Informationen mit unsicherer Qualität, beispielsweise der Nachbar hat etwas in der Hand, das wie eine Flasche Gin aussieht. Mit Hypothesen sind keine Informationen gemeint, sondern begründete Vermutungen, beispielsweise der Nachbar hat wieder getrunken. Hypothesen stellt man dann auf, wenn entscheidende Informationen fehlen, man aber dennoch eine Entscheidung treffen muss. Rums, die Tür wird zugeschlagen und der Nachbar sollte endlich etwas gegen sein Alkoholproblem unternehmen, statt mitten in der Nacht die Wohnungstüren zu verwechseln. Hypothesen bildet man in vielen Situationen und das muss nicht immer voll bewusst geschehen. Was aber, wenn der Nachbar gerade seine Frau tot im Flur gefunden hat, nachdem er von einer Kneipentour zurückgekommen war. Voller Verzweiflung hat der Nachbar deshalb bei Ihnen Sturm geklingelt, weil er wusste nicht, was er tun sollte. Hätten Sie dem Nachbarn mit diesem Wissen auch die Tür vor der Nase zugeschlagen? ◀

Hypothesen sollte man nicht zu sehr vertrauen, und auch wenn man oft mit Wahrnehmungen arbeiten muss, sollte man sich seiner Entscheidung nicht zu sicher sein und nicht zu voreilig ein Urteil fällen. Das bedeutet nicht, Entscheidungen ständig umzuwerfen oder zu hinterfragen, sondern die eigenen Entscheidungen mit etwas Abstand und ruhiger Bewertung der Informationsqualität überdenken. Eine Entscheidung überprüfen sollte man dann, wenn man neue Informationen erhält oder wenn es einen Anlass gibt, vorliegende Informationen neu zu bewerten. Manchmal muss man unter Unsicherheit entscheiden, beispielsweise weil es

Fehlerrisiko kennen

1

keine verlässlichen Fakten gibt. Eine solche Unsicherheit muss man aushalten. Es nützt wenig, seine eigenen Entscheidungen ständig infrage zu stellen, nur weil man unsicher ist.

- **Auch wichtig bei Mobbing und zur Prävention von Burnout**

aktiv werden

Wie man entscheidet, ist auch für die nachfolgenden Kapitel wichtig: *3 Mobbing – ein extremer sozialer Stressor* und *4 Burn-out – eine extreme Stressfolge.* Wie früh und in welcher Art und Weise reagiert man auf Mobbing? Wie lange kann man Belastungen ertragen, ohne krank zu werden und wegen chronischen Stresses irgendwann in einen Burn-out hineinzurutschen? Und schließlich, darum geht es im nächsten Kapitel dieses Buches *(2 Stress bewältigen):* Was kann man tun, um eigenen Stress zu mildern oder ganz auszuschalten? Wenn man akzeptiert, dass man seinen eigenen Anteil am Stresserleben hat, hat man eine Chance, etwas zu verändern. Sei es an der eigenen Einstellung, dem eigenen Verhalten oder in anderer Weise. Wenn man andere Menschen oder Pech verantwortlich für seine Stressmisere macht, ist man ausgeliefert, weil man andere Menschen nicht ändern kann und man Pech in der Zukunft nicht beeinflussen kann.

1.6 Was man fühlt – Emotionen

schlechter als ihr Ruf

Emotionen haben einen besseren Ruf als sie verdienen. Keine Frage – Emotionen sind wichtig und sie haben einen zentralen Platz im menschlichen Erleben. Aber mit Emotionen kann man weder analytisches Denken ersetzen, noch eine gute Vorbereitung oder kluges Entscheiden. Letztlich sind Emotionen evolutionär entwickelte Schnellsysteme für Standardsituationen aus früheren Zeiten. Durch starke Emotionen werden laufende Denkprozesse sofort gestoppt und man fokussiert sich auf den emotionsauslösenden Reiz – kognitive Prozesse wie Wahrnehmen und Denken werden klar priorisiert. So verdrängt beispielsweise die Emotion *Wut* andere Gedanken, man richtet sich auf einen Angriff aus, das kann körperlich oder verbal sein. Beispielsweise rennt man sofort zurück in ein Geschäft, wenn man bemerkt, dass ein gekauftes Produkt fehlerhaft ist und wenn man sich sehr darüber ärgert. Wäre man nicht wütend geworden, wäre man vielleicht zu bequem gewesen, erst einmal nach Hause gegangen und hätte das hat fehlerhafte Produkt, wenn es nicht zu teuer war, nach einigen Tagen weggeworfen. In manchen Situationen kann die Emotion *Wut* auch in der heutigen Zeit noch nützlich sein, zumindest dann, wenn man angemessen reagiert. Das gilt ebenso für die Emotion *Angst.*

Definition: Emotion

Emotionen kann man auf drei Ebenen beschreiben: körperlicher Zustand, persönliches Erleben (Gefühl) und Ausdruck (Schmidt-Atzert et al., 2014, S. 25). Wenn man seinen eigenen emotionalen Zustand wahrnimmt, nennt man das Gefühl (Schmidt-Atzert, 2009, S. 339). Eine Emotion ist eine Abfolge von synchronisierten Veränderungen (Krohne & Tausch, 2014, S. 10) im körperlichen Zustand, im Erleben und im Ausdruck/Verhalten. Die Veränderungen passieren schnell und sind von kurzer Dauer (Krohne & Tausch, 2014, S. 9).

Der *körperliche Zustand* kann eine spürbare Aktivierung sein, der Blutdruck steigt, die Atmung geht schneller, man beginnt zu schwitzen, beispielsweise wenn man sehr nervös vor einer wichtigen Präsentation ist. Mit *Ausdruck* ist in der Regel beobachtbares Verhalten gemeint wie Weglaufen, beispielsweise eine Präsentation absagen oder von der Bühne stürmen. Emotionen können zwar auch durch einfache äußere Reize ausgelöst werden, wie einen Geruch, in der Regel sind Emotionen aber klar bezogen auf andere Menschen: Man hat Angst vor jemandem oder ärgert sich über jemanden. Leider ermöglichen Emotionen nur schnelle und grobe Entscheidungen sowie entsprechende Verhaltensweisen, differenziert denken kann man unter starkem Emotionseinfluss nicht. Deshalb lohnt es sich in vielen Situationen, vor allem bei sozialen Konflikten, zunächst einmal die eigenen Emotionen *(persönliches Erleben)* abklingen zu lassen, nachzudenken und erst dann zu entscheiden und zu handeln. Obwohl man eigentlich, das liegt an der Priorisierungswirkung von Emotionen, sofort handeln möchte. Umso mehr, je stärker eine Emotion ist.

Körper – Gefühl – Ausdruck

▪ Emotionales Schlussfolgern

Vor einer anderen Falle sei gewarnt: dem emotionalen Schlussfolgern. Man denkt nicht mehr analytisch, sondern wird von den eigenen Emotionen so stark dominiert, dass man alles aus der Brille der momentanen Situation wahrnimmt und emotional interpretiert. Vielleicht haben Sie das selbst schon erlebt: Wenn ein Mensch sehr ärgerlich ist, erkennt er manchmal nicht einmal Hilfeversuche, sondern wehrt diese ab oder greift sogar denjenigen an, der eigentlich helfen möchte. Starker Ärger verstellt den klaren Blick

Emotion dominiert Kognition

1

und zugleich fühlt man sich unter starkem Ärger im Recht – keine gute Ausgangslage für kluge Entscheidungen. Beim emotionalen Schlussfolgern hält man seine Emotionen irrtümlich für einen Beweis, dass es sich in der Realität tatsächlich so verhält, wie man fühlt (Hautzinger & Prössel, 2017, S. 11). Wenn man sich sehr ärgert, unterstellt man anderen Menschen oft böse Absichten (Hansch, 2021, S. 125), selbst wenn es dafür keine sachlichen Anhaltspunkte gibt. Wer anderen böse Absichten unterstellt, neigt dazu, hart zu reagieren. Schließlich hat man ja recht, weil man so wahnsinnig wütend ist. Besser wäre es abzuwarten, den Stress abflauen zu lassen, das Gehirn wieder anzuschalten, analytisch zu denken, und erst danach zu entscheiden und zu handeln.

■ **Emotion und Handlungstendenz**

Angst – Ärger

Die beiden Begriffe sind immer mal wieder im Text gefallen: *Angst* und *Ärger* (Wut). Diese beiden Emotionen treten vergleichsweise häufig auf und gelten in gewisser Weise als Gegensatzpaar. Wenn man sich seinem Gegner unterlegen fühlt, empfindet man Angst. Findet man dann plötzlich beim hektischen Kramen im Rucksack eine Waffe, steigen die eigenen Chancen und Angst kann in Ärger umschlagen. Ob man Angst oder Ärger empfindet, hängt oft davon ab, wie man die eigenen Chancen einschätzt, eine Situation bewältigen zu können. Angst und Ärger sind nicht die einzigen Emotionen. Wie viele unterschiedliche Emotionen es gibt, wird noch diskutiert. Weitgehend Einigkeit, zusätzlich zu *Angst* und *Ärger*, besteht noch über die Emotionen *Trauer* und *Freude*. Von manchen Autoren werden *Ekel* oder *Scham* zu den Emotionen gezählt, von anderen eher nicht. Man geht davon aus, dass spezifische Emotionen zu einer spezifischen Handlungstendenz führen, eine bestimmte Emotion macht eine bestimmte Handlung wahrscheinlicher (Meyer et al., 2003):

- Angst → Vernichtung abwenden
- Ärger → Unterordnung abwenden
- Trauer → Trennung abwenden
- Freude → Belohnung anstreben

Nachfolgend wird es vor allem um *Angst* und *Ärger* gehen sowie um die jeweils damit verbundenen Verhaltensweisen: *Flucht* (Angst) und *Kampf* (Ärger). Diese beiden Emotionen sind eng mit Stressreaktionen verknüpft.

■ **Flucht – Kampf**

Extreme sind riskant

Aus dem Grundmuster *Angst-Flucht* können Panik, Versagensgefühle, Nervosität und aus dem Grundmuster *Ärger-Kampf* können Gereiztheit und Ruppigkeit resultieren.

Stress verschärft Emotionen. Erlebt ein Mensch oft ähnliche Situationen und starke negative emotionale Reaktionen, können entlang der Grundmuster *Angst-Flucht* und *Ärger-Kampf* Symptome wie generalisierte Angst- oder Aggressionsbereitschaft entstehen, und in der Folge kann es zu dauerhafter Unsicherheit, Unausgeglichenheit, Gefühlsschwankungen, Apathie bis hin zu depressiven Störungen kommen. Siehe hierzu im Detail die ▶ Abschn. 1.11.4 sowie 1.11.5.

Wie Menschen auf häufige Angst oder häufigen Ärger reagieren, hängt von deren Persönlichkeit, deren Einstellungen, Hilfen aus dem Umfeld und vielen anderen Dingen ab. Dennoch kann man grob festhalten, dass sich bei häufiger Angst oder bei häufigem Ärger folgende Veränderungen einschleichen können:

Veränderungen

- Bei vielen Menschen werden die moralische und die emotionale Selbstkontrolle geschwächt. Gesellschaftliche Verhaltensnormen werden weniger beachtet, die Kontrolle der Sexualimpulse wird schwächer und Gefühlsausbrüche werden häufiger. Unter Stress steigt die Wahrscheinlichkeit von Fehlverhalten.
- Auf Dauer kann das Selbstwertgefühl sinken, man traut sich weniger zu, wehrt sich nicht mehr oder strengt sich nicht mehr an, weil man die Hoffnung auf Verbesserung aufgegeben hat. Das passiert umso häufiger, je länger man unter emotionalem Stress steht und je weniger man glaubt, etwas verändern zu können. Am langen Ende kann es zu einer generalisierten Hilflosigkeit kommen, man traut sich auch in anderen Dingen weniger zu, bis hin zu einer depressiven Störung.
- Das Verhalten wird rigide, man reagiert nicht mehr auf Veränderungen in der Umwelt, sondern läuft wie auf Schienen und hängt in Routinen und Automatismen fest. Die Chancen, durch eigenes Handeln eine Stresssituation bewältigen zu können, sinken rapide.

Menschen mögen positive Emotionen und meiden negative Emotionen. Wenn man keine Chance sieht, negative Emotionen vermeiden zu können und man nicht glaubt, dass sich das so bald wieder ändert, zieht einen das nach unten – vor allem der Verlust von Kontrolle ist auf Dauer ein großer Risikofaktor (Schmalzl, 2008, S. 88).

- **Leistungs- und Versagensangst**

Angst tritt auf, wenn man eine Situation als bedrohlich erlebt und man keine oder nur sehr eingeschränkte Bewältigungsmöglichkeiten sieht. Im Berufsalltag ist Leistungsangst

Bedrohung des Selbstwerts bei Leistungsanforderungen

1

besonders relevant, beispielsweise die Angst vor einem komplexen Projekt oder einem schwierigen Kundengespräch. So kann man beispielsweise Leistungsangst entwickeln, wenn man vermutet, einem komplexen Projekt fachlich nicht gewachsen zu sein. Die Angst vor einem schwierigen Kundengespräch hat zugleich Anteile von sozialer Angst.

Definition: Leistungsangst

Unter Leistungsangst versteht man die erlebte Bedrohung des Selbstwertes vor oder in Situationen mit Leistungsanforderungen, beispielsweise die Angst vor Neuerungen oder die Angst wegen fehlendem Fachwissen falsch zu entscheiden (Witkowski, 2021, S. 209).

Fehlerkultur

Leistungsangst ist verbreiteter, wenn es in einer Organisation keine positive Fehlerkultur gibt. In solchen Fällen werden Fehler eher verschwiegen oder vertuscht, statt das nach einer Lösung gesucht würde (Witkowski, 2021, S. 209). Wird in einer Organisation auf jeden Fehler mit einer harten Bestrafung reagiert, steigt die Wahrscheinlichkeit, dass Fehler nicht zugegeben und abgestellt, sondern vertuscht und dadurch verschlimmert werden.

▪ Soziale Angst

Bedrohung des Selbstwerts in sozialen Situationen

Eine weitere berufsrelevante Angst ist die soziale Angst. Wenn man einen Konflikt im Team ansprechen muss, mit einem Vorgesetzten verhandeln oder sich für einen Fehler entschuldigen will, handelt es sich um soziale Situationen. Soziale Situationen können zum Stressor werden, weil das Selbstbild bedroht ist. Man muss mit anderen Menschen kommunizieren und riskiert sein Ansehen. Man kann sich lächerlich machen, sich bloßstellen, sich dumm anstellen und andere Menschen könnten einen negativ bewerten.

Definition: Soziale Angst

Unter *sozialer Angst* versteht man eine erlebte Bedrohung des Selbstwertes vor oder in sozialen Situationen, beispielsweise Angst vor Vorgesetzten, Kollegen oder Mitarbeitern oder vor einer Präsentation (Witkowski, 2021, S. 207).

▪ Ärger (Wut)

Aggressionsverschiebung

Neben Angst ist Ärger, der in Aggression umschlagen kann, eine typische Reaktion auf Stress. Da direkte Aggressionen gegen die Quelle einer Frustration nicht immer möglich oder vernünftig sind, kann eine Aggression verschoben werden. Die aggressive Handlung richtet sich dann gegen unschuldige Menschen oder ein unbeteiligtes Objekt statt gegen die eigentliche Aggressionsursache. Beispielsweise kommt die eigene Führungskraft von einem unangenehmen Gespräch mit dem Vorstand zurück, verbreitet erst einmal schlechte Laune im Team und fährt wegen Kleinigkeiten die eigenen Mitarbeiter an, was die Führungskraft sonst nicht tut. Leider ist Ärger ansteckend, Angst übrigens auch. Eine Führungskraft, die belastet aus einem Gespräch mit dem Vorstand zurückkommt und das an den eigenen Mitarbeitern auslässt, wird zum Stressor für die eigenen Mitarbeiter. Ärger, den man laufen lässt, sorgt für neuen Stress bei anderen Menschen.

1.7 Wie der Körper reagiert – vegetativ-hormonelles System und Muskeln

Unter Stress sind wir körperlich zu Höchstleistungen fähig. In früheren Stresssituationen wurde in der Regel physisch durch Kampf oder Wegrennen reagiert, nicht durch diskutieren, analysieren oder abwägen. Entsprechend sind wir unter starkem Stress zu körperlichen Höchstleistungen fähig, zu geistigen Höchstleistungen jedoch nicht. Die meisten Menschen scheitern unter starkem Stress bereits an Aufgaben, die sie unter weniger starkem Stress noch bewältigen können – besonders bekannt und misslich ist der sogenannte Blackout in Prüfungen oder bei Präsentationen. Kaum sitzt man in einer Prüfung, liest die erste Frage, kennt die Antwort nicht, und man gerät in Panik, danach kann man gar nicht mehr denken. Was passiert körperlich bei starkem Stress? Im Groben kann man das ganz gut beschreiben, im Detail gibt es noch Unschärfen.

Stress macht dumm

- **Körperliche Aktivierung**

Durch Stress erfolgen eine Aktivierung des vegetativen Nervensystems und eine hormonelle Aktivierung. Es werden Stresshormone freigesetzt, beispielsweise Adrenalin, Noradrenalin und Kortisol. Dadurch wird die Atmung beschleunigt, Herz und Kreislauf arbeiten stärker, die Pupillen weiten sich, die Blutgefäße verengen sich und einige Dinge mehr, die nützlich sind, wenn man kämpfen oder fliehen muss. Kortisol erhöht die Gerinnungsfähigkeit des Bluts für den Fall einer Verletzung und dämpft die Schmerzempfindung. Zur Vorbereitung auf den erwarteten erheblichen Energieverbrauch durch eine Kampf- oder Flucht-Reaktion wird der Grundumsatz angehoben. Endorphine, die

Nervensystem und Hormone

1

natürlichen Schmerzkiller des Körpers, werden ausgeschüttet, die Schweißproduktion steigt. Die meisten physiologischen Veränderungen resultieren aus der Aktivierung zweier neuroendokriner Systeme, die vom Hypothalamus gesteuert werden: Sympathikus und Nebennierenrindensystem. Man unterscheidet (Forster & Janda, 2012, S. 15–17; Kossak, 2015, S. 44–46; Krohne & Tausch, 2014, S. 25–26; Mainka-Riedel, 2013, S. 86, Rusch, 2019, S. 45–47):

zwei Wirkachsen

- Sympathikus-Nebennierenmark-Achse: Bei Stress werden vom Nebennierenmark Adrenalin und Noradrenalin ausgeschüttet (Notfallfunktion), wodurch der Körper kampf- und fluchtbereit wird, beispielsweise bei einem drohenden Sturz vom Fahrrad oder bei unerwarteter und harter Kritik in einem Meeting. Die Folgen sind unter anderem: Steigerung der Herzfrequenz, Anstieg des Blutdrucks, Beschleunigung der Atmung, Erhöhung des Blutzuckerspiegels.
- Hypophyse-Nebennierenrinde-Achse: Bei längerem Stress wird das Adrenocorticotrope Hormon (ACTH) ausgeschüttet, das die Nebennierenrinde zur Ausschüttung von Kortisol veranlasst. Kortisol wird langsamer freigesetzt als Adrenalin und wirkt länger. Dieses zweite System wird aktiviert, wenn Stress andauert und als nicht kontrollierbar erlebt wird.

Sympathikus

Der Sympathikus wirkt direkt auf Muskeln und innere Organe ein. Über den Sympathikus wird unter anderem das Nebennierenmark zur Ausschüttung der Hormone Adrenalin und Noradrenalin angeregt. Adrenalin hat einen vergleichbaren Effekt auf die Muskeln wie der Sympathikus unmittelbar. Noradrenalin setzt indirekt zusätzlichen Zucker frei. Bei extremen Stressoren wie Blutverlust oder Verbrennungen und auch bei extremen psychischen Belastungen werden große Mengen Adrenalin und Noradrenalin ausgeschüttet. Bei emotionalem Stress kann die Ausschüttung über dem 10-fachen der Ruheausschüttung liegen (Birbaumer & Schmidt, 2010, S. 107). Unter chronischem Stress kann sich der Adrenalinspiegel dauerhaft erhöhen, was das Gesundheitsrisiko erhöht (Birbaumer & Schmidt, 2010, S. 107). Man kann sich das gut vorstellen. Eine für Notfälle gedachte körperliche Reaktionskette läuft quasi im Dauerbetrieb und schädigt den Organismus umso stärker, je länger es dauert.

Hypophyse

Der Hypothalamus aktiviert über die Hypophyse das Nebennierenrindensystem, wodurch Hormone ausgeschüttet werden, beispielsweise Kortisol, die den Blutzuckerspiegel und den Mineraliengehalt im Blut regulieren. Magen und Darm reduzieren ihre Aktivität, die Sexualfunktion wird eingeschränkt. Auch Folgereaktionen wie Erbrechen, Durchfall und Übelkeit können auftreten.

Man kann schneller rennen und härter kämpfen als ohne Stress. Leider hilft rennen oder kämpfen in vielen heutigen Stresssituationen nicht weiter. Man sollte dann zwei Dinge tun: Dem Kampf-Flucht-Impuls widerstehen und sich zum analytischen Denken zwingen. Das ist sehr anstrengend und auch deshalb, nicht nur wegen der körperlichen Stressreaktion, fühlt man sich nach starkem Stress, wie nach einem heftigen Streit mit dem Partner, oft müde und ausgelaugt. Nach Krohne und Tausch (2014, S. 27) soll das Adrenalinniveau unter Stress generell erhöht sein, besonders hoch soll es sein, wenn eine aktive Bewältigung des Stresses möglich erscheint. Kortisol hingegen soll stark erhöht sein, wenn eine aktive Bewältigung nicht möglich erscheint. Die subjektive Bewertung eines Stressors wirkt also zurück auf den eigenen Körper.

Stress macht müde

- **Automatismus**

Das somatische Nervensystem steuert die Skelettmuskulatur. Dies geschieht weitgehend bewusst und willentlich, wir möchten einen Kaffee und bedienen den Kaffeeautomaten. Hingegen ist das vegetative Nervensystem der willentlichen Kontrolle weitgehend entzogen; es regelt die Organfunktionen des Körpers und sorgt dafür, dass sich der Körper automatisch an veränderte Außenbedingungen anpasst. Das vegetative Nervensystem versorgt die glatte Muskulatur, die Blutgefäße, das Herz, die Drüsen und die inneren Organe (Birbaumer & Schmidt, 2010, S. 102). Es besteht aus zwei Teilen, dem Sympathikus und dem Parasympathikus. Die meisten Organe werden von Sympathikus und Parasympathikus angesprochen, allerdings auf entgegengesetzte Weise (◘ Tab. 1.4): Der Sympathikus bewirkt eine Bereitschaft zur Leistung, der Parasympathikus dient der Schonung und Erholung. Hölzel et al. (2010) zeigen, dass Stress sogar zu strukturellen Änderungen im Gehirn führen kann (Amygdala).

Sympathikus – Parasympathikus

Nach Bear et al. (2018, S. 573) aktiviert der Sympathikus eine sofortige Mobilisierung des Körpers zu Lasen gesundheitserhaltender, langfristiger Körperprozesse, während der Parasympathikus entspannende Wirkung hat und dessen Aktivierung das langfristige Wohlbefinden steigert.

- **Thalamus und Limbisches System**

Die zentrale Rolle im vegetativen Nervensystem spielen der Hypothalamus, das wurde bereits deutlich, und das limbische System. Im limbischen System wird geprüft, ob ein

Prüfung von Reizen

☐ Tab. 1.4 Sympathikus und Parasympathikus wirken entgegengesetzt. (Adaptiert nach Bear et al., 2018, S. 572; Krohne & Tausch, 2014, S. 23–27; Nitsch, 1981; Wagner-Link, 2011, S. 11)

	Sympathikus	Parasympathikus
Herz	Frequenz, Kontraktionskraft und Erregbarkeit steigen. Folge: Blutfördermenge steigt	Frequenz, Kontraktionskraft und Erregbarkeit sinken. Folge: Blutfördermenge sinkt
Atmung	Weitet die Atemwege	Zieht die Atemwege zusammen
Durchblutung	Durchblutung der Haut und der Verdauungsorgane wird gedrosselt, Durchblutung der Skelettmuskulatur und des Herzens steigt	Geringe direkte Wirkung auf die Durchblutung
Stoffwechsel	Anstieg des Stoffwechsels	Abfall des Stoffwechsels
Magen/Darm	Darmtätigkeit und Magensaftproduktion werden Gehemmt	Darmtätigkeit und Magensaftproduktion werden gefördert
Bauchspeicheldrüse	Hemmung der Sekretion	Steigerung der Sekretion
Auge	Weitet die Pupille	Verengt die Pupille
Nebennierenmark	Regt eine Sekretion von Adrenalin und Noradrenalin an	
Schweißdrüsen	Verstärktes Schwitzen	
Temperatur	Kerntemperatur erhöht, Hauttemperatur vermindert (kalte Hände)	Kerntemperatur vermindert, Hauttemperatur erhöht

Reiz besondere Aufmerksamkeit verdient. Ist das der Fall, schaltet der Hypothalamus über den Sympathikus die Organe auf höhere Leistungsbereitschaft. Diese körperlichen Reaktionen treten auch auf, wenn man in einer bestimmten Stresssituation gar keine körperliche Belastbarkeit benötigt. Man funktioniert wie auf Schienen und so wie es früher einmal in der Stammesgeschichte hilfreich gewesen sein mag. Für eine präzise Darstellung, die auch grafisch gelungen ist, sei das Buch von Birbauer und Schmidt (2010, S. 78–85) empfohlen. Man kann eine Reihe möglicher Stressfolgen schon aus der Fortschreibung der körperlichen Veränderungen unter Stress ableiten. Kurz zur Unterscheidung zwischen Hypothalamus und Thalamus, die unterschiedliche Funktionen haben. Nach Bear et al. (2018, S. 562) durchlaufen alle Nervenbahnen auf dem Weg zum Neokortex (umgangssprachlich Gehirn) den Thalamus, der eine Torfunktion hat. Der Hypothalamus integriert das neuronale, hormonelle und vegetative System und kontrolliert letztlich vitale Körperfunktionen. Für ein erstes Verständnis der Stressreaktion ist allerdings nicht so wichtig, wann genau welches Hormon ausgeschüttet wird, sondern welche Folgen das für die Fähigkeit zur Informationsverarbeitung hat.

- **Körperliche Folgen**

Aus chronischem Stress können Beschwerden resultieren: Herz-Kreislauf-Störungen, Bluthochdruck, Magen- und Darmgeschwüre, Verdauungsbeschwerden, Schlafstörungen, chronische Müdigkeit, Verschiebung des Hormonhaushalts, Zyklusstörungen, Verminderung der Samenproduktion, sexuelle Funktionsstörungen, Hautveränderungen, Schwindelanfälle, Atembeschwerden, Migräne. Die eigene Disposition bestimmt darüber, ob und welche dieser Beschwerden zu chronischen Krankheiten führen. Wer beispielsweise wie schon der Vater und die Großmutter Probleme mit den Bronchien hat, wird unter chronischem Stress an dieser Stelle zuerst Probleme entwickeln. Mehr zu diesem Thema siehe in ▶ Abschn. 1.11.

Gesundheitsrisiken

- **Muskeln**

Die Skelettmuskulatur wird bei Stress vorgespannt und der Körper ist auf Flucht oder Angriff optimal eingestellt. Kurzfristige muskuläre Reaktionen können sein: Fingertrommeln, Zittern, starre Mimik, Zähneknirschen, Fußwippen, Zucken, Spannungskopfschmerz, Rückenschmerzen. Langfristig verbraucht eine ständige Anspannung Energie. Man ermüdet rasch. Chronische Verspannungen sind eine weitere Folge. Durch einseitige Belastungen werden die in

Veränderungen bei Stress

1

den Muskeln liegenden Blutgefäße zusammengepresst. Dadurch wird die Blutzufuhr gedrosselt, es gelangen nur wenig Sauerstoff und Nährstoffe in die Muskeln, Abfallprodukte wie Kohlen- und Milchsäure werden nicht ausreichend abtransportiert. Das erzeugt Schmerzen. Die Schmerzen können sich verselbstständigen und später ohne direkte Auslöser auftreten. (Wagner-Link, 2011, S. 12) Soweit muss es nicht kommen, wenn man beispielsweise mit Ausdauersport oder mit Entspannungstraining die Muskulatur gezielt entspannt. Mehr dazu in ▶ Kap. 2.

subjektive Bewertung hat körperliche Folgen

Wie Stress auf das Nervensystem und damit auf den Körper wirkt, hängt nach Birbaumer und Schmidt (2010, S. 149) stärker von subjektiven Einschätzungen als von objektiven Situationsbedingungen ab. Entscheidend ist die Einschätzung, ob eine Situation bewältigt werden kann oder nicht. Wenn man sehr ängstlich oder sehr ärgerlich ist, unabhängig davon, ob das berechtigt ist oder nicht, hat das körperliche Folgen. Stress schädigt den Körper in der Regel erst nach längerer Zeit (Birbaumer & Schmidt, 2010, S. 150). Nach Birbaumer und Schmidt (2010, S. 151) reduziert eine aktive Stressbewältigung die körperlichen Reaktionen, während erfolglose Versuche der Stressbewältigung (Kontrollverlust) das Krankheitsrisiko erhöhen. Kontrollverlust führt zunächst zu Frustration und Reaktanz, bei fortdauerndem Kontrollverlust zu Angst und schließlich zum Aufgeben (Hautzinger & Prössel, 2017, S. 24). Besonders gesundheitsgefährdend sind demnach Stressoren, die man nicht verändern und denen man nicht ausweichen kann.

1.8 Was man tun kann – zwischen Aktivität und Passivität

Die körperliche Stressreaktion läuft bei Menschen in ähnlicher Weise ab. In den psychologischen Aspekten unterscheiden sich Menschen stärker – und damit auch in den konkreten Verhaltensreaktionen auf Stressoren. Welche Reaktionen sind grundsätzlich auf Stressoren möglich? Bei allen Differenzierungen im Detail kann man grob unterscheiden zwischen kontrollieren, tolerieren oder begrenzen.

Kontrollieren – Tolerieren – Begrenzen

Kontrollieren: Man zeigt eine aktive Reaktion auf einen Stressor, beispielsweise lernt noch mehr für eine Prüfung, bereitet eine Präsentation zu einem ungeliebten Thema besonders akribisch vor oder sucht aktiv das Gespräch mit einem Kollegen, der einen schneidet. Man bemüht sich aktiv darum, die Stresssituation zu verändern, was nicht bedeutet, dass man Veränderungsappelle nur an andere sendet, sondern auch, dass man nach möglichen Veränderungen bei sich selbst sucht.

Tolerieren: Man lässt einen Stressor zu und erhöht seine Frustrationstoleranz. Im Gegensatz zum Begrenzen hat man hier noch Hoffnung auf eine spätere Veränderung. Wenn man beispielsweise mit einem Kollegen nicht gut auskommt, der nur für eine Woche aushilft und dann wieder in seine eigentliche Abteilung zurückkehrt, muss man einen Konflikt nicht unbedingt ansprechen, sondern kann diese Woche mit etwas Frustrationstoleranz einfach durchstehen.

Begrenzen: Im Vergleich zum Tolerieren gibt man hier die Hoffnung auf, zumindest für einen längeren Zeitraum, dass sich etwas an den Stressoren ändern wird. Man erträgt dann einen Stressor passiv und nimmt ihn beispielsweise nicht mehr zur Kenntnis oder blendet ihn sogar aktiv aus. Wenn man mit einem einzigen Kollegen nicht gut auskommt, der auf Dauer in derselben Abteilung arbeitet, lässt man das auf sich beruhen, geht sich weitgehend aus dem Weg und konzentriert sich im Kontakt mit diesem Kollegen auf rein fachliche Themen. Entscheidend ist, dass die Wirkung eines Stressors begrenzt wird. Hier würde das bedeuten: Man geht dem einen unsympathischen Kollegen aus dem Weg, hält aber ansonsten guten Kontakt mit den anderen Kollegen und beteiligt beispielsweise sich nicht an einem möglichen Mobbing gegen den Kollegen, den man nicht mag, selbst wenn man die Gelegenheit dazu hätte.

- **Keine Medizin hilft bei allen Krankheiten**

Eine aktive Reaktion kann umschlagen in Aggressivität und Gereiztheit. Das kann sich darin ausdrücken, dass man dem Partner oder einem Kollegen gegenüber ärgerlich und kurz angebunden ist, ohne es wirklich zu wollen, und dass man bereits bei Kleinigkeiten gereizt reagiert. Eine passive Reaktion kann umschlagen in allgemeine Passivität und Hilflosigkeit. Wer nicht oder ständig erfolglos versucht, sich zu wehren, wird unter Selbstzweifeln, negativer Selbsteinschätzung und Traurigkeit leiden; im Extremfall entwickelt sich eine depressive Störung. Eine Abwehrreaktion kann in Realitätsverlust umschlagen. Missverhältnisse zwischen Realität und Wahrnehmung werden nicht mehr zur Kenntnis genommen.

es kommt darauf an

Eine Fluchtreaktion, die im Einzelfall auch mal hilfreich sein kann, könnte in generelle Ängstlichkeit umschlagen. Wer sich beispielsweise vor einer Präsentation fürchtet, sich krank meldet und auf diesem Weg die angstauslösende Präsentation meidet, muss sehr aufpassen, dass sich das nicht zur Gewohnheit entwickelt und die Angst vor Präsentationen immer

1

stärker wird. Wenn kurz vor einer wichtigen Präsentation das eigene Kind einen schweren Unfall hatte und man sich in einer psychischen Ausnahmesituation befindet, kann hingegen die Absage einer Präsentation sinnvoll sein. Es hängt von der jeweiligen Situation ab, welches Verhalten angemessen ist. Idealerweise kann man in Stresssituation aus einem breiten Verhaltensrepertoire das situativ passende Verhalten aussuchen, mal kontrollieren, mal tolerieren und mal im oben beschriebenen Sinne Stressoren begrenzen.

■ **Verhaltensänderungen unter Stress**

mögliche Folgen

Unter starkem Stress nehmen bei manchen Menschen Sprachprobleme zu. Bestehendes Stammeln, Stottern und stockendes Sprechen verstärken sich und können auch bei ansonsten nicht betroffenen Menschen vorkommen. Unter massivem Stress können selbst Menschen Wortfindungsstörungen entwickeln, die ansonsten frei und flüssig sprechen. Während solche Sprachprobleme vor allem in akuten Stresssituationen entstehen, gibt es auch Veränderungen, die sich eher bei chronischem Stress zeigen: Beispielsweise nimmt das Interesse ab, früher wichtige Kontakte werden vernachlässigt und selbst ein Treffen mit guten Freunden wird nur noch als weitere Belastung erlebt. Bei chronischem Stress steigt die Wahrscheinlichkeit von Abwesenheitszeiten am Arbeitsplatz, sei es, weil man tatsächlich häufiger krank wird oder weil man sich hin und wieder eine Auszeit genehmigt, um irgendwie mit den Belastungen noch klar zu kommen.

Alkohol – Nikotin – Medikamente

Viele Menschen konsumieren unter Stress mehr Alkohol, mehr Nikotin, mehr Koffein und nehmen mehr Medikamente ein, bis hin zum Alkohol- oder Medikamentenmissbrauch. Das mag kurzfristig Linderung verschaffen, auf lange Sicht werden die Probleme dadurch größer. Besonders riskant ist eine Störung des Schlafes – beispielsweise weil man nicht gut einschläft oder nicht durchschläft. Wer nicht gut schläft, geht erschöpft in den nächsten Tag. Kein Wunder, dass Menschen mit Schlafproblemen nicht so energiegeladen sind wie früher. Schlafprobleme sollten als ernstes Warnzeichen verstanden werden.

sich weiterentwickeln

Bei vielen Menschen beobachtet man, nicht bei allen, dass sie unter Stress die Schuld für Fehlentwicklungen nur noch bei anderen Menschen suchen und jegliche eigene Anteile vehement abstreiten. Das hilft natürlich nicht, weil man dann eigene Anteile nicht erkennt und letztlich mit verschiedenen Menschen immer wieder in dieselben Probleme oder Konflikte hineinläuft. Da man unter starkem Stress Informationen ohnehin nicht so präzise verarbeitet wie sonst, wird die Situationseinschätzung immer fehlerhafter und man verbaut sich zunehmend die Möglichkeiten, ein Problem lösen zu können. Probleme werden dann nur noch oberflächlich weggeregelt, aber nicht mehr gelöst. Solche schlechten Notlösungen führen meist zu Folgeproblemen, wodurch der Stress weiter zunimmt. Je länger und je kontinuierlicher starker Stress einwirkt, desto einschneidender sind die Folgen.

1.9 Der eigene Anteil – Persönlichkeit, Werte, Motive, Einstellungen

Die eigenen Anteile eines Menschen an erlebtem Stress können auf dessen Persönlichkeit, auf dessen Werte, Motive oder Einstellungen zurückgehen. Nachfolgend wird im Schwerpunkt auf die Persönlichkeit eingegangen, weil diese nur schwer zu ändern ist und man sich mit seiner Persönlichkeitsausprägung auseinandersetzen sollte, wenn man immer wieder in vergleichbare Stresssituationen gerät, beispielsweise wenn man mit verschiedenen Kollegen in verschiedenen Abteilungen vergleichbare Probleme hat oder wenn man in verschiedenen Beziehungen immer auf ähnliche Weise unangemessen reagiert. In einer ersten entlastenden Idee könnte man natürlich denken, alle anderen Menschen seien komisch. Nur sehr wahrscheinlich ist das nicht und besonders hilfreich ist eine solche Haltung auch nicht. Das folgende Beispiel zeigt, wie schwer man es sich selbst machen kann.

Muster erkennen

▶ Beispiel: Neue Wohnung

Herr Heller zieht um. Gerade fährt der Möbel-Lkw vor die neue Doppelhaushälfte, in die Heller einzieht, als seine neuen Nachbarn freudestrahlend aus der Nachbardoppelhaushälfte auf ihn zugehen. Sie wollen Brot und Salz übergeben sowie einen guten Start wünschen. Herr Heller erkennt das aus den Augenwinkeln und verdrückt sich direkt zum Möbel-Lkw. Dort bespricht er so lange unwesentliche Details mit den Möbelpackern und ignoriert die neuen Nachbarn so eindeutig, bis die Nachbarn enttäuscht abziehen. Herr Heller mag keine Überraschungen und auf neue Menschen muss er sich erst innerlich einstellen. Er hat Angst, falsch zu reagieren und vermeidet daher solche Kontakte, wenn das irgendwie geht – sozial ist Herr Heller eher unsicher. Das ist nicht nur bei neuen Nachbarn so, sondern auch bei neuen Kollegen auf der Arbeit. Mit seinem Verhalten wirkt Herr Heller auf seine Umwelt ein. So werden die neuen Nachbarn in nächster Zeit keinen Versuch mehr unternehmen, auf

1

Herrn Heller zuzugehen und vermutlich hat es sich schon in der Nachbarschaft herumgesprochen, dass *der Neue* komisch ist. Es wäre so leicht gewesen, einfach die neuen Nachbarn anstrahlen, sich für Brot und Salz bedanken und am nächsten Tag eine Flasche Wein oder eine Tafel Schokolade rüberbringen und sich etwas besser kennenlernen. Eigentlich wollten die neuen Nachbarn auch beim Umzug helfen, das haben sie dann aber vorsichtshalber gelassen. Das war eine verpasste Chance, sich ein gutes soziales Umfeld aufzubauen. Wenn Herr Heller wirklich einmal Hilfe brauchen sollte, wie würden die Reaktionen der Nachbarn wohl ausfallen? Schwer zu sagen. Zudem ist fraglich, ob Herr Heller seine Nachbarn überhaupt um Hilfe bitten würde, selbst wenn er dringend Hilfe benötigen würde. ◄

YouTube

Wie kommt es, dass Herr Heller sich derart schwertut: Bei neuen Nachbarn, bei neuen Kollegen und in vielen ähnlichen Situationen, in denen man eigentlich nur halbwegs freundlich sein müsste und es würde laufen? Es könnte, neben anderen Möglichkeiten, an der Persönlichkeit von Herrn Heller liegen. In der Psychologie hat sich ein Modell inzwischen weitgehend durchgesetzt, das Fünf-Faktoren-Modell der Persönlichkeit. Für eine ausführliche Beschreibung siehe Litzcke und Heber (2017) und für einen raschen Überblick YouTube. Auf YouTube einfach eingeben: *Hochschule Hannover* und *Playlist Persönlichkeit,* dann finden Sie sechs kurze Videos, je etwa 5 min lang, zum Fünf-Faktoren-Modell der Persönlichkeit. Die Videos ersetzen die ausführliche Beschreibung von Litzcke und Heber (2017) nicht, sind aber ein erster Einstieg in das Thema. Nachfolgend wird das Fünf-Faktoren-Modell der Persönlichkeit insoweit vorgestellt, wie es beim Verständnis von Stress hilft.

■ **Das Fünf-Faktoren-Modell der Persönlichkeit**

30 Facetten

Im Fünf-Faktoren-Modell der Persönlichkeit beschreibt man mit 5 Dimensionen, die aus jeweils 6 Facetten bestehen (insgesamt 30 Facetten), die Persönlichkeit von Menschen. Das Modell hat sich gegen konkurrierende Modelle durchgesetzt und gilt als Standardmodell der Persönlichkeitspsychologie.

> ┌─ **Definition: Persönlichkeit** ─────────────
> Persönlichkeit sind die individuellen Besonderheiten und Regelmäßigkeiten des Verhaltens und Erlebens (Neyer & Asendorpf, 2018, S. 2) von Menschen. In der Persönlichkeitspsychologie stehen die Unterschiede zwischen Menschen im Vordergrund.

Bei der Entwicklung des Fünf-Faktoren-Modells der Persönlichkeit ging man von der Annahme aus, dass alle Aspekte von Verhalten und Erleben, die wichtig sind, Eingang in die menschliche Sprache gefunden haben. Entsprechend begann man damit, eigenschaftsbeschreibende Worte zu vergleichen und nach Ähnlichkeit zu sortieren. Das klingt einfacher, als ist es und es verging einige Zeit, bis man sich (weitgehend) einig war, mit welchen *Dimensionen* und *Facetten* man Menschen sowohl präzise wie möglichst sparsam beschreiben kann. Ideal ist ein Modell, das möglichst umfassend die Unterschiede von Menschen beschreibt und das dabei mit einer überschaubaren Zahl von Dimensionen und Facetten auskommt. Man käme nicht sehr weit, würden man Menschen auf 500 Facetten beschreiben oder noch extremer für jeden Menschen eine eigene Facette einführen. Nach dem Fünf-Faktoren-Modell der Persönlichkeit lässt sich die Persönlichkeit von Menschen auf den folgenden Dimensionen (erste Ebene) beschreiben:

> **Übersicht**

- emotionale Labilität – emotionale Stabilität
- Introversion – Extraversion
- geringe Verträglichkeit – hohe Verträglichkeit
- geringe Gewissenhaftigkeit – hohe Gewissenhaftigkeit
- geringe Offenheit für Erfahrungen – hohe Offenheit für Erfahrungen

Diese fünf Dimensionen sind Konstrukte, man muss sie aus dem Verhalten von Menschen erschließen und kann sie nicht einfach messen wie die Länge eines Schreibtisches. Mit dem Modell deckt man den Normalbereich von Persönlichkeit ab. Persönlichkeitsstörungen im Sinne einer psychischen Störung werden mit dem Modell nicht erfasst. Viele andere Konstrukte, wie beispielsweise *Resilienz,* können mit dem Fünf-Faktoren-Modell abgedeckt werden und bringen daher keinen substanziellen zusätzlichen Erkenntnisgewinn.

> **Konstrukte**

Definition: Resilienz

Nach Hoffmann (2016, S. 19) ist Resilienz eine Art psychischer Anpassungsfähigkeit, auch schwierige Lebenssituationen zu bewältigen und im besten Fall sogar zur Weiterentwicklung zu nutzen. Martens und Begus (2016, S. 24) definieren Resilienz als psychische Widerstandskraft, die sich darin zeigt, auf belastende Ereignisse angemessen zu reagieren und ohne psychische Folgeschäden zu bewältigen.

Die Diskussion, zu welchen Teilen Resilienz lernbar ist (Fähigkeit) oder nur bedingt lernbar ist (Persönlichkeit),

> **Fähigkeit oder Persönlichkeit**

1

der Teufel liegt im Detail

5-Faktoren-Modell

Risiko Umgangssprache

bringt für den Alltag wenig. Unverkennbar ist jedoch eine Nähe von Resilienz zu emotionaler Stabilität (Fichte, 2017; Schulz, 2016). Daher wird hier auf Resilienz nicht vertieft eingegangen. Stattdessen wird das umfassendere Konstrukt *emotionale Stabilität* verwendet. Für Details zum Konstrukt *Resilienz* siehe beispielsweise die Arbeit von Cirkel und Seibold (in Vorbereitung).

Unterhalb der Dimensionen sind die Facetten (zweite Ebene) angesiedelt. Innerhalb jeder Dimension gibt es jeweils 6 Facetten. Die Ebene der Facetten ist nicht so umfangreich erforscht und letztlich auch noch nicht so abgesichert wie die Ebene der Dimensionen. Das liegt auch daran, dass die Fragebögen, mit denen man die Facetten misst, sehr umfangreich sind und daher wegen des Zeitaufwandes für die Antwortenden nur selten eingesetzt werden. Die Facetten einer Dimension können unterschiedlich ausfallen, so kann beispielsweise ein Mittelwert auf einer Dimension dadurch zustande kommen, dass alle sechs Facetten mittel ausgeprägt sind oder dadurch, dass je drei Facetten hoch und je drei Facetten niedrig ausgeprägt sind. Deshalb sind Dimensionsmittelwerte nur eingeschränkt hilfreich, man übersieht einfach zu viele Unterschiede auf der Ebene der Facetten. In der folgenden ◘ Tab. 1.5 werden die Dimensionen und Facetten des Fünf-Faktoren-Modells der Persönlichkeit vorgestellt und anschließend kurz erläutert. In der Tabelle wird aus Gründen der Übersichtlichkeit jeweils nur ein Ende jeder Dimension und nur eine Kurzbezeichnung jeder Facette dargestellt. Die erste Dimension reicht beispielsweise von geringer emotionaler Stabilität (emotionale Labilität, Neurotizismus) bis zu hoher emotionaler Stabilität – in ◘ Tab. 1.5 steht nur *Emotionale Stabilität*. Die Facetten reichen ebenfalls von geringer bis zu hoher Ausprägung, beispielsweise von geringer bis zu hoher *Ängstlichkeit* – in ◘ Tab. 1.5 steht nur *Ängstlichkeit*.

Man sollte sich hüten, die Facetten vorschnell zu interpretieren. Nicht immer entspricht der jeweilige Fachbegriff der umgangssprachlichen Verwendung. Wer sich für Details interessiert, findet bei Lord (2007) eine umfassende Darstellung der Facetten. Besonders wichtig für das Stresserleben ist die Dimension *Emotionale Labilität – Emotionale Stabilität* mit den Facetten *Ängstlichkeit, Reizbarkeit, Depression, Soziale Befangenheit, Impulsivität, Verletzlichkeit.* Ängstliche Menschen ängstigen sich beispielsweise bereits im Vorfeld eines Ereignisses und damit steigt der erlebte Stress bereits an, ohne dass schon etwas passiert wäre. Soziale Befangenheit bedeutet, dass man sich im Umgang mit anderen Menschen nicht sehr wohl fühlt und solche Situationen meidet. Dadurch fällt es sozial befangenen Menschen

■ **Tab. 1.5** Die 5 Dimensionen (fett) und 30 Facetten des 5-Faktoren-Modells der Persönlichkeit (Ostendorf & Angleitner, 2004, S. 11)

Emotionale Stabilität	Extraversion	Verträglichkeit	Gewissenhaftigkeit	Offenheit für Erfahrungen
Ängstlichkeit	Herzlichkeit	Vertrauen	Kompetenz	Fantasie
Reizbarkeit	Geselligkeit	Freimütigkeit	Ordnungsliebe	Ästhetik
Depression	Durchsetzungsfähigkeit	Altruismus	Pflichtbewusstsein	Gefühle
Soziale Befangenheit	Aktivität	Entgegen-Kommen	Leistungsstreben	Handlungen
Impulsivität	Erlebnishunger	Bescheidenheit	Selbstdisziplin	Ideen
Verletzlichkeit	Frohsinn	Großherzigkeit	Besonnenheit	Werte/Normen

1

schwer, positive Sozialbeziehungen aufbauen, die bei der Bewältigung von Stress helfen könnten. Letztlich erhöht emotionale Labilität die Wahrscheinlichkeit schon bei Stressoren, die für andere Menschen noch nicht belastend sind,
Stress zu erleben, wodurch das Risiko steigt, schon durch
mittlere Anforderungen an die eigenen Grenzen zu stoßen.
Zwar ist die Persönlichkeit eines Menschen nur schwer än-
derbar, aber man kann lernen, mit der eigenen Persönlichkeit klug umzugehen, wofür man sich allerdings anstrengen
muss. Ein emotional sehr instabiler Mensch kann beispielsweise die Stressdosis steuern, sollte sich also nicht mehreren
Stressoren zugleich aussetzen. Wie Matthews et al. (2003)
zeigen, ist die emotionale Labilität bei Menschen mit Mehr-
facherkrankungen höher als bei gesunden Menschen oder
bei Menschen mit nur einer Erkrankung. Emotionale Labilität ist ein Risikofaktor für spätere Erkrankungen. Die
Metaanalyse von Alarcon et al. (2009) belegt systematische
Zusammenhänge zwischen Persönlichkeitsfacetten und
Burn-out. Auch die individuellen Ausprägungen auf anderen
Dimensionen und Facetten, außer emotionaler Labilität,
können das Wohlbefinden beeinflussen. Während eine hohe,
aber nicht extreme Gewissenhaftigkeit beispielsweise viele
Vorteile im Alltag hat, kann extreme Gewissenhaftigkeit das
Wohlbefinden beeinträchtigen (Carter et al., 2016, S. 515).

sich selbst kennen

Es lohnt sich somit, die Ausprägungen auf den eigenen Facetten zu kennen. Wer sich für das Thema interessiert, sollte ein Seminar besuchen oder sich persönlich beraten lassen. Alleine, quasi im Selbstversuch, begeht man
erfahrungsgemäß zu viele Fehler, weil es sich um viele verschiedene Konstrukte handelt und die Unterschiede zwischen Alltagsbedeutung eines Begriffs und fachwissenschaftlicher Bedeutung nicht immer leicht zu erkennen sind.
Beispielsweise wird die Facette *Geselligkeit* oft mit der gesamten Dimension *Extraversion* verwechselt. In der Alltagssprache wird unter *Extraversion* oft *Geselligkeit* verstanden, also sich gern mit vielen anderen Menschen treffen. Tatsächlich besteht *Extraversion* aus sechs Facetten und
ist im fachwissenschaftlichen Sinne deutlich breiter zu verstehen als in der Alltagssprache. Hinzu kommt, dass die Dimensionen und Facetten insgesamt die Persönlichkeit eines
Menschen ausmachen, man kann also nicht einfach einzelne
Facetten herausgreifen und erwarten, damit die Persönlichkeit eines Menschen angemessen beschreiben zu können.

▪ **Kombination von Dimensionen und Facetten – es wird
komplex**

Offenheit – emotionale
Stabilität

Beispielsweise mögen Menschen, die sowohl eine hohe *Offenheit für Erfahrungen* wie auch eine hohe *emotionale*

Stabilität besitzen, Veränderungen und mitunter langweilen sich solche Menschen, wenn sie in Routinen gefangen sind. Während andere Menschen Routinen sehr mögen. Die Persönlichkeit eines Menschen bestimmt mit darüber, wie Situationen erlebt und bewertet werden.

> ▶ Beispiel: Herzlich, aber nicht gesellig und wenig offen

Wenn ein Mensch beispielsweise sehr *herzlich*, aber nicht gesellig ist (Facetten der Extraversion) und eine geringe *Offenheit für Erfahrungen* hat, wird ein solcher Mensch einen festen Freundeskreis pflegen, möglichst schon aus der Schul- oder Studienzeit. Mit dem Gewinnen neuer Freunde oder der Pflege von Bekanntschaften tut sich ein solcher Mensch, nennen wir ihn Herbert, schwer. Das ist übrigens kein Problem, wenn Herbert mit seinen engen alten Freunden regelmäßig in Kontakt steht. Erst wenn ein beruflich bedingter Umzug in eine andere Stadt ansteht, die alten Freunde zurückbleiben und eine Fahrt in die alte Heimat nicht jedes Wochenende möglich ist, könnte das für Herbert zum Problem werden. ◀

Herzlichkeit – Geselligkeit

Das Beispiel zeigt: Eine spezifische Kombination von Facetten und Dimensionen, die letztlich die Persönlichkeit eines Menschen ausmacht, ist nicht für sich genommen von Vorteil oder von Nachteil. Sondern die jeweiligen Situationen, in denen sich ein Mensch bewegt, entscheiden mit, ob eine spezifische Persönlichkeit von Vorteil oder von Nachteil in der Bewältigung einer Situation ist. Angenommen Herbert macht in der neuen die Stadt die Erfahrung, dass er sich alleine nicht wohl fühlt, die alten Freunde fehlen sehr, er sich aber nicht überwinden kann, in einen Verein einzutreten oder Kollegen anzusprechen, mal etwas gemeinsam zu unternehmen. Dann könnte es passieren, dass Herbert trotz des tollen neuen Jobs wieder in die alte Heimat zurückzieht – und dafür auch Abstriche beim Beruf macht. Wenn dann in zwei Jahren ein neues tolles Jobangebot winkt, wird das Herbert vermutlich gar nicht erst in Erwägung ziehen, wegen der letzten Negativerfahrung, das nennt man dann Interaktion, also Wechselwirkung zwischen Person und Situation. Klar, Herbert könnte wieder umziehen und wenn er sich sehr anstrengen würde, könnte er auch neue Freude finden. Insofern ist man seiner Persönlichkeit nicht hilflos ausgeliefert. Aber das müsste Herbert schon wirklich wollen und er müsste bereit sein, seine Komfortzone zu verlassen. Viele Menschen trauen sich das nicht oder wollen das nicht und daher wirkt die Persönlichkeit im Alltag stark auf Verhalten ein und limitiert das Verhalten von Menschen in gewisser Weise.

Persönlichkeit hat eine starke Wirkung

Lord (2007, S. 18) nennt exemplarisch einige Verhaltensbereiche, die durch eine Kombination von zwei Dimensionen

alle Facetten wirken zusammen

1

stark beeinflusst werden. Natürlich kann man Rad noch weiter drehen und alle Dimensionen und viele Facetten einbeziehen. Das wird dann allerdings ein Thema für ein eigenes Buch. Zurück zu der Kombination von zwei Dimensionen: Wer beispielsweise extravertiert und emotional stabil ist, fühlt sich häufig wohl in seiner Haut – ein solcher Mensch ist oft zufrieden. Wenn jemand sehr gewissenhaft und sehr emotional stabil ist, haben negative Emotionen nur einen geringen Einfluss auf die Zielerreichung, zumindest einen deutlich geringeren Einfluss als bei Menschen mit geringer Gewissenhaftigkeit und geringer emotionaler Stabilität.

> ▶ **Beispiel: Tod und Prüfung**
>
> Steffen ist 25 Jahre alt und steht kurz dem Abschluss seines Studiums, es fehlt nur noch die Abschlussarbeit. Genau in der Zeit stirbt seine Mutter, an der Steffen sehr hängt, durch einen Autounfall. Steffen ist traurig und braucht einige Zeit, sich zu berappeln. Danach fängt er an, die Abschlussarbeiten zu schreiben und gibt fristgerecht ab. ◀

traurig, aber arbeitsfähig

Steffen musste sich an manchen Tagen zum Arbeiten zwingen, aber das hat er getan. Dabei hat ihm geholfen, dass er grundsätzlich emotional stabil ist und auch, dass er sehr gewissenhaft ist. Andere Menschen hätten die Abschlussarbeit verschoben und eine Verlängerung der Bearbeitungszeit beantragt. Manche hätten vielleicht das Studium nicht abgeschlossen. Die Persönlichkeit schützt nicht vor allen Widrigkeiten, auch Steffen war sehr traurig und niedergeschlagen, aber er hat sich vergleichsweise schnell erholt und die Abschlussarbeit dennoch geschrieben und fristgerecht abgegeben.

- **Starke Situationen – schwache Situationen**

Persönlichkeit erkennt man in schwachen Situationen

In starken Situationen sind die sinnvollen Verhaltensmöglichkeiten so sehr eingeengt, dass sich fast alle Menschen gleich verhalten. Beispielsweise stellen sich alle Menschen in die Kontrollschlangen im Flughafen an. Man kann in solchen Situationen kein abweichendes Verhalten zeigen, ohne dass es gravierende negative Folgen hätte. Daher lässt sich aus dem Verhalten in starken Situationen nicht auf die Persönlichkeit eines Menschen schließen. Hilfreicher sind schwache Situationen, also Situationen, in denen viele verschiedene Verhaltensweisen möglich sind, beispielsweise bei einer Feier, auf der man noch keinen anderen Menschen kennt und zu der man alleine gekommen ist. Man kann andere Menschen ansprechen, sich selbst ansprechen lassen (freundlich lächeln hilft), mürrisch in sein Glas blicken (dann kommt niemand) oder andere Dinge tun. Wenn man einen Menschen in verschiedenen schwachen Situationen beobachtet, kann man mit der Zeit begründete Vermutungen über dessen Persönlichkeit anstellen, reichen wird das jedoch nicht. Entweder muss man jemanden sehr lange kennen, also sehr viele verschiedene Situationen mit diesem Menschen erlebt haben oder man muss einen Persönlichkeitstest machen. Der ausführlichste deutschsprachige Test zum Fünf-Faktoren-Modell ist der *NEO-PI-R* von Ostendorf und Angleitner (2004), der aus 240 Fragen besteht und mit dem auch die Facetten gemessen werden.

- **Was man tun kann**

Viele Menschen wollen sich gar nicht ändern, sondern sind der Ansicht, dass die Welt perfekt sein könnte, wenn die anderen nicht so ineffizient oder so seltsam wären. Eine solche dysfunktionale Einstellung könnte man ändern, dazu mehr im nächsten Kapitel (▸ Abschn. 2.8), aber was tut man, wenn man emotional instabil ist und das zwar ändern möchte, aber nicht wirklich kann. Zwar kann man die eigene Persönlichkeit nicht ändern, aber man gezielt bestimmte Situationen aufsuchen und gezielt bestimmte Situationen meiden, beispielsweise Situationen mit Mehrfachbelastungen. Wer emotional nicht sehr stabil ist, sollte sich auf der einen Seite nicht in eine Art Schonhaltung zurückziehen und auf der anderen Seite außerordentliche belastende Konstellationen meiden. Wer sich beispielsweise auf eine besonders wichtige Präsentation vorbereiten muss, was einen Menschen mit einer starken sozialen Befangenheit sehr belasten kann, sollte das als Herausforderung annehmen, sich also genügend Zeit für die Vorbereitung lassen und die Präsentation vor Freunden üben: Mit anderen Worten: Sich dem Problem also stellen und zugleich mit einer klugen Wahl der Rahmenbedingungen (Zeit, Freunde, Übung) dafür sorgen, dass die Präsentation tatsächlich ein Erfolg werden kann. Auch wenn sich die Persönlichkeit im engeren Sinne durch eine erfolgreiche Präsentation nicht verändert, so hat man doch Einfluss auf ein anderes wichtiges Konstrukt – auf das *Selbstwertgefühl*. Wenn man trotz starker sozialer Befangenheit wegen guter Vorbereitung eine erfolgreiche Präsentation gehalten hat, keinen einen das stolz machen und dann man traut sich bei der nächsten Präsentation etwas mehr zu. Auf diese Art und Weise kann man Schritt für Schritt sein Verhalten ändern.

Einstellungsänderung statt Persönlichkeitsänderung

1

Person ist mehr als
Persönlichkeit

Ursachenzuschreibung

■   **Selbstwertgefühl – sich etwas zutrauen**

Neben der Persönlichkeit spielt das *Selbstwertgefühl* eine
wichtige Rolle für das Stresserleben. Ein negativer Selbstwert
führt langfristig oft zu psychischen Problemen. Die Qualität des Selbstwertgefühls hängt davon ab, wie Menschen eigene Handlungen und die hieraus resultierenden Folgen erklären. Das gilt vor allem für die Bewertung von Ereignissen, die einem Menschen besonders wichtig sind. Menschen
mit starkem Selbstwertgefühl sind meist sogenannte Erfolgserwarter. Erfolgserwarter unterscheiden sich in der Suche
nach Ursachen deutlich von den sogenannten Misserfolgserwartern. Eigene und fremde Handlungen sowie Handlungsfolgen können im Leistungskontext im Groben auf vier Ursachen zurückgeführt werden: *Begabung, Anstrengung, Aufgabenschwierigkeit* und *Zufall.* In ◘ Tab. 1.6 werden diese
Ursachen anhand zweier Dimensionen geordnet:

Begabung und *Anstrengung* sind Merkmale der Person,
sogenannte internale, in einer Person liegende Faktoren. Begabung ist über die Zeit stabil, während die Anstrengung
von Situation zu Situation variieren kann. In der Person liegend bedeutet also nicht, wie bei der Persönlichkeit, dass man
kaum etwas verändern kann. *Aufgabenschwierigkeit* und *Zufall* (Glück/Pech) hängen von der Situation ab, von sogenannten externalen, in einer Situation liegenden Faktoren. Die
Schwierigkeit einer Aufgabe bleibt stabil, Zufallsfaktoren sind
variabel. Angenommen, man ist durch eine Prüfung gefallen
oder hat eine wichtige Präsentation in den Sand gesetzt, so
hat man vier Möglichkeiten, den Misserfolg zu erklären:

- Begabung: Mir fehlen wichtige Fähigkeiten, ich war überfordert. Anderen Menschen hätten das vermutlich geschafft. Ich werde auch die nächste Aufgabe nicht schaffen.
- Aufgabenschwierigkeit: Die Aufgaben waren in der kurzen Zeit einfach nicht zu schaffen. Andere Menschen hätten das auch nicht geschafft. Das ist kein Grund, sich Vorwürfe zu machen.
- Anstrengung: Ich habe mich nicht genug angestrengt. Das
  Thema hat mich nicht interessiert. Wenn ich das ändere,
  wird es das nächste Mal viel besser werden.

◘ **Tab. 1.6**   Ursachenzuschreibung von Erfolgserwartern und Misserfolgserwartern

	In der Person liegend	**In der Situation liegend**
Stabilität	Begabung	Aufgabenschwierigkeit
Variabilität	Anstrengung	Zufall

▬ Zufall: Ich hatte einfach Pech. Das hätte mit etwas Glück auch gut ausgehen können. Nächstes wird das bestimmt besser laufen.

Je nachdem, zu welcher Erklärung man nach einem Misserfolg oder auch nach einem Erfolg tendiert, hat das unterschiedliche Folgen für das Selbstwertgefühl/Selbstbewusstseinund für den Umgang mit künftigen Herausforderungen. Wenn man beispielsweise eine wichtige Leistung nicht erbringt und man das internal (in der Person liegend), stabil (fehlende Begabung) und möglicherweise sogar noch global (gilt auch für alle anderen Leistungssituationen) interpretiert, untergräbt eine solche Interpretation das eigene Selbstwertgefühl. Das erhöht unter ungünstigen Bedingungen sogar das Risiko, eine depressive Störung zu entwickeln, siehe hierzu Hautzinger und Prössel (2017, S. 25–26).

■ **Erfolgserwarter**

Die Art der Misserfolgs- oder Erfolgszuschreibungen nach wichtigen Ereignissen beeinflusst das Selbstbewusstsein. Erfolgserwarter gehen mit Handlungsfolgen tendenziell so um: Erfolge werden der eigenen Leistungsfähigkeit zugeschrieben. Misserfolge werden auf mangelnde Anstrengung, mitunter auf schwierige Aufgaben geschoben. Keinesfalls werden Misserfolge auf mangelnde eigene Begabung zurückgeführt. Damit verringern Misserfolge das Selbstwertgefühl von Erfolgserwartern nicht langfristig. Und Erfolge machen Erfolgserwarter noch sicherer: Der Erfolg beruht schließlich auf der eigenen Leistung. Misserfolge überwinden Erfolgserwarter leicht oder sehen sich nicht dafür verantwortlich. Damit haben Erfolgserwarter eine sehr praktische Grundausstattung: Unabhängig davon, ob Erfolg oder Misserfolg eintritt, bleibt deren Selbstwertgefühl hoch. Das gilt jedoch nur bis zu einer bestimmten Grenze. Bei dauerhaftem Misserfolg knickt irgendwann auch ein Erfolgserwarter ein. Und auf der anderen Seite sollte Erfolgserwartung nicht in eine Selbstüberschätzung münden. Tatsächliche eigene Fehler sollte man schon deshalb erkennen, weil man sich nur auf diese Art und Weise verbessern kann.

praktische Grundausstattung

■ **Misserfolgserwarter**

Misserfolgserwarter erklären Handlungsfolgen nach einem grundlegend anderen Muster: Für Erfolge wird der Zufall verantwortlich gemacht (Glück gehabt!). Misserfolge werden mangelnder Begabung zugeschrieben. Dadurch bestätigen Misserfolgserwarter durch eigene Zuschreibungen ihre negative Selbsteinschätzung. Über Erfolge können

sich selbst ein Bein stellen

1

sich Misserfolgserwarter nicht wirklich freuen, Misserfolge bestätigen die eigene Unzulänglichkeit, wodurch ein Teufelskreis in Gang gesetzt wird (Hansch, 2021, S. 9, 20–21, 50–52). Für die Zukunft rechnen Misserfolgserwarter mit weiteren Misserfolgen (□ Abb. 1.2). Das Vertrauen von Misserfolgserwartern in die eigene Leistungsfähigkeit ist gering. Aus diesen Gründen führt mangelndes Selbstwertgefühl häufig zu Stressanfälligkeit. Situationen, die Erfolgserwarter gelassen oder freudig angehen, lösen bei Misserfolgserwartern Angst und damit eine Stressreaktion aus. Wood et al. (2005) zeigen, dass Menschen mit geringer Selbstachtung von Erfolg nicht profitieren. Das ist wenig überraschend, weil Misserfolgserwarter Erfolge nicht sich selbst zuschreiben, sondern dem Zufall (Glück gehabt!). Das ist schade, weil sich Misserfolgserarter damit um die Früchte eigener Erfolge bringen.

sich selbst erfüllende Prophezeiung

Angenommen, zwei Menschen – ein Erfolgs- und ein Misserfolgserwarter – starten mit einem mittleren Selbstwertgefühl in das Berufsleben. Beide haben Erfolg und Misserfolg im Wechsel – wie in □ Abb. 1.2 beschrieben. Bei dem Erfolgserwarter steigt das Selbstwertgefühl mit jedem Erfolg, bei einem Misserfolg bleibt es stabil. Mit der Zeit wächst so sein Selbstwertgefühl. Bei dem zweiten

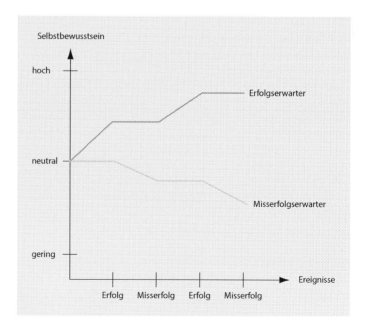

□ **Abb. 1.2** Erfolgserwarter und Misserfolgserwarter: Dieselben Erfahrungen haben bei Erfolgserwartern andere Konsequenzen als bei Misserfolgserwartern

Menschen, einem Misserfolgserwarter, bleibt das Selbstwertgefühl bei Erfolg stabil, bei einem Misserfolg sinkt es. Allmählich nimmt das Selbstwertgefühl ab. Auch wenn das in ◧ Abb. 1.2 sehr zugespitzt dargestellt ist: Unter vergleichbaren Bedingungen wächst bei Erfolgserwartern das Selbstwertgefühl, während es bei Misserfolgserwartern sinkt. Das hat Folgen für die Entwicklung der Selbstwirksamkeitserwartung, also für das Vertrauen in die eigenen Fähigkeiten, auch schwierige Handlungen in Gang setzen und zu Ende führen zu können. Wer sich nichts zutraut, wird gar nicht erst versuchen, ein Problem zu lösen oder eine Situation zu verändern. Damit bestätigt ein solcher Mensch in gewisser Weise durch Nichthandeln die eigenen Befürchtungen – man spricht auch von einer *sich selbst erfüllenden Prophezeiung*. Es liegt nicht nur am Verhältnis der Situationen, in denen man Erfolg oder Misserfolg hatte, sondern auch daran, wie man Erfolge und Misserfolge bewertet – und das liegt in der Person eines Menschen.

▪ Realismus

Selbst die sonnigsten Erfolgserwarter können nicht alle Ziele erreichen. Ein ungeschickter Umgang mit eigenen Zielen, oder etwas breiter gefasst mit den eigenen Erwartungen und Wünschen, kann Stress auslösen. Wenn Fähigkeiten und Anforderungen so weit auseinanderklaffen, dass ein Mensch bei realistischer Betrachtung einer Herausforderung objektiv nicht gewachsen sein kann, sollte man das offen aussprechen und entweder die Anforderungen reduzieren oder die Fähigkeiten erweitern. Ansonsten verursacht das Anstreben eines unrealistischen Ziels oder das dauerhafte Vorbeileben an eigenen Wünschen und Bedürfnissen chronischen Stress. Wenn man einem Durchschnittsbürger beispielsweise 1 Mio. EUR versprechen würde, wenn er 100 m unter 10 s liefe, hätte das keinen Effekt auf dessen Motivation. Der Durchschnittsbürger weiß, egal wie hart und wie lange er trainiert, das Ziel bliebe unerreichbar. So einfach, wie man das hier erkennt, ist es im Alltag leider nicht immer. Wer beispielsweise Informatik studieren möchte, weil die Berufsaussichten gut sind, aber kein Interesse und sehr wenig Begabung für Mathematik hat, wird in der Regel scheitern. Auch in der Partnersuche gibt es immer wieder Menschen, die einen perfekten Partner suchen und deshalb mit niemandem zufrieden sind, die oder der nicht perfekt ist. Hilfreicher als einer Illusion hinterherzulaufen, wäre es zu definieren, was in der Partnerschaft unverzichtbar ist, anzuerkennen, wo man eigenen Schwächen hat und einen tollen Partner zu finden (statt einen perfekten). Nur man muss es auch wollen und sich von unrealistischen Vorstellungen lösen.

die Welt akzeptieren, wie sie ist

1

- **Persönlichkeitspsychologie**

In diesem Abschnitt wurden zwei mit der Person direkt verbunden Konstruktklassen exemplarisch diskutiert, die das Stresserleben beeinflussen könnten: Die *Persönlichkeit* und das *Selbstwertgefühl.* Weiter Aspekte der Personen können eine Rolle spielen (Hofer et al., 2008, S. 512), beispielsweise *Motive* oder *Werte,* was an dieser Stelle jedoch zu weit weg vom Thema Stress führen würde. Ein sehr gutes Buch zur Einführung in die Persönlichkeitspsychologie sei an dieser Stelle noch empfohlen: Neyer und Asendorpf (2018). Es handelt sich um ein Fachbuch, dass eine gewisse Anstrengungsbereitschaft bei der Lektüre voraussetzt, dafür aber einen umfassenden Überblick über die Persönlichkeitspsychologie bietet. Im Vergleich zur *Persönlichkeit* und zum *Selbstwertgefühl* haben soziodemographische Variablen übrigens einen geringen Einfluss. Beispielsweise stellten Rauschenbach et al. (2013, S. 791–192) keinen Zusammenhang zwischen Alter und arbeitsbedingtem Stress fest.

1.10 Daueranspannung – aus der Balance geraten

Positivfolgen

Zurück zum Thema Stress: Stress kann beflügeln und uns voranbringen – nicht nur in Ausnahmesituationen. Bei aller Warnung vor chronischem Stress sollte man mögliche positive Folgen von Stress nicht übersehen. Beispielsweise ermöglicht Stress schnelle Entscheidungen und schnelle Handlungen. In Gefahrensituationen ist die Fähigkeit zu schnellem Handeln oft hilfreich, in vielen alltäglichen Situationen eher nicht. Stress mobilisiert zudem die letzten Kraftreserven. Das ist gut, wenn das nötig ist, also die letzte Kraftreserve tatsächlich hilft, einen Stressor zu meistern. Wenn das zur Regel wird, quasi permanent die letzte Kraftsreserve mobilisiert werden muss, ist das ein Gesundheitsrisiko. In gewisser Weise kann aber Stress auch vor Überlastung schützen, weil Stress zu Ermüdung führt. Folgt man dem Signal *Müdigkeit,* legt man nach einer Stressphase eine Pause ein, erholt man sich und verhindert eine Überlastung. Wer sich also nach besonderer Anstrengung ausruht, macht es richtig. Nicht hilfreich ist es, direkt nach einer Belastung sofort in die nächste Aufgabe hineinzuspringen. Entscheidend ist es, auf ein Gleichgewicht zwischen Spannung (Belastung) und Entspannung (Ausruhen) zu achten. Und schließlich, das wird mitunter übersehen, kann Stress Lernprozesse ankurbeln. Situationen, die einen belasten, können dazu führen, dass man sich neue Lösungen ausdenkt. Wenn

Menschen gerne schwere Lasten geschleppt hätten, wäre das Rad vermutlich nicht erfunden worden.

Stress hat besonders dann negative Folgen, wenn Ermüdungssignale übersehen werden und wenn punktueller Stress zu chronischem Stress wird. Wachsende Anspannung und fehlende Entspannung gehen Hand in Hand. Je stärker die Anspannung wird, desto mehr verkneift man sich Dinge, die entspannen. Dadurch wird eine Abwärtsspirale beschleunigt, weil man Hobbys vernachlässigt, Freunde nicht mehr trifft und möglicherweise auch im Urlaub weiter arbeitet. Das ist schade. So zeigen beispielsweise Fritz und Sonnentag (2005), dass soziale Aktivitäten und positives Nachdenken über die eigene Tätigkeit an Wochenenden positiv auf die Gesamtstresssituation wirken. Hingegen wirken zusätzliche private Stressoren an Wochenenden negativ auf die Gesamtstresssituation. Auch das zeigt: Kritisch wird es, wenn keine Ruhephasen und keine Ruheräume mehr vorhanden sind. Wenn beispielsweise zum beruflichen Stress eine belastende Partnerschaft hinzukommt und wenn man am Abend und an den Wochenenden nicht entspannen kann, sondern nur anderen Stressoren ausgesetzt ist.

Negativfolgen

- **Wachsende Anspannung**

Menschen sind geprägt durch Auseinandersetzungen mit der Umwelt. Betrachten wir unsere Vorfahren: Ihr Leben hing davon ab, im Falle einer Gefahr blitzschnell alle Energie für Kampf oder Flucht mobilisieren zu können. Die Jagd, der Kampf mit wilden Tieren oder eine Verletzung erforderten eine sofortige Alarm- und Aktionsbereitschaft des Körpers. Diese Anlage zur Alarmbereitschaft tragen wir in uns. Wer in eine bedrohliche Situation gerät, muss blitzschnell reagieren. Dafür ist die Stressreaktion lebenswichtig, sie sorgt für die sofortige Anspannung der Muskulatur, für einen Anstieg von Blutdruck und Pulsfrequenz und einiges mehr. Ohne langes Überlegen sofort handeln zu können, ist die positive Seite stressverursachter Reaktionen. Die Stressreaktion blockiert zugleich das Denken. Das ist grundsätzlich sinnvoll: Denken braucht Zeit, und die steht in solchen Hochstresssituationen nicht zur Verfügung. Ist die Gefahr vorüber, kann der Organismus wieder entspannen. Die in der Stressreaktion mobilisierten Körperfunktionen fallen auf das Ausgangsniveau zurück – bis zur nächsten Stressreaktion. ◻ Abb. 1.3 veranschaulicht den zyklischen Verlauf von Spannung und Entspannung bei punktuellem Stress.

normaler Stress

Eine Stressreaktion ist nicht nur die Antwort des Körpers auf die heute selten gewordenen physischen Bedrohungen. Auch psychische Belastungen lösen eine Stressreaktion

chronischer Stress

1

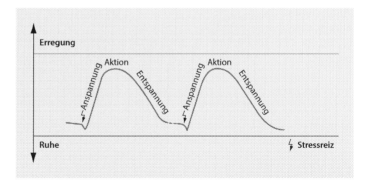

■ **Abb. 1.3**   Wechsel zwischen Anspannung und Entspannung bei punktuellem Stress

aus, beispielsweise, wenn man sich in seiner Selbstachtung oder seinem Selbstwert bedroht fühlt. Dabei spielt es keine Rolle, ob die Stressreaktion von außen oder durch eigene Gedanken und Vorstellungen ausgelöst wird. Stress bleibt ohne nachteilige Folgen, sofern einer Anspannung die notwendige Entspannung und Erholung folgen. Erst wenn die Stresseinschläge dichter werden und die Stressreaktion über eine längere Zeit andauert, wird aus einer vorübergehenden Anspannung ein Daueranspannung. Aus punktuellem Stress wird chronischer Stress. Die Fähigkeit zur wirksamen Entspannung, zur Regeneration geht allmählich verloren. ■ Abb. 1.4 veranschaulicht die Wirkung von chronischem Stress. Letztlich fehlen bei chronischem Stress die Erholungsphasen oder sie sind zu kurz. Nach der Studie zur Gesundheit Erwachsener in Deutschland des Robert Koch-Instituts (2012, S. 30) wirkt sich Stress vor allem dann negativ aus, wenn es keine ausreichenden Erholungsphasen gibt.

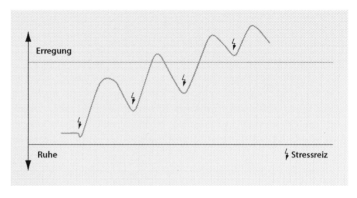

■ **Abb. 1.4**   Sich aufschaukelnde Anspannung bei chronischem Stress

Zur Erholung kann ein längerer Urlaub beitragen, das gilt allerdings nur, wenn man privaten Streit oder Ärgernisse vermeidet und sich im Urlaub keine Sorgen wegen der Arbeit macht (Reif und Spieß, 2018, S. 133–134).

■ **Chronischer Stress**

Risiko

Unter dem Einfluss chronischen Stresses bleibt man nervös, ist innerlich unruhig und kann nicht mehr richtig entspannen. Abends ist man müde, erschöpft und abgespannt. Man fühlt sich urlaubsreif und zerschlagen. Die geistige Leistungsfähigkeit nimmt ab, da durch Stress das analytische Denkvermögen beeinträchtigt wird. Mit zunehmender Stresswirkung bereitet selbst die Konzentration auf eine einfache Aufgabe Schwierigkeiten und die Merkfähigkeit wird in Mitleidenschaft gezogen. Chronischer Stress führt nicht nur zur Abnahme der Leistungsfähigkeit, sondern auch zur Verschlechterung des physischen und psychischen Gesamtzustands (Forster & Janda, 2012, S. 19). Allerdings kann auch Unterforderung Stress erzeugen. Letztlich geht es darum, seinen individuell idealen Stresspegel zu ermitteln und soweit möglich, Ansprüche von außen sowie eigene Ansprüche in diesem Rahmen zu halten. Damit stellt sich die Frage, wie hoch der eigene Stresspegel ist und auch wie hoch er idealerweise sein sollte.

Übung: Selbsteinschätzung Stresspegel

Stresspegel

Anhand der folgenden Selbsteinschätzung (adaptiert nach Blankenstein et al., o. J.) können Sie prüfen, wie hoch ihr derzeitiger Stresspegel ist:

- Ich fühle mich abends oft abgespannt oder erschöpft.
- Ich kann mich oft nicht gut auf eine Sache konzentrieren.
- Ich verspüre oft eine innere Unruhe, die ich nicht abschütteln kann.
- Es fällt mir schwer, mich einer Sache intensiv über längere Zeit zu widmen.
- Manchmal habe ich den Eindruck, dass meine Freizeit zur Erholung nicht mehr ausreicht.
- Ich kann nicht mehr richtig abschalten.
- Ich kann mir vieles nicht mehr so gut merken wie früher.

Je häufiger Sie mit *Ja* geantwortet haben, desto angespannter sind Sie, und desto mehr würde es sich lohnen, den Stresspegel zu senken. Diese Fragen sind kein Test, bei dem man die Antworten auf die Fragen einfach zusammenzählt, sondern eine Hilfe zur Selbstreflexion.

1

Folgekonflikte

Berufliche Überlastung führt häufig zu Folgekonflikten in der Familie. Solche familiären Folgekonflikte werden ihrerseits zu Stressoren (Jacobshagen et al., 2005), die eine Gesamtbelastung weiter erhöhen. Wer gelegentlich einmal beruflich überlastet ist, findet in der Regel zu Hause Zuspruch und Trost. Wer dauerhaft beruflich überlastet ist, kann den beruflichen Stress in die Familie hineintragen und dadurch Konflikte in der Familie hervorrufen oder verschärfen. Entscheidend ist in aller Regel die Dauer: Kurzfristige berufliche oder familiäre Belastungen verkraftet man meist sehr gut, langfristige Belastungen sind gefährlicher.

Handlungsspielraum
– Sinngebung –
Unterstützung

■ **Fehlende Entspannung**

Auf Anspannung sollte Entspannung folgen. Biologisch ist die Entspannungsreaktion das Gegenstück zur Stressreaktion. Drei Faktoren sind auf dem Weg zur Entspannung besonders hilfreich (Bamberg, 2004; Frese, 1991): *Handlungsspielraum, Sinngebung* und *soziale Unterstützung.*

Wahlmöglichkeiten

■ **Handlungsspielraum**

Wenn man etwas tun kann, um Stressoren abzustellen oder zu minieren, hilft das, beispielsweise Lärmquellen beseitigen, sich von Kollegen auch einmal abschotten können, bestimmte Arbeiten nicht tun müssen (Handlungsspielraum). Es kann schon helfen, wenn man so selbstbestimmt ist, einen Projekttermin verschieben zu können, wenn ansonsten zu viele Aufgaben auf einen einprasseln. Es hängt stark von der Organisationskultur, der Wichtigkeit eines Projekts und auch von der Führungskraft und den Kollegen ab, wie viel Handlungsspielraum man hat. Erfahrungsgemäß verschlimmert ein geringer Handlungsspielraum den erlebten Stress. Wann immer es betrieblich möglich ist, sollten Organisation ihren Mitarbeitern Wahlmöglichkeiten lassen, beispielsweise ob sie von zu Hause oder im Büro arbeiten wollen, wie lange sie arbeiten wollen (Teilzeit) oder welche Arbeitsmittel sie nutzen möchten.

Kohärenzgefühl

■ **Sinngebung**

Wenn man der Arbeit und seinem Leben einen Sinn zu geben vermag, der über die tägliche Bedürfnisbefriedigung hinausgeht, sind Stressoren leichter auszuhalten, weil sie in einen größeren Zusammenhang gestellt werden können (Sinngebung). Die Fähigkeit, den konkreten Lebensbedingungen einen subjektiven Sinn zu verleihen, gilt auch als Teil des *Kohärenzgefühls* (Dill & Straus, 2010), das einen Schutzfaktor gegenüber widrigen Lebensumständen darstellt. Wer am Sinn seiner Arbeit oder noch allgemeiner am Sinn seines

Lebens zweifelt, steht belastende Situationen schwerer durch. Aus demselben Grund können gläubige Menschen Kraft aus ihrem Glauben schöpfen – es gibt einen tieferen Sinn, der stabilisiert. Sinn kann man nicht verordnen wie ein Erkältungsmittel. Sinn ist etwas, was ein Mensch subjektiv erlebt oder nicht erlebt. Menschen stellen wahrscheinlicher dann die Sinnfrage, wenn sie sich mit belastenden Situationen auseinandersetzen müssen (Brandtstädter, 2015, S. 139). Wenn man einer Arbeit oder weiter gefasst seinem ganzen Leben Sinn zu geben vermag, gewinnt man dadurch Orientierungssicherheit (Brandtstädter, 2015, S. 145). Man weiß, warum man etwas tut, warum sich eine Anstrengung lohnt oder warum es sich lohnt, eine Leidenszeit durchzustehen.

■ **Soziale Unterstützung**

Direkte Hilfe von Kollegen, Vorgesetzten oder Mitarbeitern (soziale Unterstützung) lässt ein Problem eher lösbar erscheinen und senkt Stress oft unmittelbar. Emotionale Unterstützung durch Partner und Freunde vermindert die Wucht, mit der Stress auf die Gesundheit durchschlägt. Man wird widerstandsfähiger und neben der konkreten Hilfe durch andere erlebt man das Gefühl von Zugehörigkeit. Wenn sich die Mitarbeiter einer Abteilung als Gruppe definieren und erleben, unterstützen sie sich stärker und können belastende Arbeitsbedingungen eher gesund überstehen (van Dick, 2015, S. 29–30). Zur Wichtigkeit von Gruppen und dem Gefühl der Zugehörigkeit zu einer Gruppe hat van Dick (2015) ein lesenswertes Buch geschrieben. Wobei Zugehörigkeit nicht nur zur direkt persönlich erlebten Gruppe empfunden werden kann, sondern auch breiter gefasst auf die Zugehörigkeit zu einer Organisation oder zu einem Berufsstand bezogen werden kann.

Zugehörigkeit

■ **Toxisch – hohe Verantwortung und geringer Handlungsspielraum**

Speziell die Kombination von geringem Handlungsspielraum mit hoher Verantwortung kann zu starken psychischen Belastungen führen (Karasek, 1979). Ein großer Tätigkeitsspielraum geht in der Regel mit hoher Kontrolle über die Arbeitssituation einher und gilt als eine *Flow* begünstigende Bedingung. Flow kann man mit *tätigkeitsbezogener Freude* übersetzen (Rau & Riedel, 2004), mehr zu Flow siehe in ▶ Abschn. 1.2.

■ **Entfremdung vom eigenen Leben**

Entscheidend ist die jeweils eigene Sicht. Es geht nicht darum, wie andere Menschen eine Situation einschätzen. Das

der eigene Maßstab

1

gerät mitunter in Vergessenheit und man verliert aus dem Blick, was für ein Leben man führen möchte, weil man sich zu sehr an dem orientiert, was andere Menschen für ein erstrebenswertes Leben halten oder was andere Menschen von einem erwarten.

▶ **Beispiel: Entfremdung vom eigenen Leben**

es ist irgendwie passiert

Sinngebung ist nicht auf religiöse oder spirituelle Themen begrenzt. Gut illustriert wird dies durch ein Beispiel, das Jaeggi (2005, S. 72) in einem Interview mit dem Nachrichtenmagazin *Der Spiegel* schilderte (adaptiert): Ein begabter junger Wissenschaftler, nennen wir ihn Martin, tritt seine erste Stelle bei einem Wirtschaftsprüfungsunternehmen an. Kurz zuvor haben Martin und seine Freundin geheiratet, zwei gemeinsame Kinder bekommen und sind in ein Haus auf dem Land gezogen, weil dort Immobilien noch bezahlbar sind und die Kinder im eigenen Garten herumtollen können. Eine Karriere in der Wissenschaft ist wegen der befristeten Stellen einfach zu unsicher, schließlich gilt es jetzt die Kinder zu vorsorgen. Statt seiner Neigung zu folgen und eine auf drei Jahre befristete Forschungsstelle in Bristol anzutreten, hat Martin eine gut dotierte Stelle bei einem Wirtschaftsprüfungsunternehmen angetreten. Seine Frau wird noch die Promotion abschließen, sobald das mit den zwei kleinen Kindern geht, und dann auch in die freie Wirtschaft wechseln. Vielleicht können sie sich dann wieder leisten, zurück in die Stadt zu ziehen. Früher hatte Martin gerne und lange an Themen gearbeitet, die er selbst bestimmen konnte, und dennoch hatten er und seine Freundin viel gemeinsam unternommen, waren im Urlaub beispielsweise immer spontan nur mit Wanderschuhen und Rucksäcken aufgebrochen und ließen sich überraschen, wohin sie die eigenen Füße tragen. Heute geben die Kunden und seine Führungskraft die Arbeitspakete für Martin vor, der Urlaub muss fast ein Jahr im Voraus geplant werden und auch sonst hat sich das Leben stark verändert. Letzten Monat hat seine Frau ihre beiden Wanderrucksäcke verkauft, die im Keller zu verstauben drohten. Immerhin konnte sie noch 50 EUR für die Rucksäcke heraushandeln. Weil Martin beruflich so viel unterwegs sein muss, spricht er in den kurzen Zeiten zu Hause mit seiner Frau vor allem über organisatorische Dinge. Alles ist mit einer gewissen Zwangsläufigkeit geschehen, niemand hat Martin zu seinen Entscheidungen gezwungen, und trotzdem erscheint ihm sein Leben mitunter so fremd als wäre es nicht sein eigenes (Jaeggi, 2005, S. 72). ◀

Zufriedenheit ist subjektiv

Wie das Beispiel zeigt, ist der Gegenbegriff zu *Sinngebung* die *Entfremdung,* speziell die Entfremdung vom eigenen

Lebensentwurf. Das Leben im eben geschilderten Beispiel verläuft so, wie es sich viele Menschen wünschen. Partnerin, Kinder, Haus, sicherer Job – alles da. Eigentlich müsste Martin zufrieden sein, vielleicht sogar glücklich, zumindest wenn man gesellschaftliche Maßstäbe anlegt. Und viele Menschen wären vermutlich zufrieden mit dem geschilderten Leben, aber eben nicht alle. Zumindest Martin ist nicht zufrieden. Das schönste Leben füllt einen nicht aus, wenn es dem persönlichen Lebensentwurf widerspricht. Dabei hatte Martin eigentlich Glück, denn er hat sehr viel erreicht, beispielsweise ein sehr gutes Studium und eine Spitzenpromotion abgeschlossen, hat zwei gesunde Kinder und verdient sehr gut und liebt seine Frau noch immer.

1.11 Gesundheitsrisiko – chronischer Stress kann krank machen

Die Metaanalyse von Rau und Buyken (2015, S. 118–123) zeigt, dass bestimmte Arbeitsbelastungen krank machen können, beispielsweise hohe Arbeitsintensität, geringer Handlungsspielraum, Überstunden, lange Arbeitszeiten, Schichtarbeit, Rollenstress, aggressives Verhalten, Arbeitsplatzunsicherheit, geringer Handlungsspielraum bei zugleich hoher Arbeitsintensität, geringe soziale Unterstützung in Kombination mit geringem Handlungsspielraum und hoher Arbeitsintensität. Metaanalysen können nur das aufgreifen, was in Originalstudien untersucht wurde, daher sollte man Metaanalysen nicht als finale Entscheidung darüber auffassen, welche Stressoren krank machen können und welche eher nicht. Trotz dieser Einschränkung zeigt die hier exemplarisch erwähnte Metaanalyse von Rau und Buyken (2015), dass es empirisch nachweisbare Zusammenhänge von Belastungen am Arbeitsplatz und Krankheitsrisiken gibt.

Risikofaktoren

Selbst überzeugende empirische Befunde aus Metaanalysen beziehen sich auf Durchschnittswerte und sind für einen konkreten Fall nur bedingt hilfreich. Die Frage lautet in einem konkreten Einzelfall beispielsweise, ob eine Arbeitswoche von 50 h für einen bestimmten Menschen in einer konkreten sozialen Einbindung ein Gesundheitsrisiko darstellt oder nicht. Aber nicht jeder, der dauerhaft mehr als 50 h arbeitet, wird krank und nicht jeder, der weniger als 30 h arbeitet, bleibt gesund. Man muss in sich hineinhören, um das eigene Gesundheitsrisiko abschätzen zu können. Metaanalytische Durchschnittswerte genügen

Vorsicht!

1

Selbsteinschätzung Ärger

nicht. Sie können mithilfe der folgenden Fragelisten feststellen, wie sehr Sie bereits gereizt und belastet sind oder eine überstarke Angst entwickelt haben (◘ Tab. 1.7, 1.8 und 1.9). Je öfter Sie hohe Werte ankreuzen, desto wichtiger ist es, etwas zu verändern. ▶ Siehe Kap. 2 zu verschiedenen Methoden der Stressbewältigung.

Hier geht es darum, ob emotionale Reaktionen so stark ausfallen, dass sie einen im Alltag beeinträchtigen. Manche Menschen reagieren auf Stress überwiegend mit Aggressivität, was mit den Fragen in ◘ Tab. 1.7 erfasst wird. Es geht nicht darum, ob man sich manchmal ärgert, sondern darum, ob man sich schneller und möglicherweise auch heftiger und länger ärgert wie früher und als andere Menschen in vergleichbaren Situationen. Wer auf Stressoren unangemessen mit Ärger reagiert, manchmal ist Ärger auch angemessen, der verschlechtert die Beziehungen zu anderen Menschen und erhöht damit die Wahrscheinlichkeit sozialer Konflikte – mit anderen Worten: Der Stress nimmt zu, auch bedingt durch eigenes aggressives oder gereiztes Verhalten.

Manche Menschen reagieren unter Stresseinflusst nicht mit Ärger, sondern mit Angst. Manchmal Angst zu haben, ist verständlich und kann sogar hilfreich sein, weil man beispielsweise eine Straße aufmerksamer überquert oder weil man sich besser auf eine Verhandlung vorbereitet, wenn man ein wenig Angst verspürt. Starke generalisierte Angst, man fürchtet sich häufig und sehr stark und vor vielen Dingen, ist hingegen hinderlich bei der Bewältigung des Alltags. Starke Angst schränkt einen sehr ein. Das Leben wird in gewisser Weise eng, weil man versucht alle Situationen zu vermeiden, die Angst auslösen (könnten).

Selbsteinschätzung Angst

Mitunter ist schwer zu unterscheiden, ob eine Angst noch situationangemessen ist oder nicht. Letztlich kann man von einem zu hohen Angstniveau sprechen, wenn die private oder berufliche Lebensführung eingeschränkt wird. Wenn man sich beispielsweise nicht um eine Abteilungsleitung bewirbt, weil man Angst vor der jährlichen Abschlusspräsentation hat oder wenn man nie ausgeht, weil man sich fürchtet, mit fremden Menschen sprechen zu müssen. Angst kann neben dem eigenen Leben auch das Leben des Partners, der Kinder oder anderer nahestehender Menschen beeinträchtigen.

Generalisierung ist riskant

Sowohl generalisierter Ärger als auch generalisierte Angst können die Entwicklung chronischen Stresses begünstigen. Man kann unter chronischem Stress, gerade wenn er negative Emotionen wie Ärger oder Angst auslöst, körperliche Beschwerden entwickeln. Nicht bei allen Menschen treten alle Beschwerden auf. Es hängt auch von der jeweiligen Disposition ab, welche Beschwerden im Vordergrund

Tab. 1.7 Ärger: Fragen zur Selbsteinschätzung. (Adaptiert nach Krohne & Tausch, 2014, S. 186–189; Mohr, 1986)	Trifft nicht zu	Trifft selten zu	Trifft mittel zu	Trifft oft zu	Trifft zu
Kleinigkeiten verärgern mich sehr					
Ich bin gegenüber anderen unbeherrscht					
Ich reagiere mürrisch, wenn andere mich ansprechen					
Ich reagiere gereizt, obwohl ich es gar nicht will					
Ich fahre schnell aus der Haut					
Ich reagiere wütender als andere					

1

☐ **Tab. 1.8** Angst: Fragen zur Selbsteinschätzung. (Adaptiert nach Krohne & Tausch, 2014, S. 123–126; Mohr, 1986)

	Trifft nicht zu	Trifft selten zu	Trifft mittel zu	Trifft oft zu	Trifft zu
Ich reagiere auf neue Situationen ängstlich					
Ich fühle mich wie ein Nervenbündel					
Ich bin ängstlicher als früher					
Ich reagiere ängstlich, obwohl ich es gar nicht will					
Ich kann nicht verhindern, dass ich ängstlich werde					
Ich reagiere ängstlicher als andere					

◘ Tab. 1.9 Körperliche Beschwerden: Fragen zur Selbsteinschätzung. (Adaptiert nach Mohr, 1986; Stächele et al., 2020, S. 92)

	Trifft nicht zu	Trifft selten zu	Trifft mittel zu	Trifft oft zu	Trifft zu
Kopfschmerzen					
Muskelverspannungen					
Häufige Erkältungen					
Herzklopfen bei geringer Anstrengung					
Atemnot bei geringer Anstrengung					
Empfindlicher Magen					
Schwindelgefühle					
Rückenschmerzen					
Plötzliche Schweißausbrüche					
Sodbrennen					
Konzentrationsstörungen					
Einschlafschwierigkeiten, Durchschlafstörungen					
Mattigkeit und Abgespanntheit ohne ersichtlichen Grund					
Verringertes sexuelles Interesse (Lust)					

1

stehen. Wenn man seine persönliche Reaktionsweise kennt, beispielsweise wenn man einen empfindlichen Magen hat, kann man frühe körperliche Hinweise auch als Warnsignale vor zu starkem oder zu chronischem Stress nutzen. Immer wenn man Verdauungsprobleme entwickelt, kann das in einem solchen Fall ein Hinweis sein, in anderer Weise mit Stress umzugehen oder Stressoren zu reduzieren. Allgemeine Regeln helfen nicht, man muss schon seinen eigenen Körper kennen und sensibel für Veränderungen sein. In ◘ Tab. 1.9 wird eine Reihe eher noch milder körperlicher Beschwerden aufgelistet, die oft übersehen werden, wenn man kein gutes Körpergefühl hat oder nicht achtsam genug ist, Veränderungen wahrzunehmen. Dabei geht es nicht um einmalige Beschwerden, sondern um wiederkehrende und möglicherweise sogar zunehmende körperliche Beschwerden.

Selbsteinschätzung körperliche Beschwerden

Diese körperlichen Beschwerden sind unspezifisch und können aus vielen verschiedenen Gründen auftreten, nicht nur wegen zu vielen oder zu starken Stressoren. Entscheidend ist die Feststellung, wann die Beschwerden eher auftreten und ob eine Koppelung mit spezifischen Stressoren erkennbar ist oder nicht. Allerdings unterscheiden sich die stressauslösenden Situationen und die verfügbaren Bewältigungsmechanismen erheblich von Mensch zu Mensch. Das Gesundheitsrisiko von Stress liegt in einer langfristig negativen Wirkung chronischen Stresses auf viele verschiedene Körperfunktionen. Chronischer Stress löst im Körper pathologische Prozesse aus, die ihrerseits Krankheiten verursachen können.

■ **Pathologische Prozesse**

Langzeitschädigungen

Vielen Krankheiten gehen Langzeitschädigungen voraus, die aus der Summe kleiner, aber ständig einwirkender und nicht abgebauter Stressfolgen resultieren. Solche Prozesse zieht sich meist jahrelang unbemerkt hin. Über biologische Regelkreise werden verschiedene pathologische Prozesse angestoßen, beispielsweise eine Schwächung des Immunsystems. Durch eine Schwächung des Immunsystems sinkt die Abwehr gegen Infektionen und gegen Fehlfunktionen des Zellwachstums (Krebs). Eine Schwächung des Immunsystems ist vor allem bei chronischem Stress zu erwarten (Kossak, 2015, S. 47; Reith, 2018, S. 84–84; Segerstrom & Miller, 2004). In einer Metaanalyse fanden Heikkilä et al. (2013) allerdings keinen Zusammenhang zwischen arbeitsbezogenem Stress und verschiedenen Krebsarten. Andere schädigende Prozesse betreffen beispielsweise das Herz-Kreislauf-System, das Verdauungssystem oder die Nieren.

Man kann sich die Langzeitschäden von Stress als die Folge langjähriger fehlbeanspruchender körperlicher Prozesse vorstellen. Je früher man fehlbeanspruchende körperliche Prozesse bemerkt, desto eher kann man Langzeitschäden verhindern. Hierbei hilft ein Blick auf die eigenen Stresssymptome. Das lohnt sich schon deshalb, weil das eigene Gesundheitsverhalten beeinflussbar ist und einen erheblichen Einfluss auf die Entstehung oder die Nicht-Entstehung chronischer Krankheiten hat (Hünefeld, 2016, S. 13), beispielsweise Rauchen, ungesunde Ernährung, übermäßiger Alkoholkonsum, Bewegungsmangel oder Medikamentenmissbrauch. Hinweise auf Veränderungsbedarf können demzufolge sein:

Fehlbeanspruchung

- Schwierigkeiten, sein Gewicht zu halten
- häufige Verdauungs-/Magenprobleme
- häufige Kopfschmerzen
- häufiger Alkoholkonsum zur Entspannung
- regelmäßige Schlafprobleme

Entscheidend ist, dass man eine Veränderung bemerkt, beispielsweise wenn man früher alle zwei oder Monate Schlafprobleme hatte und heute mehrmals in der Woche. Da viele dieser Veränderungen schleichend passieren, ist es nicht immer einfach, einen Negativtrend im Alltag zu erkennen.

Negativtrends erkennen

- **Rhythmen**

Wir unterliegen dem Atemrhythmus, dem Schlaf-Wach-Rhythmus (Müller & Paterok, 2017, S. 37) und weiteren Rhythmen. Tagesperiodische Schwankungen sind für Körpertemperatur und Blutdruck ebenso nachgewiesen wie für viele andere Messgrößen (Krohne & Tausch, 2014, S. 35–40), beispielsweise auch für den Kortisolspiegel. Rhythmen kennzeichnen unser Leben. Ebenso natürlich ist der Wechsel von Hunger und Sattheit, von Durst und Nichtdurst. Grundbedürfnisse dieser Art treten in unser Bewusstsein und bestimmen unser Verhalten. Wenn sie befriedigt sind, verschwinden die Grundbedürfnisse, um später wieder in das Bewusstsein zu treten. Ein solcher Rhythmus ist auch der Wechsel von Anspannung und Entspannung. Viele Rhythmen sind mit Anspannung und Entspannung gekoppelt. So wird verständlich, weshalb anhaltender Stress und die damit verbundene Daueranspannung zu gesundheitlichen Schäden führen kann.

natürlicher Wechsel

- **Indirekte Schädigung**

Chronischer Stress kann über ein Anstoßen pathologischer Prozesse hinaus auch auf indirektem Weg Erkrankungen

chronischer Stress verändert Verhalten

1

begünstigen: Viele Menschen verhalten sich in Stresssituationen gesundheitsschädigend (Hahlweg, 2011, S. 2). Sie essen beispielsweise über den Sättigungspunkt hinaus, zum einen, weil das Sättigungsgefühl von der inneren Anspannung überlagert wird, zum anderen, weil im Essen Entspannung gesucht wird. Gewichtsprobleme sind die Folge. Auch die entspannende Wirkung von Alkohol ist bekannt. Alkohol wirkt in höherer Konzentration beruhigend. Gerade die entspannende und Schlaf bringende Wirkung von Alkohol wird oft zum Abbau von Stress und Spannungen gesucht. Ein riskanter Weg, der zu Gewöhnung und Sucht führen kann. Zudem kann Alkohol den Schlaf in der zweiten Nachhälfte stören (Müller & Paterok, 2017, S. 38) – man schläft zwar ein, aber nicht gut durch. Wer sein natürliches Schlafbedürfnis ständig missachtet, braucht sich nicht über Schlafstörungen zu wundern. Raucher schreiben der Zigarette Entspannung zu; das ist physiologisch betrachtet paradox. Nikotin wirkt anregend. Bei Überdosierung ruft es im Körper regelrechte Stressreaktionen hervor mit Gefäßverengung, Schwitzen und innerer Unruhe. Wer in Stresssituationen zur Zigarette greift, mag sich subjektiv beruhigen; von den organischen Konsequenzen her betrachtet, verstärkt der Griff zur Zigarette die körperliche Stressreaktion sogar noch. Koffein und Teein wirken ähnlich: Beim Genuss großer Mengen kommt es zu innerer Unruhe, Schwitzen und Zittern der Hände – Symptome, wie sie auch für starken Stress typisch sind.

individuelle Schwachstellen   Chronischer Stress ist ein Gesundheitsrisiko, aber keine Krankheitsgarantie. Da Stress eine Vielzahl physiologischer Folgen hat und sich eine Schädigung in der Regel an der jeweils individuellen Schwachstelle zeigt, kann man nicht von *der* Stresskrankheit sprechen. Wenn beispielsweise das Herz-Kreislauf-System die persönliche Schwachstelle ist, wird chronischer Stress am ehesten das Herz-Kreislauf-System schädigen. Tatsächlich sind Herz-Kreislauf-Erkrankungen eine häufige Stressfolge. Nachfolgend werden verbreitete Stressfolgeerkrankungen erläutert. Zunächst wird auf Bluthochdruck eingegangen (▶ Abschn. 1.11.1), weil unbehandelter Bluthochdruck das Risiko für ernste Folgen wie einen Herzinfarkt oder einen Schlaganfall birgt. In ▶ Abschn. 1.11.2 wird auf Koronarerkrankungen und Herzinfarkte eingegangen, wegen der starken Verbreitung und wegen des Zusammenhangs mit Bluthochdruck. In ▶ Abschn. 1.11.3 wird auf Störungen des Immunsystems eingegangen, was wie bei Bluthochruck verschiedene negative Folgen haben kann. Abschließend wird auf depressive Störungen (▶ Abschn. 1.11.4) sowie auf Angststörungen (▶ Abschn. 1.11.5) als Beispiele für psychische Störungen eingegangen, die mit Stress verknüpft sein können. Diese Liste ist nicht abschließend, sondern stellt exemplarisch mögliche Stressfolgeerkrankungen vor. Damit ist nicht gemeint, dass Bluthochdruck immer auf Stress zurückzuführen ist und auch nicht, dass jede Angststörung eine Folge von chronischem Stress ist. Vielmehr erhöht chronischer Stress die Wahrscheinlichkeit für pathologische Prozesse und für verschiedene Krankheiten.

1.11.1 Bluthochdruck

Durch eine Stressreaktion steigt die Pulsfrequenz und der Gefäßwiderstand erhöht sich. Beide Effekte führen zu einer Blutdruckerhöhung. Das ist zunächst vorübergehend und unbedenklich. Allerdings kann eine andauernde blutdrucksteigernde Kreislaufreaktionen bei ausbleibender Entspannung zu Hypertonie (Bluthochdruck) führen. Hypertonie ist eine Ursache für Gefäßverkalkung (Arteriosklerose), die zu Verengungen in den Blutgefäßen und damit zu einer schlechten Blutversorgung der Organe führt. Mit einer Blutdruckerhöhung steigt beispielsweise das Risiko, einen Herzinfarkt oder einen Schlaganfall zu erleiden. In vielen Fällen ist die Ursache einer Hypertonie unbekannt – in solchen Fällen spricht man von essenzieller Hypertonie.

Herzinfarkt – Schlaganfall

> **Wichtig**
> Gemäß der Empfehlung der Weltgesundheitsorganisation (WHO) liegen optimale Blutdruckwerte unter den Werten von 120/80 mmHg (mmHg = Millimeter Quecksilbersäule).

Wenn der obere Wert (systolischer Blutdruck) 140 mmHg oder der untere Wert (diastolischer Blutdruck) 90 mmHg übersteigt, spricht man von Bluthochdruck. Der systolische Wert wird gemessen während sich das Herz zusammenzieht und der diastolische Wert während das Herz entspannt. (Stiftung Gesundheitswissen, 2021) Werte bis 139/89 mmHg werden als hochnormal bezeichnet. Erhöhter Blutdruck stellt ein erhebliches Gesundheitsrisiko dar. Mit zunehmendem Alter steigt die Wahrscheinlichkeit für Bluthochdruck, auch weil die Gefäße an Elaszizität verlieren. Knapp ein Drittel der Erwachsenen hat Bluchhochdruck (Stiftung Gesundheitswissen, 2021). Bei einer sogenannten essenziellen Hypertonie sind außer den erhöhten Blutdruckwerten keine krankhaften Organbefunde feststellbar. Die meisten Fälle von Bluthochdruck sind essenziell, es ist also keine Grunderkrankung erkennbar. In solchen Fällen sollte man seinen Lebensstil prüfen und gegebenenfalls umstellen, siehe hierzu ▶ Abschn. 2.12.

1

essenzielle Hypertonie

▪ Behandlung

Bei essenzieller Hypertonie spielt Stress neben Faktoren wie Übergewicht, salzreicher Kost und Rauchen eine wesentliche Rolle. Bluthochdruck wiederum ist ein wesentlicher Risikofaktor für Koronarerkrankungen und Herzinfarkte (siehe ▶ Abschn. 1.11.2). Die Basisbehandlung von Bluthochdruck besteht in folgenden Maßnahmen (Gehring & Klein, 2008):

- Normalisierung des Körpergewichts
- Umstellung auf eine kochsalz- und fettarme, kalium-, vitamin- und ballaststoffreiche Ernährung
- Mäßigung des Alkoholkonsums und des Kaffeekonsums
- Einstellung des Rauchens
- mehr Bewegung
- Stressreduzierung

nicht zum Nulltarif

Solche gravierenden Veränderungen wie abnehmen, Ernährung umstellen, Rauchen aufgeben, sich regelmäßig bewegen, sind anstrengend, weil es sich um Veränderungen des gewohnten Lebensstils handelt. Aber Gesundheit gibt es nicht zum Nulltarif. Und zwar umso weniger, je älter man wird.

1.11.2 Koronarerkrankung und Herzinfarkt

Arteriosklerose

Das Herz ist zur Sauerstoffversorgung auf die Herzkranzgefäße (Koronargefäße) angewiesen. Erkrankungen an diesen Arterien sind in erster Linie durch eine Verhärtung oder Verkalkung der Gefäßwand *(Arteriosklerose)* bedingt. Verhärtungen oder Verkalkungen führen langfristig zu einer Blutunterversorgung des Herzmuskels. Bei erhöhtem Sauerstoffbedarf, beispielsweise bei körperlicher Anstrengung, treten Schmerzen in der Herzgegend auf, die in den linken Arm und in den Halsbereich ausstrahlen können. Man spricht dann von *Angina Pectoris* (= Enge der Brust). Ein Blutgerinnsel oder ein Muskelkrampf der Gefäßwand kann zu einem völligen Verschluss führen. Folge ist ein Herzinfarkt, ein Teil des Herzmuskelgewebes stirbt ab. Heftige Brustschmerzen, Erstickungsgefühl und Todesangst sind typische Symptome eines Herzinfarkts.

▪ Risikofaktoren

Da Herz-Kreislauf-Erkrankungen in unserem Kulturkreis die Todesursache Nummer eins sind (Destatis, 2021), lohnt sich die Suche nach den Krankheitsursachen. Die wichtigsten Risikofaktoren für einen Herzinfarkt sind:

- Rauchen
- Fettstoffwechselstörungen
- Bluthochdruck
- Diabetes
- Übergewicht
- Bewegungsmangel
- chronischer Stress

Die Zusammenhänge sind seit langem bekannt, dennoch bestehen die Risikofaktoren weiter. Das liegt auch an unserer Art zu leben, an unserem Lebensstil. Mehr dazu siehe in ▶ Abschn. 2.12. Auch psychische Belastungen (Stressoren) am Arbeitsplatz erhöhen das Risiko für Herz-Kreislauf-Erkrankungen. Nach Stark et al. (1998) führen beispielsweise monotone Arbeit und eingeschränkte Handlungs- und Entscheidungsspielräume in Verbindung mit ständigem Zeitdruck zu einer Erhöhung des Herzinfarktrisikos. Aber auch anspruchsvolle Tätigkeiten, die sich durch hohen Entscheidungsspielraum, hohe Komplexität und Aufgabenvielfalt auszeichnen, können in Kombination mit hohen Ansprüchen an die Handlungszuverlässigkeit und durch ständigen Zeitdruck das Risiko eines Herzinfarkts erhöhen.

Lebensstil

- **Indirekte Stresswirkung**

Chronischer Stress steht nicht an erster Stelle der Risikofaktoren für einen Herzinfarkt, beeinflusst aber erheblich die anderen Risikofaktoren wie beispielsweise Rauchen, Bluthochdruck, ungesunde Ernährung und Übergewicht. Auch *emotionale Labilität* erhöht das Risiko von kardiovaskulären Erkrankungen (Amelang et al., 2004). Nach Fischer (2003) beeinflussen arbeitsbezogene psychosoziale Stressoren wie hoher Arbeitsdruck, geringer Entscheidungsspielraum oder Mangel an kollegialer Unterstützung, die anderen Risikofaktoren erheblich. Unter Druck raucht man beispielsweise mehr, isst mehr, verhält sich insgesamt ungesünder – der Effekt ist umso stärker, je geringer die Verhaltenskontrolle ist.

- **Risikokumulation**

Nach Gehring und Klein (2008) erhalten die Risikofaktoren je nach Person und Kombination ein unterschiedliches Gewicht. Bei zwei oder mehr Risikofaktoren steigt das Gesamtrisiko stärker, als es der Summe der Einzelfaktoren entsprechen würde. Beispielsweise steigt das von einem erhöhten Cholesterinspiegel ausgehende Risiko erheblich, wenn zusätzlich der Blutdruck erhöht ist. Renner und Schupp (2005) weisen auf einen Befund der WHO hin, dass rund

mehr als die Summe der Teile

1

60 % aller weltweiten Todesfälle durch Krankheiten verursacht werden, deren Genese überwiegend auf individuelles Risikoverhalten und dessen Folgen zurückzuführen ist (Lebensstil). Hierzu gehören beispielsweise Tabak- und Alkoholkonsum, Übergewicht und erhöhte Cholesterinwerte. Diese Risikofaktoren sind deshalb so gefährlich, weil sie dauerhaft wirken. Die meisten schädlichen Verhaltensweisen beinhalten, solange sie selten auftreten, nur ein geringes Risiko: Eine Tüte Chips im Monat ist für die meisten Menschen ungefährlich. Jeden Tag eine Tüte Chips ist hingegen ungesund.

▪ Herzangst und Panikattacken

funktionelle Störungen

Auch Menschen mit gesundem Herz-Kreislauf-System können unter Symptomen leiden wie Herzklopfen, Herzrhythmusstörungen, Engegefühl oder Stechen in der Brust. Diese Symptome rufen eine *Herzangst* hervor, die ihrerseits die Krankheitsanzeichen verstärkt. Die Betroffenen haben Angst vor der Angst. Im Extremfall führt das zu sogenannten Panikattacken, der Angst, an Herzversagen zu sterben, obwohl kein organischer Befund vorliegt. Auch wenn Patienten mit solchen funktionellen Herzbeschwerden eher selten an einer Herzkrankheit sterben oder sich ein organisches Herzleiden zuziehen, leiden diese Menschen dennoch außerordentlich unter den Beschwerden. Ursache ist meist eine starke nervliche Anspannung. Charakteristischerweise treten die Symptome in Ruhe auf, praktisch nie nach körperlichen Belastungen. Andere funktionelle Störungen können den Magen-Darm-Bereich oder das Bewegungssystem betreffen (Hansch, 2021, S. 20–21).

1.11.3 Störungen des Immunsystems

lebenswichtig

Das menschliche Immunsystem hat zwei wesentliche Aufgaben: Es unterstützt den Körper bei der Auseinandersetzung mit fremden Mikroorganismen, beispielsweise Bakterien und Viren, und es behebt Störungen innerhalb des Organismus, beispielsweise bei fehlerhafter Zellteilung (Krebs).

▪ Infekte und Krebs

Seit längerer Zeit gilt als gesichert: Chronischer Stress schwächt das Immunsystem (Reith, 2018, S. 83–84). Akuter punktueller Stress fördert Teile des Immunsystems kurzfristig, chronischer Stress beeinträchtig das Immunsystem (Reith, 2018, S. 83–84; Segerstrom & Miller, 2004). Es kommt häufiger zu Infekten und die Infekte verlaufen schwerer und dauern länger. Stress allein ruft keinen bösartigen Tumor hervor. Aber das Risiko, an Krebs zu erkranken, erhöht sich, wenn die körpereigenen Reparaturmechanismen nicht mehr wirksam arbeiten. Dieser Effekt ist vergleichbar mit dem Nachlassen des Immunsystems im Alter. Auch dann steigt das Risiko von Krebserkrankungen. Nach Birbaumer und Schmidt (2010, S. 178) kann Tumorwachstum durch chronischen Stress gefördert werden.

- **Autoimmunerkrankungen**

Bei Autoimmunerkrankungen arbeitet das Immunsystem gegen den eigenen Körper. Im Kern handelt es sich um chronische Entzündungen, bei denen sich das Immunsystem gegen den eigenen Körper richtet (Reith, 2018, S. 100). Nach Stächele et al. (2020, S. 44) leiden rund 5 % der Menschen an Autoimmunerkrankungen. Die konkreten Zusammenhänge sind vielfach noch unklar, aber Stress kann die Wahrscheinlichkeit eines akuten Schubes bei einer Autoimmunerkrankung erhöhen (Stächele et al., 2020, S. 44). Autoimmunerkrankungen treten familiär gehäuft auf und werden fast ausschließlich bei Menschen aus Industrienationen diagnostiziert (Reith, 2018, S. 100).

1.11.4 Depressive Störungen

Chronischer Stress kann zu depressiven Störungen führen (Chen et al., 2009). Allerdings sollte man nicht jede situativ ausgelöste Trauer, beispielsweise nachdem der Partner gestorben ist, als Störung oder als Erkrankung einstufen. Hilfreich für die Abgrenzung verschiedener depressiver Störungen untereinander, von depressiven Störungen zu Burn-out und auch für die Abgrenzung von normaler Trauer zu psychischen Störungen ist das *Diagnostische und Statistische Manual Psychischer Störungen (DSM-5®)* von Falkai und Wittchen (2015). Im DSM-5® werden psychische Störungen anhand von neutralen Beschreibungen, also ohne Vermutungen zu den Krankheitsursachen, dargestellt. Von einer Selbstdiagnose mittels DSM-5® wird abgeraten. Dennoch kann eine kurze Übersicht zu depressiven Störungen nach dem DSM-5® helfen, den Blick für solche Krankheiten bei anderen und bei sich zu schärfen. Im Verdachtsfall sollte man einen Psychotherapeuten aufsuchen. Damit man verlässlich mit den diagnostischen Kriterien umgehen kann, braucht man eine klinische Ausbildung und einschlägige Erfahrung (Falkai & Wittchen, 2015, S. 6). Insofern kann dieser Abschnitt zu depressiven Störungen, wie auch

differenzieren

1

Diagnoseschwelle

die übrigen Abschnitte zu Gesundheitsrisiken, nur ein erster Einstieg in das Thema sein.

Die Toleranz gegenüber bestimmten Verhaltensweisen variiert von Kultur zu Kultur und von Milieu zu Milieu, daher kann man keine scharfe Trennlinie zwischen noch gesund und schon krank ziehen (Falkai & Wittchen, 2015, S. 19). Mit anderen Worten: In manchen Kulturen und auch in manchen Milieus kann ein bestimmtes Verhalten möglicherweise noch unterhalb der Diagnoseschwelle liegen, in einer anderen Kultur oder in einem anderen Milieu bereits oberhalb. Entscheidend für die Frage, wann man Hilfe suchen soll, ist nicht alleine die Erreichung eines diagnostischen Schwellenwertes, also wie viele Symptome wie lange schon vorliegen, sondern auch die Frage, wie sehr man unter einer Situation leidet und ob man sich noch selbst helfen kann oder nicht. Dabei sollte man nicht bis zuletzt warten, also nicht erst dann Hilfe holen, wenn es gar nicht mehr anders geht. Gerade depressive Störungen bleiben oft vergleichsweise lange unbehandelt – das ist eine unnötige lange Leidenszeit.

> **Definition: Psychische Störung**
>
> Von einer psychischen Störung spricht man, wenn die Kognitionen, die Emotionsregulierung oder das Verhalten eines Menschen klinisch bedeutsam verändert sind. Mit einer psychischen Störung gehen regelmäßig Leiden oder eine Behinderung sozialer oder beruflicher Aktivitäten einher. (Falkai & Wittchen, 2015, S. 26)

Trauer

Wenn man nach dem Tod eines wichtigen Menschen traurig ist und eine Zeit lang leidet, ist das zunächst als normale Reaktion auf ein belastendes Ereignis zu bewerten und sollte nicht vorschnell als psychische Störung eingestuft werden (Falkai & Wittchen, 2015, S. 26). Dennoch kann es sich auch bei Trauer lohnen, aktiv zu werden und sich beispielsweise einer Trauergruppe anzuschließen oder Hilfen anderer Art zu nutzen. Man kann sich auch Hilfe holen, ohne dass eine diagnostizierte psychische Störung vorliegt.

Übersicht

Zu den depressiven Störungen zählt man unter anderem die *Major Depression,* die *Persistierende Depressive Störung (Dysthymie),* die *Prämenstruelle Dysphorische Störung* und die *Substanz- oder Medikamenteninduzierte Depressive Störung* (Falkai & Wittchen, 2015, S. 209). Unter den verschiedenen Störungen ist die *Major Depression* letztlich so etwas wie eine prototypische Störung für den gesamten Bereich der depressiven Störungen. Wegen der Nähe zu

Burn-out und wegen einer möglichen Verwechslungsgefahr wird nachfolgend näher auf die *Major Depression* eingegangen. Bei einer *Major Depression* sollte man sich zeitnah professionelle Hilfe holen. Manche Menschen mit vermeintlichem Burn-out, der eigentlich eine Major Depression ist, übersehen die Dringlichkeit einer Behandlung.

- **Major Depression**

Eine *Major Depression* ist gekennzeichnet durch einzelne   Episoden
Episoden von mindestens 2-wöchiger Dauer. Allerdings dauern die Episoden meist länger als 2 Wochen. Wenn eine solche Episode nach einem Trauerfall das erste Mal im Leben eines Menschen auftritt, liegt möglicherweise normale Trauer vor (Falkai & Wittchen, 2015, S. 209–210). In einem solchen Fall läge keine *Major Depression* vor. Die diagnostischen Kriterien einer *Major Depression* umfassen bei Falkai und Wittchen (2015, S. 217–219) mehrere Seiten. Diese Kriterien werden hier nur auszugsweise (Vorsicht: Keine Selbstdiagnose!) zur Veranschaulichung vorgestellt. Bezogen auf eine einzelne Episode, die mindestens zwei Wochen dauern muss, muss eine Mindestzahl folgender Symptome (nur Auszug) vorliegen (Falkai & Wittchen, 2015, S. 217):   Symptome

- Depressive Verstimmung (Symptom 1): Liegt für die meiste Zeit eines Tages und an fast allen Tagen vor. Betroffene Menschen beschreiben sich beispielsweise als leer oder als hoffnungslos.
- Interesse oder Freude an (fast) allen Aktivitäten ist stark verringert (Symptom 2): Gilt für die meiste Zeit eines Tages und an fast allen Tagen. Das Interesse oder die Freude an (fast) allen Aktivitäten ist stark verringert. Das gilt auch für denjenigen Aktivitäten, die früher einmal Freude bereitet haben.
- Appetitveränderung (Verminderung oder Steigerung): Liegt an fast allen Tagen vor. Folge ist ein deutlicher Gewichtsverlust oder eine deutliche Gewichtszunahme in einem Monat.
- Psychomotorische Unruhe oder Verlangsamung: Gilt für die meiste Zeit eines Tages und an fast allen Tagen.
- Müdigkeit oder Energieverlust: Liegt an fast allen Tagen vor.
- Wertlosigkeit oder übermäßige/unangemessene Schuldgefühle: Liegen an fast allen Tagen vor.
- Eingeschränkte Denkfähigkeit oder Konzentrationsfähigkeit: Liegen an fast allen Tagen vor.
- Wiederkehrende Gedanken an den Tod, wiederkehrende Suizidvorstellungen ohne genauen Plan, Planung eines Suizids oder Suizidversuch.

1

Abgesehen davon, dass eine Mindestzahl von Symptomen vorliegen muss, damit die Diagnose *Major Depression* vergeben wird, muss eines der beiden Symptome *depressive Verstimmung* (Symptom 1) oder *Verlust an Interesse oder Freude* (Symptom 2) vorliegen, damit die diagnostischen Kriterien als erfüllt gelten (Falkai & Wittchen, 2015, S. 217). Die *depressive Verstimmung* (Symptom 1) oder der *Verlust an Interesse und Freude* (Symptom 2) muss an fast allen Tagen **und** für die meiste Zeit des Tages vorliegen. (Falkai & Wittchen, 2015, S. 2019)

ernst nehmen

Die Aufzählung ausgewählter diagnostischer Kriterien zeigt: Eine *Major Depression* ist eine ernste Störung und sollte auch ernst genommen werden. Sobald man bei sich oder bei anderen Menschen mehrere der beschriebenen Veränderungen bemerkt, sollte man umgehend abklären, ob es sich um eine *Major Depression* handelt und gegebenenfalls therapeutische Hilfe einholen. Bei einer *Major Depression* reicht ein Buch, ein Seminar oder ein Coaching nicht aus. Wenn man einem Menschen, der an einer *Major Depression* leidet, vorschlägt, positiv zu denken oder das Leben nicht so schwer zu nehmen, kann das schaden, weil der Tipp nicht umgesetzt werden kann und es wirkt, als würde man die Störung in ihrer Schwere verkennen und das Leiden nicht ernst nehmen.

Häufigkeit

> **Definition: Prävalenz**
>
> Die Prävalenz ist eine Kennzahl für die Häufigkeit einer Krankheit und beschreibt, welcher Anteil von Menschen in einem bestimmten Zeitraum erkranken. Üblicherweise wird bei psychischen Störungen ein Jahr als Zeitraum verwendet, man spricht dann von einer 12-Monats-Prävalenz. Die 12-Monats-Prävalenz beschreibt, wie viele Menschen innerhalb eines Jahres an einer bestimmten Störung erkranken. Für eine Episode einer Major Depression liegt die 12-Monats-Prävalenz bei rund 7 %

Bei jüngeren Menschen (18–29 Jahre) liegt die Prävalenz dreimal höher als bei Menschen, die älter als 60 Jahre sind. Bei Frauen liegt die Prävalenz um den Faktor 1,5 bis 3 höher als bei Männern. Die *erste Episode* einer *Major Depression* kann zwar in jedem Alter auftreten, allerdings ist die Wahrscheinlichkeit einer Ersterkrankung in der Pubertät deutlich erhöht. (Falkai & Wittchen, 2015, S. 223)

geringe emotionale Stabilität

Starker Neurotizismus (geringe *emotionale Stabilität*) gilt als ein Risikofaktor, gerade in Kombination mit besonders belastenden Lebensereignissen (Falkai & Wittchen, 2015, S. 224), siehe hierzu auch die Arbeit von Hentrich (2016) bei

Führungskräften. Menschen mit geringer emotionaler Stabilität können durch belastende Lebensereignisse in eine depressive Episode geraten, während Menschen mit höherer Stabilität die gleiche Lebenssituation weniger beeinträchtigt überstehen. Die Metaanalyse von Bäzner (2013, S. 134, 140) zeigt, dass Stress den Verlauf bipolarer depressiver Störungen verschlechtern kann, diese Störung wird in diesem Abschnitt nicht behandelt, ähnlich wie bei Menschen mit depressiven Störungen (Bäzner, 2013, S. 139). Bipolare Störungen nannte man früher manisch-depressive Störungen (Falkai & Wittchen, 2015, S. 167–168). Bei einer bipolar affektiven Störung liegt im Vergleich zu depressiven Störungen zusätzlich eine *manische Phase* vor. Manische Phasen sind beispielsweise (nur Auszug) durch ein übersteigertes Selbstwertgefühl, ein vermindertes Schlafbedürfnis und einen starken Rededrang gekennzeichnet (Falkai & Wittchen, 2015, S. 168).

1.11.5 Angststörungen

Angststörungen sind durch starke Furcht- oder Angstreaktionen gekennzeichnet (Falkai & Wittchen, 2015, S. 255). Angststörungen können sich auf verschiedene Auslösesituationen beziehen und im ungünstigen Fall sogar generalisieren. Man sollte Angststörungen deutlich von stressbedingter kurzfristiger Angst oder Furcht unterscheiden, weil Angstsörungen länger andauern, 6 Monate gelten als Richtwert (Falkai & Wittchen, 2015, S. 255). Depressive Störungen und Angststörungen können gemeinsam auftreten (Hansch, 2021, S. 8).

> **Definition: Furcht und Angst**
>
> *Furcht* ist eine emotionale Reaktion auf eine tatsächliche oder nur wahrgenommene unmittelbar bevorstehende Bedrohung. *Angst* ist demgegenüber die Reaktion auf eine geistig vorweggenommene Bedrohung (Falkai & Wittchen, 2015, S. 255).

Furcht – Angst

Viele Angststörungen entwickeln sich in der Kindheit und können sich unbehandelt verstärken. Frauen leiden etwa doppelt so häufig an Angststörungen wie Männer (Falkai & Wittchen, 2015, S. 256). Bei einer *sozialen Angststörung,* die für eine schulische und eine berufliche Entwicklung besonders hinderlich sein kann, reagieren Menschen nach Falkai und Wittchen (2015, S. 256) furchtsam oder ängstlich auf soziale

1

Interaktionen und allgemein auf Situationen, in denen andere Menschen sie beurteilen oder beurteilen könnten. Das trifft auf Leistungssituationen wie Prüfungen oder prüfungsähnliche Situationen wie Präsentationen zu, kann sich aber selbst darauf beziehen, von anderen Menschen beim Essen oder Trinken beobachtet zu werden (Falkai & Wittchen, 2015, S. 256). Neben sozialen Angststörungen unterscheidet man noch zwischen (nur Auszug): *Störungen mit Trennungsangst, spezifischen Phobien* beispielsweise vor Hunden oder vor Spritzen, *Panikstörungen, Agoraphobie* wie beispielsweise der Angst vor einer Benutzung öffentlicher Verkehrsmittel oder dem Betreten von offenen Plätzen sowie *generalisierten Angststörungen.* Wegen der oft stressverstärkenden Wirkung werden nachfolgend die *Soziale Angststörung* sowie die *Generalisierte Angststörung* vorgestellt.

▪ Soziale Angststörung

Negativbewertungen

Eine *soziale Angststörung* (auch: soziale Phobie) ist durch sehr starke Furcht oder Angst in sozialen Situationen gekennzeichnet, in denen ein Mensch von anderen beurteilt wird oder beurteilt werden könnte. Betroffene befürchten eine Negativbewertung durch andere Menschen. Folgerichtig werden soziale Situationen vermieden (Falkai & Wittchen, 2015, S. 274). Durch das Vermeiden verpasst man die Chance zu erleben, dass die eigenen Befürchtungen unbegründet sind. Nach Falkai und Wittchen (2015, S. 274) muss die Furcht oder Angst situativ unangemessen sein und länger andauern (sechs Monate). Wer sich vor einer spezifischen Präsentation fürchtet, beispielsweise weil die Präsentation sehr wichtig für die Karriere ist und man sich nicht gut vorbereitet fühlt, leidet nicht an einer Angststörung.

erhebliche Beeinträchtigung

Im Umgang mit anderen Menschen beeinträchtigen soziale Angststörungen sehr stark. Auch die berufliche Entwicklung kann behindert werden, beispielsweise wenn man sich aus Furcht oder Angst vor einem Vorstellungsgespräch gar nicht erst bewirbt oder eine Bewerbung zurückzieht, sobald man die Einladung zu einem Vorstellungsgespräch erhalten hat. Wenig überraschend steigt bei sozialen Angststörungen die Wahrscheinlichkeit von Schulabbrüchen, schlechtem Allgemeinbefinden und geringer Erwerbstätigkeit (Falkai & Wittchen, 2015, S. 279). Letztlich verschlechtern sich so die situativen Bedingungen, unter denen ein Mensch lebt. Oft fehlt ein soziales Umfeld, dass bei Stress unterstützend wirken könnte. Trotz teils gravierender Einschränkungen in der Lebensführung suchen laut Falkai und Wittchen (2015, S. 280) nur rund die Hälfte der Betroffenen Hilfe und lassen sich behandeln. Eine soziale Angststörung kann wegen der

Selbstisolierung zu einer *Major Depression* führen (Falkai & Wittchen, 2015, S. 282).

- **Generalisierte Angststörung**

Bei einer *generalisierten Angststörung* zeigt sich starke Furcht oder Angst hinsichtlich mehrerer Ereignisse oder Situationen, beispielsweise hinsichtlich beruflicher Verpflichtungen, alltäglicher Lebensumstände oder Kleinigkeiten wie dem Zuspätkommen bei einer Verabredung (Falkai & Wittchen, 2015, S. 302). Ein diagnostisches Kriterium ist das Vorliegen von Furcht oder Angst an der Mehrzahl der Tage über einen Zeitraum von mindestens sechs Monaten (Falkai & Wittchen, 2015, S. 301), einmalige Angst oder Furcht sind nicht als Störung zu klassifizieren. Betroffene können Sorgen nicht kontrollieren und zeigen mindestens drei der folgenden sechs Symptome (Falkai & Wittchen, 2015, S. 301–302):

Symptome

- Ruhelosigkeit, oder ständig auf dem Sprung sein
- rasche Ermüdbarkeit
- Konzentrationsprobleme
- Reizbarkeit
- Muskelspannung
- Schlafstörungen: nicht einschlafen können, nicht durchschlafen können, nicht erholsam schlafen

Diese Symptome können auch bei chronischem Stress auftreten, allerdings sollte man nicht vorschnell bei stressbedingter Symptomatik eine generalisierte Angststörung annehmen. Bei einer generalisierten Angststörung hat sich die Angst quasi von konkreten Stressoren gelöst und besteht auch ohne Stressoren fort. Selbst alltägliche Anforderungen können wegen der Angststörung als sehr belastend erlebt werden. Man könnte das so auf den Punkt bringen: Wer an einer generalisierten Angststörung leidet, erlebt oft Stress und kann unter chronischem Stress leiden. Aber selbst Menschen, die lange unter chronischem Stress leiden, müssen keine generalisierte Angststörung entwickeln. Das Erkrankungsrisiko über die gesamte Lebensspanne liegt bei 9 %, wobei Frauen etwa doppelt so häufig betroffen sind wie Männer (Falkai & Wittchen, 2015, S. 303). Man geht nach Falkai und Wittchen (2015, S. 305) davon aus, dass rund ein Drittel des Risikos, an einer generalisierten Angststörung zu erkranken, genetisch bedingt ist und dass sich dies mit hohen Neurotizismuswerten (geringe *emotionale Stabilität*) überlappt. Zu Persönlichkeitseigenschaften siehe ▶ Abschn. 1.9. Wer mehr über einen konstruktiven Umgang mit Angststörungen erfahren möchte, dem sei das Buch von Hansch (2021, S. 137–153) empfohlen. Zwar kann das Buch eine Psychotherapie nicht ersetzen, dennoch

1

bietet es einen guten Einstieg in das Thema und ist als Begleitmaterial zu einer Psychotherapie sehr gut geeignet.

> ### Zusammenfassung
> Stress kann durch viele verschiedene Ereignisse und Situationen ausgelöst werden. Es hilft, wenn man weiß, auf welche Arten von Stressoren man besonders sensibel reagiert. Manche Stressoren kann man abstellen, mit anderen muss man lernen umzugehen, beispielsweise mit einer chronischen Erkrankung. Wenn Menschen unter starken Stress geraten, können sie nicht besonders gut denken. Das ist misslich, weil man in vielen der heutigen Stresssituationen sein Gehirn einsetzen muss, um gute situationsangemessene Lösungen zu finden. Daher gilt es zunächst, automatische Handlungen unter Stress aufzuhalten und wieder in den Modus kontrollierten Denkens zu gelangen. Zu den Möglichkeiten, wie man das schaffen kann, siehe ▶ Kap. 2. Nicht bei jeder Stresssituation muss man sich sorgen. Erst wenn Stress chronisch wird und man dauerangespannt ist, man wenig Möglichkeiten einer Veränderung sieht, man sich also ausgeliefert fühlt, wächst das Risiko von Gesundheitsschäden. Je länger Stress dauert, je weniger Veränderungschancen man sieht und je schlechter der Gesundheitszustand bereits vor dem chronischen Stress war, desto gesundheitsgefährdender ist Stress. Von chronischem Stress unterscheiden sollte man psychische Störungen wie depressive Störungen oder Angststörungen. Dennoch sollte man wegen der Verwechslungsgefahr bei Verdacht auf chronischen Stress und bei entsprechenden Symptomen sicherheitshalber prüfen, ob möglicherweise eine psychische Störung vorliegt. Beim Verdacht auf eine psychische Störung sollte man sich professionelle Hilfe holen. Von einer Selbstdiagnose wird abgeraten.

Literatur

Ahrens, R. (2021). Beruf und Familie in Zeiten von Corona – Synchrone Vereinbarkeit als Herausforderung. In B. Badura, A. Ducki, H. Schröder, & M. Meyer (Hrsg.), *Fehlzeiten-Report 2021* (S. 363–376). Springer.

Alarcon, G., Eschleman, K. J., & Bowling, N. A. (2009). Relationship between personality variables and burnout: A meta analysis. *Work & Stress, 23*(3), 244–263.

Allenspach, M., & Brechbühler, A. (2005). *Stress am Arbeitsplatz. Theoretische Grundlagen, Ursachen, Folgen und Prävention.* Huber.

Allman, W. F. (1999). *Mammutjäger in der Metro. Wie das Erbe der Evolution unser Denken und Verhalten prägt.* Spektrum Akademischer Verlag.

Amelang, M., Hasselbach, P., & Stürmer, T. (2004). Persönlichkeit, Herzerkrankungen und Krebs: Erste Ergebnisse der Heidelberger Kohorten-Studie bei älteren Menschen. *Zeitschrift für Gesundheitspsychologie, 12*(3), 102–115.

Bamberg, E. (2004). Stress bei der Arbeit und Maßnahmen der Stressreduktion: Aktuelle Konzepte und Forschungsergebnisse. *Arbeit, 13*(3), 264–277.

Bäzner, E. (2013). *Eine Meta-Analyse empirischer Studien zur Frage des Einflusses von Stress auf den Verlauf bipolar affektiver Störungen.* Disseration, Universität Tübingen.

Bear, M. F., Connors, B. W., & Paradiso, M. A. (2018). *Neurowissenschaften* (4. Aufl.). Springer Spektrum.

Birbaumer, N., & Schmidt, R. F. (2010). *Biologische Psychologie* (7. Aufl.). Springer Medizin.

Blankenstein, U., Gassner, M., Hilken, B., & Milz, H.-R. (o. J.). *Streß verstehen und bewältigen.* Hefte zur Fortbildung, Nr. 9. Rheinbraun Eigendruck.

Brandtstädter, J. (2015). *Positive Entwicklung. Zur Psychologie gelingender Lebensführung* (2. Aufl.). Springer Spektrum.

Carter, N. T., Guan, L., Maples, J. L., Williamson, R. L., & Miller, J. D. (2016). The downsides of extrem conscientiousness for psychological well-beeing: The role of obsessive compulsive tendencies. *Journal of Personality, 84*(4), 510–552.

Chen, W.-Q., Siu, O.-L., Lu, J.-F., Cooper, C. L., & Phillips, D. R. (2009). Work stress and depression: The direct and moderating effects of informal social support and coping. *Stress and Health, 25*(5), 431–443.

Cirkel, M., & Seibold, S. (in Vorbereitung). Resilienz – Person, Situation, Interaktion. In M. Moser & K. Häring (Hrsg.), *Gesund bleiben in kranken Unternehmen.* Springer.

Csikszentmihalyi, M. (1997). *Finding flow. The psychology of engagement with everyday life.* Basic Books.

Destatis. (2021). Gesundheit – Todesursachen. Statistisches Bundesamt. ▶ https://www.destatis.de/DE/Themen/Gesellschaft-Umwelt/Gesundheit/Todesursachen/_inhalt.html. Zugegriffen: 12. Okt. 2021.

van Dick, R. (2015). *Stress lass nach! Wie Gruppen unser Stresserleben beeinflussen.* Springer Spektrum.

Diebig, M. (2016). *Leadership and work stress: A three study investigation on stress-related antecendents and consequences of full-range leadership behaviors.* Dissertation, Technische Universität Dortmund.

Dietrich, R. (2017). *Stressbewältigung und berufliche Identität in der Bankenbranche.* Springer.

Dill, H., & Straus, F. (2010). Kohärenzgefühl als Burnout-Prophylaxe? *Praeview – Zeitschrift für innovative Arbeitsgestaltung und Prävention, 2*(1), 12–13.

Eckert, M., & Tarnowski, T. (2017). *Stress- und Emotionsregulation.* Beltz.

Falkai, P., & Wittchen, H.-U. (2015). *Diagnostisches und Statistisches Manual Psychischer Störungen (DSM-5^R).* Hogrefe.

Fichte, J. (2017). *Resilienz und emotionale Stabilität von Managern.* Springer.

Fischer, J. E. (2003). Arbeit, Stress und kardiovaskuläre Erkrankungen. *Therapeutische Umschau, 60*(11), 689–696.

Forster, H., & Janda, P. (2012). *Stress abbauen mit ROME®.* Humboldt.

Frese, M. (1991). *Die Führung der eigenen Person. Streßmanagement.* Besser führen (Bd. 3). Institut Mensch und Arbeit.

Freuding, J., & Wohlrabe, K. (2021). Arbeit in Zeiten von Gesundheitskrisen – Zahlen und Fakten. In B. Badura, A. Ducki, H. Schröder, & M. Meyer (Hrsg.), *Fehlzeiten-Report 2021* (S. 13–26). Springer.

Fritz, C., & Sonnentag, S. (2005). Recovery, health, and job performance: Effects of weekend experience. *Journal of Occupational Health Psychology, 10*(3), 187–199.

Gehring, J., & Klein, G. (2008). *Leben mit der koronaren Herzkrankheit* (3. Aufl.). Urban & Vogel.

Gerin, W., Davidson, K. W., Christenfeld, N. J. S., Goyal, T., & Schwartz, J. E. (2006). The role of angry rumination and distraction in blood

1

pressure recovery from emotional arousal. *Psychosomatic Medicine, 68*(1), 64–72.

Hägerbäumer, M. (2017). *Risikofaktor Präsentismus*. Springer.

Hahlweg, K. (2011). Vorwort. In A. Wagner-Link (Autorin), *Der Stress. Stressoren erkennen. Belastungen vermeiden. Stess bewältigen* (S. 2). Techniker Krankenkasse.

Hahn, V. C., & Dormann, C. (2013). Stress, Burn-out und Arbeitsengagement. In R. Stock-Homburg (Hrsg.), *Handbuch Strategisches Personalmanagement* (2. Aufl., S. 553–575). Springer Gabler.

Hansch, D. (2021). *Erfolgreich gegen Depression und Angst* (3. Aufl.). Springer.

Hautzinger, M., & Prössel, P. (2017). *Kognitive interventionen*. Hogrefe.

Heikkilä, K., Nyberg, S. T., Theorell, T., Fransson, E. I., Alfredsson, L., Bjorner, J. B., Bonenfant, S., Borritz, M., Bouillon, K., Burr, Hr. et al. (2013). Work stress and risk of cancer: Meta-analysis of 5700 incident cancer events in 116 000 European men and women. *BMJ, 346,* 165.

Hengen, K. M., & Alpers, G. W. (2021). Stress makes the difference: Social stress and social anxiety in decision-making under uncertainty. *Frontiers in Psychology, 12,* Article, 578293.

Hentrich, S. (2016). *Vulnerabilitäts- und Resilienzfaktoren bei der Entstehung von Burnout und depressiven Symptomen bei Führungskräften*. Dissertation, Universität Bremen.

Hofer, J., Busch, H., & Kiessling, F. (2008). Individual pathways to life satisfaction: The significance of traits and motives. *Journal of Happiness Studies, 9*(4), 503–520.

Hoffmann, G. P. (2016). *Führungsherausforderung Mobbing*. Springer.

Holmes, T. H., & Rahe, R. H. (1967). The social readjustment scale. *Journal of Psychosomatic Research, 11*(2), 213–218.

Holz, M., Zapf, D., & Dormann, C. (2004). Soziale Stressoren in der Arbeitswelt: Kollegen, Vorgesetzte und Kunden. *Arbeit, 13*(3), 278–291.

Hölzel, B. K., Carmody, J., Evans, K. C., Hoge, E. A., Dusek, J. A., Morgan, L., Pitman, R. K., & Lazar, S. W. (2010). Stress reduction correlates with structural changes in the amygdala. *Social Cognitive and Affective Neuroscience, 5*(1), 11–17.

Hünefeld, L. (2016). *Die Arbeitswelt als gesundheitliche Herausforderung*. Dissertation, Johann-Wolfgang-Goethe-Universität Frankfurt.

Jacobshagen, N., Amstand, F. T., Semmer, N. K., & Kuster, M. (2005). Work-Family-Balance im Topmanagement. Konflikt zwischen Arbeit und Familie als Mediator der Beziehung zwischen Stressoren und Befinden. *Zeitschrift für Arbeits- und Organisationspsychologie, 49*(4), 208–219.

Jaeggi, R. (2005). *Entfremdung. Zur Aktualität eines sozialphilosophischen Problems*. Campus.

Karasek, R. A. (1979). Job demands, job decision latitude and mental strain. Implications for the job redesign. *Administrative Science Quarterly, 24*(2), 285–306.

Kiesel, A., & Spada, H. (2018). *Lehrbuch Allgemeine Psychologie* (4. Aufl.). Hogrefe.

Kivimäki, M., Virtanen, M., Kouvonen, A., Väänänen, A., & Vahtera, J. (2006). Work stress in the etiology of coronary heart disease – A meta-analysis. *Scandinavian Journal of Work, Environment & Stress, 32*(6), 431–442.

Kossak, T-N. (2015). *Selbstzugang unter Belastung und Stress*. Dissertation, Technische Universität München.

Krohne, H. W., & Tausch, A. P. (2014). *Persönlichkeit und Emotion*. Kohlhammer.

Lazarus, R. S. (1966). *Psychological stress and the coping process*. McGraw-Hill.

Lazarus, R. S., & Launier, R. (1981). Streßbezogene Transaktionen zwischen Person und Umwelt. In J. R. Nitsch (Hrsg.), *Stress, Theorien, Untersuchungen, Maßnahmen* (S. 213–260). Huber.

Li, D. (2020). *Stress management at the workplace: A comparative study between chinese and german companies*. Dissertation, Universität Bayreuth.

Litzcke, S., & Heber, F. (2017). Persönlichkeit und Führung – Das 5-Faktoren-Modell der Persönlichkeit. In K. Häring & S. Litzcke (Hrsg.), *Führungskompetenzen lernen. Eignung, Entwicklung, Aufstieg* (2. Aufl., S. 61–97). Schäffer-Poeschel.

Lord, W. (2007). *Das NEO-Persönlichkeitsinventar in der berufsbezogenen Anwendung. Interpretation und Feedback*. Hogrefe.

Mainka-Riedel, M. (2013). *Stressmanagement – Stabil trotz Gegenwind*. Springer Gabler.

Martens, J.-U., & Begus, B. M. (2016). *Das Geheimnis seelischer Kraft*. Kohlhammer.

Matthews, G., Yousfi, S., Schmidt-Rathjens, C., & Amelang, M. (2003). Personality variable differences between disease cluster. *European Journal of Personality, 17*(2), 157–177.

Menzel, L., & Sonntag, K. (2009). Beanspruchung erkennen und Fehlbelastung vermeiden. Instrument zur Analyse von psychischen Belastungen am Arbeitsplatz. *Personalführung*, Band 7, 40–47.

Metz, A.-M., & Rothe, H.-J. (2017). *Screening psychischer Arbeitsbelastungen*. Springer.

Meyer, M., Wing, L., Schenkel, A., & Meschede, M. (2021). Krankheitsbedingte Fehlzeiten in der deutschen Wirtschaft im Jahr 2020. In B. Badura, A. Ducki, H. Schröder, & M. Meyer (Hrsg.), *Fehlzeiten-Report 2021* (S. 441–538). Springer.

Meyer, W.-U., Reisenzein, R., & Schützwohl, A. (2003). *Einführung in die Emotionspsychologie. Bd. II: Evolutionspsychologische Theorien* (3. Aufl.). Huber.

Mohr, G. (1986). *Die Erfassung psychischer Befindlichkeitsbeeinträchtigungen bei Industriearbeitern*. Lang.

Monat, A., & Lazarus, R. S. (1991). *Stress and coping: An anthology* (3. Aufl.). Columbia University Press.

Müller, T., & Paterok, B. (2017). *Schlaf erfolgreich trainieren* (3. Aufl.). Hogrefe.

Neyer, F. J., & Asendorpf, J. B. (2018). *Psychologie der Persönlichkeit* (6. Aufl.). Springer.

Nitsch, J. R. (1981). Streßtheoretische Modellvorstellungen. In J. R. Nitsch (Hrsg.), *Stress, Theorien, Untersuchungen, Maßnahmen* (S. 52–141). Huber.

Olschewski, A. (1995). *Atementspannung: Abbau emotionaler und körperlicher Anspannung durch Atemtherapie*. Haug.

Ostendorf, F., & Angleitner, A. (2004). *NEO-PI-R. NEO-Persönlichkeitsinventar nach Costa und McCrae (Revidierte Fassung)*. Hogrefe.

Pütz, T., & Winkler, D. (2020). Hat Pendeln noch eine Zukunft?. In F. Knieps & H. Pfaff (Hrsg.), *BKK Gesundheitsreport 2020* (S. 229–235). MWV Medizinisch Wissenschaftliche Verlagsgesellschaft.

Rau, R., & Buyken, D. (2015). Der aktuelle Kenntnisstand über Erkrankungsrisiken durch psychische Belastungen. *Zeitschrift für Arbeits- und Organisationspsychologie, 59*(3), 113–129.

Rau, R., & Riedel, S. (2004). Besteht ein Zusammenhang zwischen dem Auftreten von positivem Arbeitserleben unter Flow-Bedingungen und Merkmalen der Arbeitstätigkeit? *Zeitschrift für Arbeits- und Organisationspsychologie, 48*(2), 55–66.

Rauschenbach, C., Krumm, S., Thielgen, M., & Hertel, G. (2013). Age and work-related stress: A review and meta-analysis. *Journal of Managerial Psychology, 28*(7/8), 781–804.

Reif, J. A. M., & Spieß, E. (2018). Erholung. In J. A. M. Reif, E. Spieß, & P. Stadler (Hrsg.), *Effektiver Umgang mit Stress* (S. 131–138). Springer.

Reif, J. A. M., Spieß, E., & Stadler, P. (2018). Stress verstehen. In J. A. M. Reif, E. Spieß, & P. Stadler (Hrsg.), *Effektiver Umgang mit Stress* (S. 1–12). Springer.

Reith, S. (2018). *ME/CFS erkennen und verstehen.* tredition.

Renner, B., & Schupp, H. (2005). Gesundheitliche Risiken: Wahrnehmung und Verarbeitung. In R. Schwarzer (Hrsg.), *Gesundheitspsychologie* (S. 173–193). Hogrefe.

Robert Koch-Institut. (2012). *Die Gesundheit von Erwachsenen in Deutschland 2012 (DEGS).* Robert Koch-Institut. ► https://www.rki.de/DE/Content/Gesundheitsmonitoring/Studien/Degs/degs_w1/degs_info_broschuere.pdf?__blob=publicationFile. Zugegriffen: 18. Okt. 2021.

Rüger, H., & Stawarz, N. (2020). Gesundheitliche und soziale Auswirkungen arbeitsbedingter räumlicher Mobilität: ein Forschungsüberblick. In F. Knieps & H. Pfaff (Hrsg.), *BKK Gesundheitsreport 2020* (S. 229–235). MWV Medizinisch Wissenschaftliche Verlagsgesellschaft.

Rusch, S. (2019). *Stressmanagement* (2. Aufl.). Springer.

Scharnhorst, J. (2019). *Psychische Belastungen am Arbeitsplatz vermeiden.* Haufe.

Schmidt-Atzert, L. (2009). Gefühle als Emotionsmonitor. In G. Stemmler (Hrsg.), *Psychologie der Emotion* (Enzyklopädie der Psychologie) (S. 339–386). Hogrefe.

Schmidt-Atzert, L., Peper, M., & Stemmler, G. (2014). *Emotionspsychologie* (2. Aufl.). Kohlhammer.

Schmucker, R. (2021). Soziale Ungleichzeit als prägendes Merkmal – die Arbeitswelt während und nach der Corona-Krise. In B. Badura, A. Ducki, H. Schröder, & M. Meyer (Hrsg.), *Fehlzeiten-Report 2021* (S. 187–198). Springer.

Schlerit, P. I., & Fischer, S. A. (2019). *Stressmanagement* (2. Aufl.). Haufe.

Schmalzl, H. P. (2008). *Einsatzkompetenz.* Verlag für Polizeiwissenschaft.

Schulz, R. (2016). *Die Relevanz personenbezogener Faktoren für die Messung des Burnout-Risikos.* Dissertation, Universität Bochum.

Schwartz, J. E., & Stone, A. A. (1993). Coping with daily work pproblems. Contributions of problem content, appraisals, and person factors. *Work & Stress, 7*(1), 47–62.

Segerstrom, S. C., & Miller, G. E. (2004). Psychological stress and the human immune system: A meta-analytic study of 30 years of inquiry. *Psychological Bulletin, 130*(4), 601–630.

Seibold, S., & Horn, A. (2021). *Emotion und Fehlentscheidung: Wie Menschen auch unter Stress klug entscheiden.* Springer.

Selye, H. (1974). *Streß: Bewältigung und Lebensgewinn.* Piper.

Skakon, J., Nielsen, K., Borg, V., & Gurman, J. (2010). Are Leaders' well-being, behaviours and style associated with the affective well-being of theire employees? A systematic review of three decades of research. *Work & Stress, 24*(2), 107–139.

Spieß, E., Reif, J. A. M., & Stadler, P. (2018). Reaktionen auf Stress – Stress als Reaktion. In J. A. M. Reif, E. Spieß, & P. Stadler (Hrsg.), *Effektiver Umgang mit Stress* (S. 83–100). Springer.

Stächele, T., Heinrichs, M., & Domes, G. (2020). *Ratgeber Stress und Stressbewältigung.* Hogrefe.

Stark, H., Enderlein, G., Heuchert, G., Kersten, N., & Wetzel, A.-M. (1998). *Streß am Arbeitsplatz und Herz-Kreislauf-Krankheiten.* Schriftenreihe der Bundesanstalt für Arbeitsschutz und Arbeitsmedizin (Fb 802). Bundesanstalt für Arbeitsschutz und Arbeitsmedizin.

Stiftung Gesundheitswissen. (2021). *Hypertonie Hintergrund*. Stiftung Gesundheitswissen.

Stollreiter, M., Völgyfy, J., & Jencius, T. (2000). *Stress-Management. Das Waage-Programm: Mehr Erfolg mit weniger Stress*. Beltz.

Treier, M. (2019). *Gefährdungsbeurteilung psychischer Belastungen* (2. Aufl.). Springer.

Wagner-Link, A. (2011). *Der Stress. Stressoren erkennen. Belastungen vermeiden. Stess bewältigen*. Techniker Krankenkasse.

Witkoswki, R. (2021). Organisationsbedingte Angst – Wenn die psychologische Sicherheit am Arbeitsplatz fehlt. In B. Badura, A. Ducki, H. Schröder, & M. Meyer (Hrsg.), *Fehlzeiten-Report 2021* (S. 201–215). Springer.

Wood, J. V., Heimpel, S. A., Newby-Clark, I. R., & Ross, M. (2005). Snatching defeat from the jaws of victory: Self-esteem differences in the experience and anticipation of success. *Journal of Personality & Social Psychology, 89*(5), 764–780.

Stress bewältigen

Inhaltsverzeichnis

© Der/die Autor(en), exklusiv lizenziert durch Springer-Verlag GmbH, DE, ein Teil von Springer
Nature 2022
S. Seibold, *Stress, Mobbing und Burn-out*,
https://doi.org/10.1007/978-3-662-64190-3_2

2

In diesem Kapitel lernen Sie verschiedene Methoden zur Stressbewältigung kennen. Nicht jede Methode ist für jede Situation oder für jeden Menschen in gleicher Weise geeignet. Man kann die Methoden ordnen von eher einfach lernbaren Methoden wie *Ablenkung* bis hin zu so umfassenden Ansätzen wie einer *Umstellung des* gesamten *Lebensstils.* Im Idealfall beherrscht man viele unterschiedliche Methoden zur Stressbewältigung, weil es so wahrscheinlicher wird, in einer konkreten Situation eine hilfreiche Methode zur Hand zu haben. Je wirksamer eine Methode ist, desto mehr Zeit und Energie muss man in der Regel investieren, um sie zu lernen oder umzusetzen. So sind beispielsweise eine *Einstellungsänderung* oder die *Umstellung des Lebensstils* in vielen Fällen sehr wirksam, können aber nicht so einfach umgesetzt werden wie beispielsweise eine gezielte *Ablenkung.* Man kann die Methoden der Stressbewältigung nach verschiedenen Kriterien einteilen, beispielsweise in problemfokussierte oder emotionsfokussierte Methoden oder wie nachfolgend sortiert von kurzfristiger bis langfristiger Wirkung.

Vielfalt

Für die verschiedenen Methoden zur Stressbewältigung (Coping) gibt es eine Vielzahl von Klassifikationsvorschlägen. Darauf wird hier nicht vertieft eingegangen, weil letztlich die Vielfalt unterschiedlicher Stressbewältigungsmethoden zählt, die man im eigenen Alltag praktisch anwenden kann und nicht die Art der Klassifikation von Methoden zur Stressbewältigung. Je breiter das Spektrum der eigenen Methoden zur Stressbewältigung ist, desto wahrscheinlicher verfügt man in einer konkreten Stresssituation über eine hilfreiche Bewältigungsmethode.

Definition Coping

Statt *Bewältigung* wird auch der Begriff *Coping* verwendet. Unter Coping versteht man die Bemühungen eines Menschen, externe oder interne Anforderungen zu bewältigen (Reif et al., 2018b, S. 102).

---

es gibt kein Patentrezept

Coping kann im Sinn einer konstruktiven Stressbewältigung situativ gelingen oder misslingen. Um die Erfolgswahrscheinlichkeit von Coping zu erhöhen, sollte man die Wahl der jeweiligen Bewältigungsmethoden an seiner konkreten Lebenssituation ausrichten. In Situationen, die kontrollierbar sind und die eine geringe Eigendynamik zum Guten haben, ist eine aktive Einflussnahme auf einen Stressor sinnvoll. In Situationen, die sich im Wandel befinden, kann Abwarten (Passivität) sinnvoll sein. Flucht, wie beispielsweise ein Arbeitsplatzwechsel, ist dann empfehlenswert, wenn ein Stressor weder kontrollierbar noch wandelbar und gleichzeitig stark negativ ist, beispielsweise wenn man sowohl von der eigenen Führungskraft als auch von mehreren Kollegen gemobbt wird. Eine repräsentationsorientierte Bewältigung verändert durch Informationssuche oder Informationsunterdrückung die Wahrnehmung eines Stressors, während eine evaluationsorientierte Bewältigung die Einstellung zum Stressor ändert. Die Ausführungen zeigen, dass eine bestimmte Bewältigungsmethode nicht immer gut oder immer schlecht ist. Vielmehr hängt die Wirkung einer Bewältigungsmethode von der jeweiligen Situation (Folkman & Moskowitz, 2003) sowie von den individuellen Ressourcen des betroffenen Menschen ab, also von den eigenen Möglichkeiten und dem eigenen Willen, auf eine Situation zu reagieren. Besonders hilfreich für eine erfolgreiche Stressbewältigung ist deshalb Flexibilität in der Anwendung verschiedener Copingmethoden. Dazu gehört auch, dass man diese Methoden gelernt hat und anwenden kann.

Idealweise hilft ein gutes Stresstraining einem dabei, sein **Repertoire erweitern** Methodenrepertoire gezielt zu erweitern. Wer beispielsweise unter Stress eher zur Flucht neigt, sollte zusätzliche Bewältigungsmethoden lernen, die eine andere Verhaltensweise als Flucht ermöglichen. Das Entscheidende für den Transfer einer Stressbewältigungsmethode von einem Seminar oder einem Coaching in den eigenen Alltag ist: Man sollte eine neue Bewältigungsmethode trainieren, *bevor* man unter starken Stress gerät (Hahlweg, 2011, S. 2). Viele Menschen tun das nicht und interessieren sich erst dann vertieft für Stressbewältigung, wenn sie unter starkem oder chronischem Stress bereits leiden. Das ist vergleichbar mit krankengymnastischen Übungen. Man sollte nicht erst dann mit der Krankengymnastik beginnen, wenn einem der Rücken schon so weh tut, dass man sich kaum mehr bewegen kann. Wie bei so vielen Dingen helfen auch beim Lernen und Üben von Methoden der Stressbewältigung eine Portion Willenskraft und Selbstdisziplin.

> **Wichtig**
> Je mehr verschiedene Bewältigungsmethoden ein Mensch im Alltag anwenden kann, desto flexibler kann er auf Stress reagieren und desto wahrscheinlicher wird eine erfolgreiche Stressbewältigung.

Wie gehen Sie persönlich mit Stress um? Notieren Sie bitte **Bestandsaufnahme** kurz in Stichpunkten diejenigen Stressbewältigungsmethoden, die Sie schon einsetzen. Vergleichen Sie das Repertoire dann mit den nachfolgend vorgestellten Methoden der Stressbewältigung. Erweitern Sie im nächsten Schritt Ihr Repertoire gezielt um solche Methoden, die Ihnen noch

2

fremd sind. Ziel sollte sein, verschiedene Stressbewältigungs-methoden zu erlernen, um für unterschiedliche künftige Stresssituationen möglichst gut gewappnet zu sein. Nicht jede Stressbewältigungsmethode ist für jeden Menschen oder für jeden Stressor geeignet. Dabei sollte es nicht darum gehen, *alle* nachfolgend vorgestellten Methoden für sich einzuüben, sondern darum, sein Repertoire gezielt zu erweitern. Beispielsweise finden manche Menschen leicht Zugang zu Entspannungsverfahren, andere nur schwer oder gar nicht; stattdessen hilft möglicherweise eher Ausdauersport. Also: keine Stressbewältigung um jeden Preis. Man kann sich auch zu viel Druck auflasten, wenn man möglichst perfekt möglichst alle Methoden zur Stressbewältigung lernen möchte.

■ **Keine Patentrezepte in Sicht**

Selbstorganisation

Verschiedene Stresssituationen erfordern verschiedene Methoden der Bewältigung. Mit anderen Worten: So schön das wäre, aber Patentrezepte gibt es nicht (Reif et al., 2018a, S. VII; Wagner-Link, 2011, S. 4, 13). Was für den einen gut geeignet ist, hilft dem anderen nicht oder hilft in einer anderen Situation nicht. Eine für das Berufsleben geeignete Methode zur Stressbewältigung kann im privaten Bereich weniger hilfreich sein. Wie die Studie von Kaluza (1999) zeigt, verbessert ein systematisches Stressbewältigungstraining, in dem verschiedene Stressbewältigungselemente trainiert werden, die Stressbewältigung nachhaltig. Ein gutes Stressbewältigungstraining fördert die Fähigkeit zur Selbstorganisation. Selbstorganisation wird allein schon deshalb an Bedeutung gewinnen, weil stabile und kontinuierliche äußere Rahmenbedingungen abnehmen – so werden beispielsweise Lebensarbeitszeitverhältnisse seltener, die Menschen ziehen oft um und Beziehungen gehen schneller in die Brüche als vor 50 Jahren. Die Außenorientierung, die beispielsweise ein stabiles Lebensarbeitszeitverhältnis bietet, wird zunehmend durch Selbstorganisation ersetzt werden. Letztlich sollte man lernen, sich an verschiedene Lebenssituationen anpassen zu können.

■ **Wo man ansetzen kann**

von kurzfristig bis langfristig

Man kann die Methoden zur Stressbewältigung nach verschiedenen Kriterien sortieren. So kann man beispielsweise unterscheiden, ob man früh im Stressprozess bei den Stressoren ansetzt oder weiter hinten bei der Stressreaktion, siehe hierzu das Stressoren-Organismus-Reaktionen-Modell in ◻ Abb. 1.1 in ▶ Kap. 1 *Stress verstehen.* Die Zahl der Stressoren kann verringert werden, indem man einige ausschaltet. Man kann sich selbst durch langfristige Stressbe-

wältigungsmethoden stabiler machen, indem man die Belastbarkeit durch aktive Entspannung erhöht oder die Bewertung einer Stresssituation verändert. Auch wenn in einer
konkreten Situation weder der Stressor noch das eigene Verhalten beeinflusst werden können, gibt es Methoden zur
kurzfristigen Erleichterung, die eine Stressreaktion so beeinflussen, dass Erregungsspitzen gekappt werden. Damit wird
ein Aufschaukeln verhindert, beispielsweise durch Ablenkung von den Stressoren. Einige Stressbewältigungsmethoden wirken kurzfristig Stress reduzierend, langfristig aber
Stress erhöhend, wie beispielsweise *Vermeidung* und *Bagatellisierung* (Erdmann & Janke, 2008). Kurzfristig vermeidet
man zwar eine ernsthafte Auseinandersetzung mit Stressoren, kann sich somit auch schonen, mittel- und langfristig
können vermiedene oder bagatellisierte Stressoren jedoch an
Wucht gewinnen und mit einer Zeitverzögerung umso negativer wirken. Gerade bei dynamischen Stressoren, das sind
Stressoren, die ohne eigenes Zutun stärker werden, ist vermeiden oder bagatellisieren riskant. Zudem kann die Angst
vor Stressoren stärker werden, wenn man sie vermeidet, beispielsweise wenn man sich wegen starker Sprechangst vor jeder Präsentation drückt.

Stressoren bewältigen, heißt, Stress auslösende Bedin- **Probleme lösen**
gungen zu verändern, beispielsweise, indem man Prob-
leme löst, ungerechtfertigte Kritik zurückweist, gerechtfertigte Kritik annimmt, Gespräche mit Konfliktpartnern führt
oder Arbeit delegiert. Bei Stress unterlaufen vielen Menschen immer wieder dieselben Fehler. Haben Sie schon einmal bemerkt, dass man unter Stress in gewohnte Verhaltensmuster zurückfällt? Das ist üblich. Nicht entmutigen lassen!
Das kontinuierliche Üben in konkreten Situationen führt
langfristig zum Erfolg. Eine problemorientierte langfristige Stressbewältigung beeinflusst die Stressursachen. Belastungen werden direkt angegangen, grundsätzlich verändert,
oder der Organismus wird stressresistenter gemacht. Methoden der langfristigen Stressbewältigung sind besonders
wirksam, wenn (Wagner-Link, 2011, S. 14):

- man Ursachen einer Belastung verändern, beseitigen oder
  reduzieren will und kann,
- eine Belastung vorhersehbar ist und man sich darauf vorbereiten kann und will.

Mit Methoden zur kurzfristigen Erleichterung kann man **sich Erleichterung**
Auswirkungen bereits angelaufener Stressreaktionen mil- **verschaffen**
dern und Stressspitzen kappen. Methoden zur kurzfristigen
Erleichterung sind sinnvoll, wenn man (adaptiert nach Wagner-Link, 2011, S. 14):

2

- die Ursachen einer Belastung nicht verändern will oder kann.
- sich in einer akuten Stresssituation befindet und wieder einen kühlen Kopf gewinnen will.
- einen Aufschaukelprozess vermeiden möchte.

Man kann Stressbewältigungsmethoden auch nach anderen Kriterien gliedern. Stächele et al. (2020, S. 35) unterscheiden beispielsweise zwischen einem problemfokussierten und einem emotionsfokussierten Vorgehen. Wenn man eine Situation aktiv verändert, spricht man von einer problemfokussierten Veränderung. Wenn man eine Situation nicht ändern kann oder will, kann man zumindest die hierdurch ausgelösten Emotionen verändern (Stächele et al., 2020, S. 35), beispielsweise Sport treiben, um Ärger abzubauen oder am Computer spielen, um sich abzulenken. Bevor in den ▶ Abschn. 2.1 *Abreaktion – Methode mit Risiken* bis *2.12 Lebensstil* verschiedene Methoden der Stressbewältigung vorgestellt werden, wird erläutert, auf welche Weise man mit Situationen grundsätzlich umgehen kann und welche Folgen das für das eigene Stresserleben hat.

■ Gelassenheit – Gleichmut und Zuversicht

hilfreiche Grundorientierung   Zum Einstieg machen wir einen kurzen Ausflug zu einem Begriff, der vom Aussterben bedroht zu sein schein – *Gelassenheit*. Während der COVID-19-Pandemie hätte mehr Gelassenheit sehr geholfen. Gelassenheit ist nicht dasselbe wie Sorglosigkeit oder den Kopf-in-den-Sand-Stecken. Nach einem unveröffentlichten Konzept von Gassner besteht Gelassenheit aus den Faktoren *Gleichmut* und *Zuversicht*. Abb. 2.1 veranschaulicht die Grundidee. Auch wenn man eine gewisse Nähe von *Gelassenheit* zur *emotionalen Stabilität* (siehe ▶ Abschn. 1.9 *Der eigene Anteil – Persönlichkeit, Werte, Motive, Einstellungen*) konstatieren kann (Brandtstäder, 2015, S. 200), sollte man Gelassenheit nicht ausschließlich auf die Persönlichkeit eines Menschen zurückführen. Auch eine hohe *Selbstwirksamkeitserwartung* und eine *optimistische Grundeinstellung* tragen zu Gelassenheit bei (Brandtstädter, 2015, S. 201).

Ein Problem liegt vor, wenn eine Sache wichtig und zugleich wenig aussichtsreich erscheint. Erscheint ein Sachverhalt hingegen unwichtig und die Bewältigung aussichtsreich, sind wir ohne besondere Anstrengung gelassen. Für die Faktoren *Gleichmut* und *Zuversicht* heißt das: Je unwichtiger eine Sache ist, desto gleichgültiger steht man ihr gegenüber, und je aussichtsreicher die eigenen Anstrengungen sind, desto mehr engagiert man sich. Gleichmut führt zum Akzeptieren von

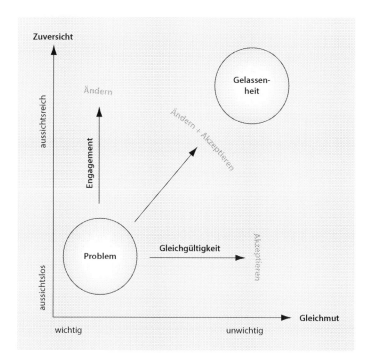

◘ Abb. 2.1 *Gleichmut* und *Zuversicht* als Bestimmungsfaktoren für Gelassenheit: Von links nach rechts nimmt die subjektive Wichtigkeit ab *(Gleichmut)*. Von unten nach oben wird eine Lösung eines Problems aussichtsreicher *(Zuversicht)*

Dingen. Zuversicht führt über Engagement und Anstrengung zum Ändern von Dingen. Je nach Sachverhalt und persönlicher Lebenssituation kann *Ändern* oder *Akzeptieren* zielführender sein. Gelassenheit erreicht man auf einem Mittelweg bedingten Änderns und Akzeptierens. Insofern ist das Konzept der Gelassenheit nach Gassner variabel – je nach Situationen passt man sich an. Was passt man an? Zunächst einmal die Wahrnehmung einer Situation, möglicherweise auch die eigene Einstellung und nachfolgend eigenes Verhalten (Details siehe ▶ Abschn. 2.8 *Einstellungsänderungen*). Klar, es gibt Situationen, da wird man selbst mit Gelassenheit nicht sehr weit kommen. Aber als Grundlinie für den Umgang mit Stressoren, letztlich als Konzept für die eigene Lebensführung, kann Gelassenheit hilfreich sein. Emotional stabilen Menschen (Details siehe ▶ Abschn. 1.9 *Der eigene Anteil – Persönlichkeit, Werte, Motive, Einstellungen*) fällt es leichter gelassen zu bleiben als emotional weniger stabilen Menschen. Dennoch kann man, auch wenn man wegen Unterschieden in der Persönlichkeit von verschiedenen Startpunkten aus beginnt, mehr Gelassenheit lernen. Zu Gelassenheit gehört es,

2

unveränderbare Dinge zu akzeptieren. Wer sich an Unveränderbarem erfolglos abarbeitet, wird frustriert, fühlt sich hilflos und läuft im ungünstigsten Fall in eine Erschöpfung hinein (Eckert & Tarnowski, 2017, S. 163) – besser nutzt man seine begrenzte Energie für diejenigen Dinge, die man ändern kann. Das ist die andere Seite: Dinge, die man ändern kann, sollte man auch ändern.

> ▶ **Beispiel verpasste Beförderung**
>
> Herr Daber ist Sachbearbeiter in einer Versicherung und hat vor sechs Monaten die Abteilung gewechselt. Seine direkte Vorgesetzte ist Frau Scholz. Frau Scholz wird voraussichtlich in einigen Monaten die Leitungsfunktion in einer Tochtergesellschaft übernehmen, und Herr Daber macht sich Hoffnung, der Nachfolger von Frau Scholz zu werden. Allerdings weiß er, dass ihm noch einige Kompetenzen für die Leitungsposition fehlen. Wenn er die Leitungsposition erreichen will, muss sich Herr Daber in der nächsten Zeit besonders stark anstrengen und zeigen, dass er schon so weit ist, die Leitungsfunktion zu übernehmen. Das ist so lange sinnvoll, wie er seine Chancen durch Anstrengung verbessern kann. Grundhaltung: Dinge durch *Engagement* ändern. Ist hingegen bereits sicher, dass jemand anderes Frau Scholz nachfolgen wird, wäre es für Herrn Daber sinnvoll, das Ziel durch *inneres Distanzieren* zu relativieren, beispielsweise so: *Dann wird es eben später was, jetzt hätte es mir privat eh nicht gepasst.* Herr Daber sollte sich ruhig weiter anstrengen, um fehlende Kompetenzen zu erwerben, aber gelassen und nicht verknüpft mit der Hoffnung, unbedingt der Nachfolger von Frau Scholz zu werden. ◀

Humor

Gelassenheit hilft, Unerwünschtes zu ertragen und Sachverhalte hinzunehmen, die sich nicht ändern lassen (Pieper, 2004), sich also nicht unnötig und sinnlos zu beanspruchen. Damit bleibt die eigene Energie verfügbar für diejenigen Dinge, die sich durch eigenen Einsatz tatsächlich ändern lassen. Vorsicht: Das ist kein Plädoyer für eine dauerhafte und globale Abkehr von Ehrgeiz oder Engagement, sondern ein Plädoyer für einen auf die spezifische Situation angepassten Ehrgeiz oder angepasstes Engagement. Dazu muss man sich ein Stück weit distanzieren können. Dabei kann Humor helfen. Humor ist ein Baustein von Gelassenheit, man schafft es, sich mit einer gewissen Distanz zu sehen, sich zumindest teilweise von außen zu betrachten. Damit fühlt man sich weniger ohnmächtig (Hautzinger & Prössel, 2017, S. 107). Die Metaanalyse von Mesmer-Magnus et al., (2012, S. 171–174) zeigt, dass positiver Humor (keine Abwertung anderer Menschen) sich positiv auf Leistung, Zufriedenheit, Gruppenzusammenhalt, Gesundheit und Coping auswirkt. Zudem gibt es einen Zusammenhang zwischen positivem Humor und abnehmendem Stress sowie einer Senkung des Burn-out-Risikos (Mesmer-Magnus et al., 2012, S. 171–174). Zu Burn-out siehe ▶ Kap. 4 *Burn-out – eine extreme Stressfolge.*

So hilfreich Gelassenheit als Grundorientierung in vielen Situationen sein kann, man sollte auch spezifische Methoden der Stressbewältigung in seinem Repertoire haben. Manche Methoden der Stressbewältigung helfen eher kurzfristig wie *Ablenkung,* andere helfen eher langfristig wie beispielsweise eine *Einstellungsänderung.* Bei manchen Methoden der Stressbewältigung, beispielsweise bei einer *Entschleunigung,* kann man streiten, ob sie eher zu den kurzfristig oder eher zu den langfristig wirkenden Methoden gehören. Im Groben sind die nachfolgend vorgestellten Methoden zur Stressbewältigung von kurzfristiger nach langfristiger Wirkung sortiert.

hilfreiche Einzelmethoden

2.1 Abreaktion – Methode mit Risiken

Kurzfristig baut man durch eine Abreaktion, soweit man körperlich ausdauernd aktiv wird, einige der körperlichen Stressfolgen ab. Durch Abreagieren fühlt man sich rasch besser, das heißt, Abreagieren wird belohnt. Langfristig verbaut man sich mit sozial unangemessenem Abreagieren, wie beispielsweise durch Wutausbrüche, jedoch eher Lösungen, als dass man eine Situation verbessert. Entscheidend ist daher, wie man sich abreagiert. So ist beispielsweise Laufen gehen (sozial angemessen) empfehlenswerter als das Niederbrüllen des Nachbarn (sozial nicht angemessen). Denn durch Wutausbrüche verbal geschlagene Wunden heilen nur langsam. Wenn schon Abreagieren, dann richtig: Hilfreich ist es, sich durch körperlich ausdauernde Aktivität ohne Beeinträchtigung anderer und ohne weiteren Aggressionsaufbau abzureagieren. Vermeiden Sie lautes Schimpfen, mit der Faust auf den Tisch zu hauen oder mit dem Fuß aufzustampfen. Rennen Sie lieber die Treppe hoch, hacken Sie Holz oder graben Sie den Garten um. Sofern man Abreagieren mit körperlich ausdauernden Aktivitäten koppelt, kann das Wirken wie Sport.

sozial angemessen

⟫ Wichtig

Hilfreiche Varianten des Abreagierens gehen mit körperlich ausdauernder Aktivierung einher – idealerweise mit Aktivitäten, die aufgestaute Stressenergie in konstruktive Handlungen lenken.

Abreagieren kann sinnvoll sein, um wieder einen klaren Kopf zu bekommen. Zwar ist mit einem Abreagieren der Stressor

2

nicht verschwunden, aber man kann wieder besser denken und eher mögliche Lösungsansätze erkennen oder herausarbeiten. In vergleichbarer Weise kann gezieltes Ablenken wirken. Man kann Stress mildern und damit die eigene Problemlösefähigkeit verbessern.

2.2 Ablenkung – die eigene Wahrnehmung gezielt lenken

Erregungsspitzen kappen

Beim Ablenken tut man etwas, das den Fokus vom Stressor weglenkt, beispielsweise geht man spazieren und konzentriert sich voll auf Details in der Umgebung. Ablenken ist ohne Hilfsmittel möglich und bewährt sich beim Kappen von Erregungsspitzen (Wagner-Link, 2011, S. 31). Die gewählten Aktivitäten sollten keinen neuen Stress erzeugen, wie das bei der sogenannten Entspannungszigarette der Fall ist. Positive Beispiele sind (Wagner-Link, 2011, S. 31): am Computer kurz spielen, mit Freunden telefonieren, den Schreibtisch aufräumen, spazieren gehen oder Blumen gießen. Meist helfen auch kurzfristige Beruhiger: bewusst aus dem Fenster blicken oder ein Bild genau anschauen und sich stark auf das konzentrieren, was man wahrnimmt. Damit wird die eigene Wahrnehmung auf einen anderen Reiz als den Stressor gelenkt. Mitunter wird für gezielte Ablenkungen der Begriff *Achtsamkeit* verwendet. Achtsamkeit meint eine Sensibilität für eigenes Unbehagen und ein frühes Gegensteuern. Achtsamkeit meint nicht, sich im Unbehagen zu verlieren und ständig darüber zu grübeln, was einen belastet und was im schlimmsten Fall noch passieren könnte. Nachfolgend werden zwei konkrete Übungen vorgestellt – der *Schnappschuss* und *Körperübungen zum Stressabbau.*

■ **Schnappschuss**
Stächele et al. (2020, S. 51–52) stellen das Konzept des *Schnappschusses* vor. Ein Schnappschuss ist ein kurzes Innehalten im Alltag mit der Klärung, wie gestresst man in einem Augenblick gerade ist. Konkretes Vorgehen:

Übung Schnappschuss
— Innehalten: 10 s einen neutralen Reiz anblicken, beispielsweise einen Baum, ein Bild, eine Blume oder einen Kaffeebecher.
— Durchatmen: Dreimal, es darf gerne auch etwas mehr sein, tief und langsam Einatmen und Ausatmen (durch

die Nase). Langsam und bewusst einatmen, Luft halten und wieder vollständig ausatmen.

- Selbsteinschätzung: Wie hoch ist der aktuelle Stresspegel? Verwenden Sie dazu immer dieselbe Skala, beispielsweise von *0* (total entspannt) bis *100* (extrem gestresst), der Wert *50* würde dann einem mittleren Stresspegel entsprechen.

Damit der Schnappschuss funktioniert, sollte man ihn regelmäßig praktizieren, beispielsweise zu einer definierten Zeit oder in einer definierten Situation, beispielsweise immer kurz bevor man das Geschäft öffnet, jeweils vor einer Präsentation oder direkt nach einer Besprechung. Man lernt damit, eigenen Stress besser zu erkennen und einzuschätzen. Je höher der festgestellte Stresspegel ist, desto eher sollte man gegensteuern. Manchmal merkt man selbst nicht, dass man schon mit einem hohen Stresspegel in eine Situation hineingeht und reagiert dann übermäßig gereizt oder abwehrend auf Dinge, die einen bei geringerem Stresspegel kalt lassen würden. Der Schnappschuss selbst ist keine originäre Methode zur Ablenkung. Man stellt vielmehr fest, wie stark der eigene Stresspegel aktuell ist und ob man ihn senken sollte. Dafür muss man zwar achtsam sein, hat sich aber noch nicht abgelenkt. Für die eigentliche Ablenkung können *Körperübungen zum Stressabbau* hilfreich sein.

regelmäßig üben

- **Körperübungen zum Stressabbau**

Man kann ein kurzes Innehalten im Alltag nicht nur für einen Schnappschuss nutzen, sondern direkt danach kurze körperliche Übungen einbauen, gerade bei sitzenden Berufen ist das hilfreich, beispielsweise:

Übung: Stressabbau
- Aufstehen und den Kopf langsam nach links drehen. Kopf langsam nach rechts drehen. Kopf langsam nach vorne beugen. Kopf langsam nach hinten beugen.
- Im Stehen die Arme in Schulterhöhe zur Seite strecken. Dann mehrfach die Hände zur Faust ballen und spreizen.
- Im Stehen abwechselnd den linken und den rechten Arm so hoch recken wie möglich. Mehrmals durchführen und jedes Mal etwas höher strecken.
- Auf den Boden setzen (Wann haben Sie das zuletzt getan?). Beine strecken und knapp vom Boden heben. Langsam abwechselnd die gestreckten Beine anheben.

2

Verfolgen belastende Situation einen sehr hartnäckig, hilft Ablenkung nicht, weil die belastende Situation so dominiert, dass man gar nicht erst den Einstieg in eine wirksame Ablenkung findet. In solchen Fällen sollte man zunächst einen Zwischenschritt einlegen, beispielsweise mit einem *Gedankenstopp.*

2.3 Gedankenstopp – dem Grübeln ein Ende bereiten

Mit einem Gedankenstopp kann man Grübelkaskaden beenden. Wenn man ständig über Unangenehmes nachdenkt und es nicht schafft, sich auf andere Gedanken zu konzentrieren, kann ein Gedankenstopp hilfreich sein.

Übung: Gedankenstopp
Ein Gedankenstopp hilft, sich von quälenden Grübeleien zumindest für einen Moment zu befreien. Ziel ist es, einen quälenden Gedanken beim Auftreten so früh wie möglich zu unterbinden. Dabei hilft das Wort *Stopp!*, das man laut je nach Situation auch nur innerlich vor sich hinspricht. Man unterbricht damit automatische laufende Grübelkaskaden.

Teufelskreis stoppen

Ließe man quälenden Gedanken freien Lauf, käme es zu einem Teufelskreis. Beispiel: *Warum fällt es mir so schwer, mich auf diese Lernaufgabe zu konzentrieren? Ich habe einfach keine Selbstdisziplin. Wenn ich es nicht bald schaffe, läuft mir die Zeit davon. Es ist wie immer, ich schaffe es einfach nicht. Ich bin ein Versager, andere schaffen es und müssen sich viel weniger anstrengen als ich.* Es wird nicht gut ausgehen, wenn sich Gedankenkaskaden wie diese immer tiefer in das Gehirn brennen. Durch starke Selbstzweifel verliert man das Vertrauen, eine Herausforderung bewältigen zu können. Selbst wenn man eine Herausforderung tatsächlich bewältigen könnte, versucht man es erst gar nicht, weil man nicht an einen Erfolg glaubt.

- **Grübeln schadet**
Je mehr man in eine solche Gedankenkaskade gerät, desto düsterer wird die Stimmung. Grübeln kann selbst zum Stressor werden, beispielsweise weil man zu viel Energie mit Grübeln verschwendet und weil zu wenig Zeit oder Energie verbleiben, um ein Problem praktisch zu lösen. Grübelkaskaden

hindern einen daran, andere und sinnvollere Dinge zu tun und sie beanspruchen stark.

Übung: Selbsteinschätzung Grübeln

Nolen-Hoeksema (2004) hat eine Frageliste entwickelt, mit der man die eigene Grübelneigung prüfen kann. Antworten Sie auf die folgenden Fragen (adaptiert nach Nolen-Hoeksema, 2004) mit der Prozentrangskala, *0* steht für *gar nicht*, *50* für einen *mittleren* Wert und *100* für *immer.*

- Ich denke darüber nach, wie allein ich mich fühle.
- Ich denke darüber nach, wie frustriert ich bin.
- Ich denke darüber nach, wie erschöpft ich mich fühle.
- Ich denke ständig oder wiederholt über ein bestimmtes Ereignis nach und wünsche mir, dass es besser gelaufen wäre.
- Ich denke darüber nach, wie traurig ich mich fühle.
- Ich denke darüber nach, wie ängstlich ich mich fühle.
- Ich denke über meine Schwächen nach.
- Ich denke darüber nach, warum ich antriebslos bin.

Selbsteinschätzung

Je häufiger Sie einen hohen Prozentrang angegeben haben, desto höher ist das Risiko, dass Sie zu viel grübeln. Der Unterschied zum Nachdenken liegt beim Grübeln darin, dass man in einer Art Denk- und Fühlschleife hängt, ohne gezielt Informationen zu sammeln, analytisch zu bewerten oder in anderer Weise voranzukommen. Beim Grübeln bleibt man auf einer Stelle hängen, hat also immer wieder dieselben Gedanken und hieraus resultierende Gefühle, ohne dass dies hilfreich für die Stressbewältigung wäre. Statt sich um eine Lösung eines Problems zu bemühen, fokussiert man sich auf das Problem.

■ **Notbremse ziehen**

Durch einen Gedankenstopp wird der gedankliche Teufelskreis unterbrochen und Grübeln wird zumindest für den Moment unterbrochen. Das Risiko, sich in Negativvorstellungen hineinzusteigern und die Kontrolle über das eigene Denken zu verlieren, sinkt. Ein Gedankenstopp ist eine Notbremse. Und: Es kann etwas Mühe kosten, den Gedankenstopp gegen Grübeln durchzusetzen. Nicht aufgeben und weiter üben, einen Gedankenstopp kann man lernen. Allerdings: Die Methode kann zwar in akuten Überlastungssituationen helfen, eine dauerhafte Problemlösung bietet ein Gedankenstopp jedoch nicht. Nachdem man einen Gedankenstopp erfolgreich eingesetzt hat, muss man mit etwas Neuem ansetzen, ansonsten rutscht man wieder zu-

weitere Schritte müssen folgen

2

rück in die Grübelei. Neu ansetzen kann bedeuten, gezielt etwas zu tun, was einen zufrieden macht (▶ Abschn. 2.4 *Der Welt eine Chance geben – Zufriedenheitserlebnisse schaffen*), sich soziale Unterstützung holen (▶ Abschn. 2.9 *Soziale Unterstützung*) oder gezielt zu entspannen (▶ Abschn. 2.11 *Entspannung*).

2.4 Der Welt eine Chance geben – Zufriedenheitserlebnisse schaffen

Verzicht an falscher Stelle

Bei chronischem Stress schränken viele Menschen diejenigen Dinge ein, die vermeintlich nicht mehr unbedingt sein müssen. Dazu können auch Hobbys und andere angenehme Freizeitaktivitäten gehören. Viele Menschen glauben wegen beruflicher oder privater Pflichten keine Zeit mehr für Hobbys zu haben. Sie empfinden selbst Dinge, die ihnen früher Spaß gemacht haben, als überflüssig oder mit der Zeit sogar als lästig. Wenn man das tut, verbaut man sich den Weg zu Erholung und Entspannung. Wenn sich Menschen in einer solchen Lage etwas Zeit für sich nehmen und etwas Angenehmes tun, werden sie schnell ungeduldig und fühlen sich unwohl (Wagner-Link, 2011, S. 25). Auch Nichtstun kann zum Stressor werden, beispielsweise, wenn man Nichtstun als Faulheit betrachtet und sich selbst abwertet, wenn man einmal nichts tut, oder weil man die ganze Zeit daran denkt, was noch unbedingt getan werden müsste. Man sollte sich Zufriedenheitserlebnisse erlauben und ohne schlechtes Gewissen Phasen genießen, in denen man weniger oder nichts tun. Versuchen Sie, sich einen solchen persönlichen Freiraum im Alltag zu schaffen. Empfehlenswert sind Erlebnisse, die (adaptiert nach Wagner-Link, 2011, S. 26).

- eigenen Neigungen entsprechen, statt Nützlichkeitserwägungen zu folgen.
- ohne großen Aufwand oder mühsame Vorbereitungen durchführbar sind.
- regelmäßig im Alltag praktiziert werden können.
- gemeinsam mit Menschen durchgeführt werden können, für die man sonst zu wenig Zeit hat.

Individualität

Es gibt keine allgemein verbindlich Liste von Zufriedenheitserlebnissen, die man einfach abarbeiten könnte, weil die Bedürfnisse von Menschen sehr verschieden sind. Während ein Mensch gerne auf ein Konzert geht oder ein Fußballspiel besucht, ist das für einen anderen Menschen eine Belastung: Zu laut, zu viele andere Menschen, zu mühsame Anreise. Oft hilft es, in die eigene Vergangenheit zu blicken: Was habe ich früher einmal gern getan? Das verändert sich manchmal, klar, aber zumindest hat man einen Ansatzpunkt für Erlebnisse, die einen selbst zufrieden machen könnten, dann muss man es ausprobieren. Also mal wieder Angeln gehen, mal wieder um 6 Uhr aufstehen und eine Bergtour machen, mal wieder eine alte Freundin besuchen oder mal wieder ein Konzert besuchen. Man sollte nicht gleich aufgeben, wenn sich keine sofortigen Glücksgefühle einstellen. Lassen Sie sich etwas Zeit und geben Sie der Welt eine Chance, sich von der angenehmen Seite zu zeigen.

2.5 Positive Selbstinstruktion – mehr als eine rosarote Brille

Wie man in die Welt hineinschaut, beeinflusst das, was man wahrnimmt und wie man seine Wahrnehmungen interpretiert. Mit einer positiven Selbstinstruktion flüchtet man nicht in einen Realitätsverlust, sondern verhindert eine einseitig negative Interpretation eigener Wahrnehmungen.

> ▶ **Beispiel: Kaffee, Erdbeerkuchen und ein guter Bekannter**
>
> Stellen Sie sich vor, Sie bummeln gemütlich in der Innenstadt, setzen sich in ein Straßenkaffee und gönnen sich einen Kaffee sowie einen Erdbeerkuchen mit Sahne. Sie lassen den Blick schweifen und sehen, dass ein guter Bekannter kurz zu Ihnen hinübersieht, nicht lächelt und nicht grüßt, wieder wegblickt, aufsteht und das Kaffee hastig verlässt. Was würden Sie empfinden? Vielleicht würden Sie sich fragen: *Was ist denn mit dem los? Der hat bestimmt was gegen mich.* Und je nach Selbstbild: *Was habe ich getan, dass er beleidigt ist?* Oder: *Was ist dem denn über die Leber gelaufen?* ◀

Vorsicht: Aufgrund der kurzen Schilderung ist unklar, auf wen oder auf was sich das Verhalten des guten Bekannten überhaupt bezog. Möglicherweise saß hinter Ihnen, ohne dass Sie es bemerkt haben, jemand, dem ihr guter Bekannter nicht begegnen wollte. In vielen Situationen hat man zu wenige verlässliche Informationen, um sicher Schlüsse zu ziehen, warum sich ein Mensch in einer bestimmten Art und Weise verhalten hat. Deshalb interpretiert man und spekuliert über die Gründe für ein ungewöhnliches Verhalten. Das ist ein Fehlerrisiko. Besonders riskant sind gedankliche Negativkaskaden. *Fehlerrisiko*

▪ Innerer Monolog – Risiko Negativkaskade

Menschen bewerten, vergleichen, denken, beobachten eigene Gefühle, je nach Mensch etwas mehr oder etwas weniger. *voreilige Schlussfolgerungen*

2

Solche inneren Monologe sind eine ständige Auseinandersetzung mit dem, was in uns und um uns herum vorgeht. Dabei ist wichtig: Oft führt nicht ein Ereignis selbst zu negativen Gedanken und Emotionen, sondern die eigenen negativen inneren Monologe, in denen man Wahrnehmungen und emotionale Reaktionen auf seine Wahrnehmungen verarbeitet. Leider zieht man in solchen Selbstgesprächen häufig voreilige Schlussfolgerungen, deutet Situationen einseitig oder ärgert sich über Dinge, die nicht zu ändern sind. Im Extremfall rutscht man ins Grübeln ab. Gefährlich sind Negativkaskaden wie die folgende:

- Ereignis in der Umwelt, beispielsweise eine schlechte Präsentation
- Gedanken über das Ereignis, beispielsweise: *Das ist eine Katastrophe!*
- Emotionen oder Verhalten, beispielsweise ängstlich werden und sich nicht zur mehr trauen, eine Präsentation zu halten

Positive Selbstinstruktionen können selbstabwertende und Stress erzeugende Gedanken kontrollieren (Meichenbaum, 1991). Damit kann man in akuten Situationen impulsive Reaktionen eher kontrollieren und die eigene Handlungsfähigkeit erhalten (Bengel & Riedl, 2004). In Tab. 2.1 finden Sie konkrete Formulierungsbeispiele für eine anstehende Präsentation – unter der Annahme, dass eine solche Präsentation als belastend erlebt wird.

sich selbst auf die Schliche kommen

Übung: Positive Selbstinstruktion
Kommen Sie sich selbst auf die Spur und schreiben Sie Selbstgespräche auf, die Ihnen in Stresssituationen durch den Kopf gehen, also in Vorbereitung der Präsentation, kurz vor oder nach der Präsentation (adaptiert nach Wagner-Link, 2011, S. 32):
- Welche Gedanken treten auf? Teilen Sie die auftretenden Gedanken in positive und negative Gedanken ein.
- Was passiert in einer Situation tatsächlich? Und was sind Gedanken über und Gefühle zu einer Situation? Wie verhalten Sie sich konkret?
- Durch welche positiven Alternativen können negative Gedanken ersetzt werden? Eine positive Alternative wirkt nur, wenn man die neue Formulierung innerlich akzeptiert. Den Gedanken *Ich mache sicher Fehler* sollte man nicht umwandeln in *Ich mache nie Fehler,* sondern beispielsweise in *Ich werde schrittweise besser.*

> ━ Entwickeln Sie für typische und vorhersehbare Stresssitu-
> ationen jeweils passende positive Selbstinstruktionen. Ge-
> hen Sie dabei verschiedene Situationen nacheinander an.
> Versuchen Sie nicht, alles auf einmal zu ändern.
>
> Setzen Sie die positiven Selbstinstruktionen vor, während   regelmäßig üben
> und nach der Stress auslösenden Situation ein (Wagner-
> Link, 2011, S. 32). Je nach Situation und Neigung kann man
> in Gedanken oder laut vor sich hinsprechen. Es wird ein we-
> nig dauern, bis sich eingeschliffene Gedankenkaskaden ver-
> ändern.

Die Beispiele in ◘ Tab. 2.1 sind als Anregung zum Nachdenken
zu verstehen. Man sollte sich die Mühe machen, passende Po-
sitivaussagen zu finden. Das kann etwas Zeit kosten, weil sich
manche negative Selbstaussagen schon tief eingegraben haben
können und einem nicht gleich positive Alternativen einfallen.

▶ Beispiel: Herr Schlurig, Frau Schlurig – alleine zu Hause

Ein abschließendes Beispiel (adaptiert nach Hoberg & Vollmer, 1988) zur Macht von Selbstgesprächen: Es ist später Abend,
23.55 Uhr. Herr Schlurig ist noch nicht nach Hause zurückge-
kehrt. Frau Schlurig ist schon zu Bett gegangen, liegt aber noch
wach. Abhängig von der Persönlichkeit und den Vorerfahrungen
könnten Frau Schlurig folgende Gedanken durch den Kopf gehen:

- Dieser Egoist! Denkt nicht darüber nach, dass ich hier alleine rumsitze, während er Spaß mit irgendwelchen Leuten
  hat. Wenn der kommt, werde ich ihm was erzählen!
- Ohne mich fühlt er sich wohl. Er macht immer häufiger etwas alleine und ohne mich. Es wäre so schön, wenn er von
  sich aus auch mal wieder eine gemeinsame Aktivität vor-
  schlagen würde – ich erinnere mich gar nicht, wann das zuletzt passiert ist. Mich belastet die Entfremdung. Unsere Beziehung ist irgendwie angeknackst und ich fürchte, dass sich
  das nicht mehr umkehren lässt.
- Er müsste schon längst hier sein. Bestimmt ist ein Unglück
  passiert. Sonst hätte er sich doch gemeldet. In letzter Zeit gehen so viele Dinge schief. Sicher hätte er einen Unfall, bestimmt meldet sich gleich die Polizei oder das Krankenhaus.
- Wie schön es ist, mal wieder ungestört allein zu sein. Endlich kann ich so richtig in Ruhe ein Buch lesen. Mal sehen,
  was mein Mann heute Abend gemacht hat. Wenn es ihm gut
  geht, vergisst er die Zeit.
- Mein Gott, wie spät es schon ist! Wahrscheinlich haben die im
  Büro einen Geburtstag gefeiert. Anschließend ist er wohl wieder mit Kollegen in eine Kneipe gegangen, weil das noch nicht
  gereicht hat. Bestimmt hat er zu viel getrunken – widerlich. ◀

Tab. 2.1 Positive Selbstinstruktion am Beispiel einer Präsentation. (Adaptiert nach Wagner-Link, 2011, S. 33)

	Negative Selbstaussage	Positive Selbstaussage
Vor der Stresssituation	Ich schaffe das einfach nicht	Ich atme langsam ein und aus, dann beginne ich langsam und deutlich zu sprechen
In der Stresssituation	Ich werde schon wieder nervös, wie furchtbar	Ich kann meine Nervosität nicht verhindern, aber ich werde sie steuern
Nach der Stresssituation	Das war schlecht	Es ist besser als beim letzten Mal. Es wird Schritt für Schritt besser

Wie der restliche Abend wohl verlaufen wird? Das hängt davon ab, wann und in welchem Zustand Herr Schlurig nach Hause kommen wird, aber auch davon, welche Gedanken Frau Schlurig zuvor durch den Kopf gegangen waren. Sie können das Bild gerne umdrehen und sich den Mann zuhause vorstellen, während seine Frau sich mit Freundinnen trifft. Entscheidend ist jeweils nicht die Aktivität des Partners oder der Partnerin, sondern die Gedanken, die man sich darüber macht und welche Mutmaßungen man anstellt. Und je länger man mutmaßt, desto plausibler kommen einem die eigenen Befürchtungen vor, selbst wenn diese jeder Grundlage entbehren. Dabei geht es nicht darum, realistische Befürchtungen zu verleugnen, sondern darum, sich nicht in unrealistische Befürchtungen hineinzusteigern.

- **Realistischer Optimismus**

Positive Selbstinstruktion ist etwas anderes wie blauäugiger (unrealistischer) Optimismus. Unrealistischer Optimismus führt dazu, dass man Risiken unterschätzt und sich dadurch gesundheitsschädlich verhält. So leugnen selbst Raucher meist nicht, dass Zigaretten Menschen im Allgemeinen schädigen – nur bei sich selbst sehen Raucher in der Regel keine negativen Wirkungen. Typischerweise behaupten Raucher, dass ihr persönliches Erkrankungsrisiko geringer sei als das anderer Raucher und nur wenig über dem von Nichtrauchern liege. Als Begründung findet man häufig irrationale Argumente wie *Meine Zigaretten haben einen geringeren Teergehalt, Ich inhaliere nicht* oder *Ich treibe viel Sport.* Das Risiko eines unrealistischen Optimismus besteht in der mangelnden Vorbeugung gegen wahrscheinliche Schäden. Weil man eine Negativfolge nicht wahrhaben möchte, wie beispielsweise, dass Rauchen die Gesundheit gefährdet, lügt man sich in die eigene Tasche. Das ist dann eher eine *Bagatellisierung* und keine *positive Selbstinstruktion.*

nicht in die eigene Tasche lügen

2.6 Entschleunigung – langsamer leben

Unter Stress verfallen viele Menschen in hektische Aktivität. Da starker Stress als unangenehm empfunden wird, will man ihm zügig entkommen. Die Erhöhung der Aktivitätsschlagzahl ist eine moderne Variante des steinzeitlichen Fluchtversuchs. Was in der Steinzeit sinnvoll gewesen sein mag, führt heute jedoch oft genug in eine Sackgasse. Wir können nicht vor uns selbst, unseren Ängsten und unserem Ärger davonlaufen, auch wenn es immer wieder

weniger ist mehr

2

versucht wird – mit Alkohol, Medikamenten, Arbeit oder Sex. Die Taktzahlerhöhung führt dazu, dass wir zugunsten von Handlungszeit an Denkzeit sparen. Statt über die Richtung nachzudenken, erhöhen wir die Geschwindigkeit unserer Aktivitäten. Praktisch führt das in einen Beschleunigungsteufelskreis: Je nervöser wir werden, desto schneller arbeiten wir, desto mehr Fehler machen wir, und desto nervöser werden wir.

▶ **Beispiel: Verspätung**

Angenommen, Sie sind auf dem Weg zu einer wichtigen Besprechung und spät dran. Die anderen Teilnehmer warten nur noch auf Sie. Ohne Sie kann die Besprechung nicht beginnen (Stollreiter et al., 2000). Die meisten Menschen werden in einer solchen Situation zur Besprechung hetzen oder zumindest deutlich schneller gehen als üblich. Wie viel Zeit gewinnt man durch die Hetze? 10 s oder, wenn man schnell rennt, vielleicht sogar 20 s? Um welchen Preis? Man kommt außer Atem an und benötigt mehr als die gesparten 20 s, um sich wieder ruhig und ausgeglichen zu fühlen. Außer einer Beruhigung des schlechten Gewissens hat man durch hektische Rennerei nichts erreicht. Sollten Sie einmal etwas spät dran sein, behalten Sie Ihr übliches Tempo bei. Sie werden kaum später, dafür aber im Vollbesitz der geistigen Kräfte zu der wichtigen Besprechung kommen. ◄

leise – langsam – tief

In Gesprächen hilft die Regel: *Sprich leise, langsam und tief.* Durch langsames Sprechen bleibt der Atemrhythmus erhalten. Durch leises Sprechen vermeidet man negative Reaktionen der anderen, wie sie bei zu lautem Sprechen entstehen. Tiefes Sprechen beruhigt andere Menschen, weil man umgekehrt hohe Töne mit Aufgeregtheit und Hysterie assoziiert. Manche Menschen wirken alleine deshalb unsympathisch, weil sie zu laut, zu schnell und zu schrill sprechen. Ausschließlich auf individueller Ebene ist das Beschleunigungsproblem jedoch nicht in den Griff zu bekommen. Auch wenn es nicht schaden kann, Hektik ebenso zu vermeiden wie lautes, schnelles und schrilles Sprechen.

■ **Gesellschaft – die anderen beeinflussen uns**

lebenswertes Leben als Gradmesser

Wie Rosa (2005) zeigt, beschleunigt sich das Lebens insgesamt. Subjektiv führt das zu dem Eindruck, immer mehr tun zu müssen und den Anforderungen immer weniger gerecht zu werden. In einem Interview mit der Süddeutschen Zeitung (11. Dezember, 2008) stellt Rosa dem Interviewer zur Verdeutlichung seiner Thesen sinngemäß folgende Frage, die man so auch heute noch stellen könnte: *Haben Sie sich genug um die Altersvorsorge gekümmert, um die*

eigene Fitness, um den Handy- oder Stromtarif, die Steuerer-
klärung, die Eltern, die Abgeltungssteuer, die Kinder, um die
alten Freunde, um die neuen Bekannten, den geplanten Lap-
topkauf, die Anti-Viren-Software, den Garten, den nächs-
ten Urlaub? Rosa legt damit den Finger in die Wunde. Wir
werden nie alle Erwartungen erfüllen können, die an uns
gerichtet werden, nicht einmal alle unsere eigenen Erwartungen und schon gar nicht die Erwartungen aller anderen
Menschen um uns herum. Der Versuch, immer mehr in derselben Zeit zu erledigen, führt in eine Beschleunigung, die
überfordern kann. Am Ende steht die Frage: Was ist für Sie
persönlich ein lebenswertes Leben? Stress reduzieren ist eine
bewusste Entscheidung, das heißt, sich entweder der Be-
schleunigungsfalle zu entziehen oder die Beschleunigung
für eine bestimmte Zeit zu akzeptieren, also zu akzeptieren,
dass man nicht alle Dinge tun kann, die man tun könnte
oder sollte. Schafft man es nicht, mental aus dem Hamsterrad auszusteigen, entwickelt man laut Rosa (2005) Angst,
ständig etwas zu verpassen. Während wir das eine tun, befürchten wir, in vielen anderen Dingen den Anschluss zu
verlieren. In einem solchen Zustand ist man ständig unzufrieden, weil man grundsätzlich mehr Dinge verpasst, als
man Dinge tun kann.

2.7 Opferrolle ablegen – Kontrolle zurückgewinnen

Wer sich als Opfer widriger Umstände erlebt oder unter eigener tatsächlicher oder vermeintlicher Unzulänglichkeit leidet,
fühlt sich hilflos. Opfer sein ist das Gegenteil von Kontrolle
haben. Das Gefühl von Kontrollverlust löst eine starke Stressreaktion aus. Umgekehrt führt die Möglichkeit von Kontrolle zu einer Abmilderung von Stress (Shultz et al., 2010).
Chronischer Stress erschwert eine rationale, zielorientierte
Problemlösung und festigt damit den Opferstatus.

Begehen Sie nicht den umgekehrten Fehler der Illusion   Illusion der Machbarkeit
der Machbarkeit zu erliegen. Man kann Ereignisse nicht
rückgängig machen. Und man kann die Persönlichkeit nicht
beliebig verändern. Dennoch kann man aus einer Situation,
seiner Persönlichkeit sowie aus den kognitiven Fähigkeiten
das Beste machen. Wo positive Selbstinstruktion kurzfristiger
ansetzt, ist das Loslassen von der Opferrolle ein langer, zäher
Prozess, weil es auch bedeutet, Abschied von der eigenen Be-
quemlichkeit und Verantwortungsscheu zu nehmen. Ja, es
tut weh, den eigenen Anteilen von Konflikten oder Misserfolgen ins Auge zu sehen, statt andere Menschen für eigenes

Unbehagen verantwortlich zu machen. Auf der anderen Seite ist die Analyse eigener Anteile in vielen Situationen die einzige Chance, etwas zu verändern. Zunächst sollte man sich vergegenwärtigen, was einen in einer Opferrolle hält.

- **Leben Sie schon oder jammern Sie noch?**

Jammerstopp

Der erste Schritt ist das Beenden von Jammerei. Warum ist Jammern so beliebt? Ein Grund liegt darin, dass man mit Jammern ein Gemeinschaftsgefühl herstellen kann. Man kann sich beispielsweise mit anderen Menschen treffen, denen es so ähnlich wie einem selbst geht. Dann jammert und bestätigt man sich gegenseitig in der negativen Weltsicht und in dem Gefühl, hilflos zu sein. Damit schwindet der Änderungsimpuls, der im Normalfall mit Unzufriedenheit einhergeht. Die Leidensenergie wird durch Jammern verplempert statt in Handlungsenergie umgewandelt. Außerdem führt Jammern zum Mitgefühl nahestehender Menschen und wird mit psychologischen Streicheleinheiten belohnt, zumindest eine Zeit lang. Man erhält Aufmerksamkeit, Zuneigung, Anteilnahme und wird geschont. Jammern kann so viele positive Aspekte beinhalten, dass der Abschied vom Jammern schwerfällt. Auf Dauer wird man allerdings mit Jammern Freunde und Bekannte vergraulen. Der Haken am Jammern ist: Es hilft nicht. Durch Jammern gibt man die Verantwortung für sich selbst ab und muss nicht mehr handeln. Jammern ist schlicht und einfach bequem. Und Jammern verstärkt das Gefühl von Hilflosigkeit. Deshalb: Jammern einstellen und Verantwortung zurückholen. Jammern und die damit verbundene Hilflosigkeit ist gelernt und kann wieder verlernt werden. Durch ständiges Jammern verfestigt man ein Gefühl von Hilflosigkeit. Das ist ein wenig wie lautes Grübeln. Man ist den eigenen Ängsten und anderen Emotionen aber nicht ausgeliefert, sondern kann Einfluss nehmen. Das wird umso mehr Zeit benötigen, je länger man sich schon an das Jammern gewöhnt hat und je mehr persönlichen Vorteile das Jammern mit sich bringt. Mit etwas Pech hat man sich schon in einen Jammerzirkel verstrickt. Man trifft sich mit Gleichgesinnten und bestätigt sich gegenseitig in der negativen Weltsicht. Sinnvoller ist es, die Opferrolle abzulegen, auch wenn man dafür etwas tun muss.

- **Opferrolle ablegen**

Selbstvertrauen schützen

Schützen Sie Ihr Selbstvertrauen. Legen Sie die Opferrolle ab. Dafür gibt es verschiedene Ansätze (adaptiert nach Stollreiter et al., 2000):
- Seien Sie fair zu sich. Erkennen Sie bei Erfolgen eigene Anteile an. Tun Sie das auch bei Misserfolgen, ohne sich selbst zu zerfleischen.

- Hüten Sie sich bei Misserfolg vor Verallgemeinerungen. Sie haben in *einem konkreten Fall* keinen Erfolg gehabt, nicht ein für alle Mal.
- Finden Sie bei Misserfolgen heraus, welche spezielle Fähigkeit Ihnen noch fehlt. Bauen Sie diese Fähigkeit auf. Das kann dauern, bleiben Sie dran.
- Begrenzen Sie diejenigen Situationen, in denen Sie sich ausgeliefert fühlen, räumlich, zeitlich und gedanklich. Wer sich ständig in Situationen begibt, in denen er nur wenig Einfluss hat, verstärkt das Gefühl genereller Ohnmacht.
- Meiden Sie Menschen, die Gefühle von Hilflosigkeit verstärken.
- Suchen Sie Ansatzpunkte für eigenes Handeln.

Kurzfristig mag eine Opferrolle Vorteile bringen, beispielsweise wird man geschont und getröstet. Auf etwas längere Sicht schränkt sich man sich stark ein und traut sich immer weniger zu. Und mit der Zeit ändert sich sogar die eigene Einstellung in eine ungünstige Richtung. Sollte das schon passiert sein, bietet ▶ Abschn. 2.8 *Einstellungsänderungen* Anregungen, was man tun kann. Letztlich wäre es hilfreich, möglichst früh aktiv zu werden und die Opferrolle rasch abzulegen als später mit deutlich mehr Anstrengung eine festgefahrene ungünstige Einstellung wieder zu ändern.

2.8 Einstellungsänderung

Eine wichtige Ursache für chronischen Stress liegt in den eigenen Einstellungen. Hinterfragt man die Bewertungen von Stresssituationen, so kann man oft eine zugrunde liegende eigene Einstellung als Brandbeschleuniger erkennen. Häufig stellt man fest, dass die Einstellungen eines Menschen die Bewältigung einer Situation erschweren und für die Stressentstehung oder zumindest für die Stressfortdauer mitverantwortlich sind. Selbstschädigende Bewertungen, hinter denen Einstellungen stehen, sind beispielsweise (adaptiert nach Wagner-Link, 2011, S. 27):

Selbstschädigung

- Man glaubt subjektiv, eine Situation nicht bewältigen zu können, obwohl man das tatsächlich könnte, wenn man sich bemühen würde. In solchen Fällen wird man passiv bleiben, weil man glaubt, keine Chance zu haben, und gerade weil man passiv bleibt, schwinden die Chancen, eine Situation erfolgreich zu bewältigen.
- Man ist überzeugt, dass es immer eine perfekte Lösung gibt, und ist deshalb mit einer guten Lösung unzufrieden. In der

2

Regel führt das zu einer chronischen Unzufriedenheit, einfach weil perfekte Lösungen sehr selten sind und man deshalb in sehr vielen Situationen unzufrieden sein wird.

⸺ Man übersteigert Anforderungen. Wenn man wegen eines Staus oder eines Zugausfalles zu spät zu einer wichtigen Besprechung kommt, ist das unangenehm, möglicherweise ärgerlich, aber eine Katastrophe ist es nicht. Eine hilfreiche Kontrollfrage lautet: Werde ich mich in einem Jahr noch an das Ereignis erinnern? Wenn nicht, lohnt es nicht, sich darüber aufzuregen.

⸺ Man malt schwarz-weiß: *Alle sind gegen mich!* Oder: *Niemand hilft mir!* Das stimmt in aller Regel nicht. Möglicherweise sind viele gegen einen, aber nicht alle, möglicherweise sogar nur wenige, die besonders lautstark auftreten. Es ist zutreffender, *oft* zu sagen statt *immer, selten* statt *nie, viele* oder *manche* statt *alle, möglich* oder *wahrscheinlich* statt *sicher*. Durch Schwarz-weiß-Denken erlebt man eine Situation dramatischer als sie tatsächlich ist.

Anspruchsniveau

Ein übersteigertes Anspruchsniveau erzeugt Stress in vielen Situationen. Fordert man zu viel von sich, nimmt der Aufwand, ein Ziel zu erreichen, überproportional stark zu; Misserfolge häufen sich, einfach weil die Messlatte zu hoch liegt. Ein mittleres Anspruchsniveau bewährt sich eher, weil es mehr Realitätsbezug hat. (Wagner-Link, 2011, S. 27) Überprüfen Sie von Zeit zu Zeit, ob Anspruchsniveau, Fähigkeiten und Belastbarkeit zusammenpassen. Liegen große Abweichungen vor, wird das zu chronischem Stress führen. Je nach Fall kann man zur Auflösung einer chronischen Stressbelastung beispielsweise eigene Fähigkeiten und Fertigkeiten ausbauen, was allerdings etwas Zeit und Anstrengung kosten wird. Man kann auch das Anspruchsniveau senken, was viele Menschen nicht gerne tun. Oder man kann neue Lebensziele entwickeln, was eine gute Idee sein kann, aber auch erhebliche Zeit und Anstrengung kosten wird. Und man könnte, darum geht es in diesem Abschnitt, die eigene Einstellung ändern. Das ist besonders sinnvoll, wenn die Stress auslösende Situation nicht beeinflusst werden kann und durch eine Umbewertung erträglicher wird oder wenn die eigene Einstellung chronischen Stress (mit) verursacht. (adaptiert nach Wagner-Link, 2011, S. 27) Auch wenn man in der Regel eigentlich *Verhalten* ändern möchte, ist es hilfreich, sich zunächst um diejenigen *Einstellungen* zu kümmern, die ein Verhalten maßgeblich beeinflussen.

■ **Schutzfaktor Hardiness**

Eine hohe Schutzwirkung gegen Stress haben die sogenannten *Hardiness*-Faktoren (Kobasa, 1979, 1982; Maddi, 1990): *Engagement, Kontrolle* und *Herausforderung. Engagierte* Menschen halten die Welt für bedeutungsvoll und interessant. Menschen mit hoher *Kontrolle* schreiben sich einen Einfluss auf Ereignisse zu und glauben, dass es lediglich genügend Anstrengung bedarf, um diesen geltend zu machen – man spricht auch von einer hohen Selbstwirksamkeitserwartung. Menschen mit hohen Ausprägungen auf der Dimension *Herausforderung* sind überzeugt, dass sie durch immer neue Lernprozesse persönliches Wachstum erfahren und ihr Leben verbessern können. Man hält belastende Situationen umso länger unbeschadet aus, je eher man Ereignisse des Lebens für vorhersagbar und erklärbar hält, je höher die Selbstwirksamkeitserwartung ist und je mehr man Belastungen als Herausforderungen erlebt und nicht als Bedrohung. Da viele Situationen im Alltag nicht klar schwarz oder weiß sind, also nicht nur positive oder negative Effekte haben, entscheidet die eigene Sicht auf die Welt mit darüber, wie man sich fühlt und wie handlungsfähig man ist oder bleibt. Bei einem halb vollen Glas entscheidet die eigene Sicht darüber, ob man das Glas tendenziell eher als voll oder tendenziell eher als leer bewertet. Übertragen auf eine Situation mit positiven und mit negativen Aspekten sehen manche Menschen tendenziell eher die positiven und manche Menschen tendenziell eher die negativen Aspekte. Insbesondere die Hardiness-Faktoren *Engagement* und *Kontrolle* scheinen eine Schutzwirkung zu haben (Krohne & Tausch, 2014, S. 223). Hardiness führt dazu, dass man Stress besser erträgt, sich stärker um soziale Unterstützung bemüht und Probleme eher löst als vermeidet (Krohne & Tausch, 2014, S. 222–223).

Engagement – Kontrolle – Herausforderung

■ **Unbedingte Erwartung – die Welt, wie sein sollte**

Chronischer Stress wird auch durch eigene unbedingte Erwartungen erzeugt oder verstärkt. Man hat mitunter sehr feste Vorstellungen darüber, wie etwas zu sein hat, und ärgert oder ängstigt sich, wenn man selbst oder andere diesen Vorstellungen nicht vollständig entsprechen. Manche Menschen erwarten, dass Vorgesetzte, Mitarbeiter und Kollegen unbedingt immer höflich und entgegenkommend zu sein haben. Wenn Vorgesetzte, Mitarbeiter oder Kollegen das einmal nicht sind, aus welchen Gründen auch immer, ärgert das solche Menschen oder es ängstigt sie, weil sie glauben, etwas falsch gemacht zu haben. Viele Menschen sind darauf fixiert, unbedingt bei nächster Gelegenheit auf der

Risikofaktor Perfektionismus

2

Karriereleiter einen Schritt vorankommen zu müssen, unbedingt den perfekten Partner finden müssen oder perfekte Kinder haben zu müssen. Sie sind enttäuscht oder verärgert, wenn es nicht so ist. Viele Menschen meinen, sie müssten alles richtig machen, sei es in Prüfungssituationen, bei einer Präsentation oder in einer Besprechung. Da Perfektion nicht oder nur mit unverhältnismäßigem Aufwand erreichbar ist, werden solche Menschen dem überhöhten Anspruch nicht dauerhaft gerecht und entwickeln Ängste. Wer meint, bei einer Präsentation unbedingt alles perfekt machen zu müssen, und doch genau weiß, dass er diesem überhöhten Anspruch nicht gerecht werden kann, wird angespannt und verkrampft sein. Wer einen perfekten Partner sucht, könnte am Ende alleine bleiben, weil es keinen perfekten Partner gibt, abgesehen von der Phase der rosaroten Brille im ersten Verliebtsein. Aber das ist ein anderes Thema.

■ **Innere Antreiber**

destruktive Wirkung

Unbedingte Ansprüche und sehr feste Erwartungen sind verantwortlich für unnötigen Ärger und überflüssige Ängste. Unbedingte Erwartungen wirken sich destruktiv aus und führen oft zu Leitsätzen, die Stress erzeugen und krank machen können. Menschen mit unbedingten Erwartungen geben sich beispielsweise mit akzeptablen, aber eben nicht perfekten Lösungen nicht zufrieden – nicht bei einer Präsentation, nicht bei der Karriere, nicht beim Partner und nicht bei den eigenen Kindern. Oft stecken hinter unbedingten Erwartungen so etwas wie persönliche Glaubenssätze. Glaubenssätze sind Überzeugungen, die subjektiv so fest sind, dass sie einem als absolut wahr vorkommen, obwohl sie das nicht sind. Deshalb lohnt sich ein Blick auf die eigenen Glaubenssätze.

■ **Stress erzeugende Glaubenssätze**

Stresstreiber

Nicht alle Glaubenssätze erzeugen Stress und nicht alle Glaubenssätze sind schädlich. Hier geht es im Schwerpunkt um diejenigen Glaubenssätze, die zu einem Verhalten führen, das Stress eher verschärft als bei der Stressbewältigung oder Stressverhinderung zu helfen. Beispiele für Stress erzeugende Glaubenssätze sind (adaptiert nach Hansch, 2021, S. 106; Nuber, 2002; Wagner-Link, 2011, S. 28):

- Ich muss immer gesund und leistungsfähig sein und darf niemals nachlassen, müde oder krank werden.
- Starke Menschen brauchen keine Hilfe.
- Keiner hat das Recht, mich zu kritisieren.
- Ich muss immer besser sein als alle anderen.
- Ich werde es nie schaffen, mich zu ändern.

- Nur wenn ich absolut sicher bin, kann ich Entscheidungen treffen.
- Es ist wichtig, dass mich alle Menschen akzeptieren.
- Ich bin nur etwas wert, wenn ich eine perfekte Leistung abliefere.
- Es ist wichtig, immer recht zu haben.
- Probleme verschwinden, wenn man ihnen nur lange genug aus dem Weg geht.
- Man kann sich auf niemanden verlassen. Variante: Man kann keinem Menschen trauen.
- Die Welt muss absolut gerecht sein. Variante: Die Welt muss mich immer fair behandeln. Variante: Die Welt ist dafür da, mich glücklich zu machen.

Wer beispielsweise fest daran glaubt, dass starke Menschen nie Hilfe brauchen, wird sich selbst dann keine Hilfe holen, was das nötig wäre und Hilfe zur Verfügung stünde. Damit macht man es sich unnötig schwer und auf Dauer wird man immer seltener Hilfe angeboten bekommen, weil man von außen so wirkt als brauche oder wolle man keine Hilfe. Das Eingeständnis, Hilfe zu benötigen, ist für einen solchen Menschen damit verknüpft, sich als schwach anzusehen und deshalb unattraktiv. Oft genug verzichten Menschen mit einem solchen Glaubenssatz auf Hilfe, um nicht als schwach vor sich oder vor anderen Menschen dazustehen. Glaubenssätze haben Wurzeln in der Erziehung und Sozialisation. Folge: Glaubenssätze können zwar geändert werden, aber nicht so einfach per Knopfdruck. Zudem ist mit der Aufgabe eines Glaubenssatzes immer auch ein Verzicht verbunden. Der Verzicht ist subjektiv, beispielsweise nicht mehr als stark zu gelten, nicht mehr besser zu sein als alle anderen, nicht immer gesund und leistungsfähig zu sein. Bei der Abkehr von manchen Glaubenssätzen muss man nicht nur auf etwas verzichtet, sondern man muss sich plötzlich mit unangenehmen Dingen auseinandersetzen, beispielsweise Unsicherheit bei Entscheidungen aushalten, die Welt als nicht absolut gerecht anzuerkennen und anderen Menschen vertrauen, auch wenn man sich nicht zu 100 % sicher sein kann, dass das in jedem einzelnen Fall gut gehen wird. Die Aufzählung ist nicht vollständig. Das wäre gar nicht möglich. Letztlich wirken Glaubenssätze umso schädlicher, je extremer sie sind.

je extremer, desto schädlicher

- **Bedingte Erlauber**

Bedingte Erlauber können Abhilfe schaffen. Wunsch und Wirklichkeit werden meist zu einem gewissen Grad auseinanderklaffen. Am besten, man gewöhnt sich daran. Die Realität

Was hilft?

2

fügt sich nicht unbedingt den eigenen Erwartungen. Was andere Menschen tun oder nicht tun, entspricht oft nicht den eigenen Erwartungen. Auch das eigene Verhalten muss umgekehrt nicht immer den Vorstellungen oder Wünschen anderer Menschen entsprechen (Schuh & Watzke, 1994). Das gilt auch für Wünsche und Erwartungen der eigenen Eltern, der Geschwister oder der eigenen Kinder. Zwar kann man auf viele Dinge einwirken, einige Dinge sogar grundlegend verändern, doch einen Großteil der nicht mit den eigenen Vorstellungen harmonierenden Dinge muss man akzeptieren. Entscheidend ist, eine sinnvolle Balance zwischen Akzeptieren und Verändern zu finden. So vermeidet man unnötigen Stress. Dabei helfen bedingte Erlauber: Andere dürfen auch mal kurz angebunden sein, wenn sie einen harten Arbeitstag hinter sich haben – kein Grund, sich zu ärgern oder es ihnen nachzutragen. Der nächste Schritt auf der Karriereleiter muss nicht unbedingt sofort erfolgen, wenn die derzeitige Aufgabe interessant ist und Freude bereitet. Ein Mitarbeiter darf auch mal einen Fehler machen, wenn er ansonsten gute Arbeit leistet. Der Freund darf sich auch mal verplappern, wenn er nicht notorisch tratscht. Und schließlich: Der Anspruch an die eigene Leistung sollte nicht derart hoch sein, dass man sich jede Schwäche und jeden Fehler strikt verbietet.

> ❯❯ **Wichtig**
>
> Man mag es Gelassenheit, Bescheidenheit, Realismus, Pragmatismus oder gar Weisheit nennen: Den nicht veränderbaren Teil der Welt unter bestimmten Voraussetzungen hinzunehmen, senkt Ärger und Ängste auf ein erträgliches oder sogar produktives Maß.

Umbau eigener
Glaubenssätze

Mithilfe der Übung *Bedingte Erlauber* können Sie feststellen, ob Sie unbedingte Erwartungen haben, die Stress verschärfen könnten (Punkte 1 und 2). Meist stellt man fest, dass eine Katastrophe nur im eigenen Kopf existiert. Stächele et al., (2020, S. 55–56) nennen das Katastrophen-Denken oder Muss-Denken. Die Punkte 3 und 4 lenken das weg von unbedingten Erwartungen hin zu bedingten Erlaubern (Punkt 3) und eigenen Wünschen (Punkt 4).

Übung: Bedingte Erlauber (adaptiert nach Schuh & Watzke, 1994)

1. Ich muss und will unbedingt …
   - ….
   - ….
   - ….

2. Ich darf auf keinen Fall ...
  – ....
  – ....
  – ....
3. Ich kann ruhig mal ...
  – ....
  – ....
  – ....
4. Ich möchte gerne ...
  – ....
  – ....
  – ....

■ **Unbedingte Erwartungen ändern**

Wenn man eigenen unbedingten Erwartungen auf die Spur gekommen ist und sie ändern möchte, hat man einen längeren Weg vor sich. So wie man unbedingte Erwartungen allmählich gelernt hat, muss man unbedingte Erwartungen allmählich wieder verlernen. Was tun? Helfen kann ein mehrstufiges Vorgehen (adaptiert nach Wagner-Link, 2011, S. 28):

ein Schritt nach dem anderen

- Eine möglicherweise belastende Einstellung erkennen, ansonsten hat man keinen Impuls, etwas zu verändern.
- Realität prüfen: In welchen Situationen ist die Einstellung zutreffend und in welchen nicht? Mit diesem Schritt erschüttert man die Sicherheit, dass die eigene Einstellung immer, also in allen Situationen und zu allen Zeiten, zutreffend ist.
- Denken ändern: Dazu gehört auch eine vorgelagerte Änderung der eigenen Wahrnehmung. Man lernt, eine Situation in anderer Weise wahrzunehmen und nicht nur unter der engen Perspektive der eigenen unbedingten Erwartung zu betrachten.
- Verhalten ändern: Oft ist das eigentliche Ziel, eigenes Verhalten zu ändern. Auf dem Weg zur Verhaltensänderung sind Änderungen im Denken und in der eigenen Einstellung oft wichtige Voraussetzungen. Es ist schwer, ein Verhalten zu zeigen, dass eigenen Einstellungen diametral widerspricht.

Die einzelnen Schritte werden nachfolgend der Reihe nach besprochen, wobei die Schritte aufeinander aufbauen. Oft ist das eigentliche Ziel hinter einer Einstellungsveränderung das Verändern von Verhalten. Das eigene eingeschliffene Verhalten zu ändern, schafft man oft nur mit einer vorherigen Änderung von Einstellungen.

2

- **Erkennen einer belastenden Einstellung**

der erste Schritt

Zunächst einmal muss man erkennen und anerkennen, dass einen die eigene Einstellung belasten oder behindern könnte. Manchmal geben nahestehende Menschen Hinweise, die man ernsthaft prüfen sollte. Man kann in einem ersten Schritt wie folgt vorgehen (adaptiert nach Wagner-Link, 2011, S. 28):

- Belastende Stresssituationen möglichst neutral beschreiben, ohne implizite Bewertung und ohne voreilige Interpretation. Dazu sollte man seine Emotionen abklingen lassen. Unter dem Einfluss starker Emotionen gelingt eine neutrale Situationsbeschreibung nicht einmal ansatzweise.
- Eigene Bewertungen hinterfragen: Wie erlebe ich die Situation? Was schießt mir durch den Kopf? Worauf achte ich? Was fühle ich? Was fühle ich nicht, obwohl man es in der Situation erwarten könnte? Dieser Schritt setzt voraus, dass man bereit ist, sich auch Dinge anzusehen, die einem an sich selbst nicht gefallen könnten. Deshalb schaffen Narzissten diesen Schritt nicht: Narzissten schaffen es nicht, möglicherweise auch mal nicht gut dazustehen.
- Mit guten Freunden sprechen: Wie siehst du mich? Womit mache ich mir aus deiner Sicht das Leben schwer? Oft muss ein ehrliches Feedback hartnäckig eingefordert werden. Viele Menschen möchten anderen nicht wehtun oder haben Angst vor Negativreaktionen und verpacken Feedback deshalb so vorsichtig und rücksichtsvoll, dass es kaum zu verstehen ist. Erst wenn die Freunde erkennen, dass man ein ehrliches Feedback wirklich wünscht (und aushält), wird man klare Kritik hören.

Es kann auch helfen zu beobachten, wie andere Menschen mit ähnlichen Situationen umgehen. Wer bewältigt eine Situation besonders gut und warum gelingt ihm das? Man muss nicht alle Dinge alleine aus sich heraus lernen. Man kann sich auch von anderen Menschen etwas abschauen.

- **Realität prüfen**

der zweite Schritt

Welchen Schaden Einstellungen anrichten, hängt von deren Realitätsbezug ab und von den Konsequenzen, zu denen sie führen. Dazu sollte man im nächsten Schritt prüfen, ob eine Stress erzeugende Einstellung realistisch ist oder nicht. Hilfreiche Fragen für diesen zweiten Schritt sind beispielsweise (adaptiert nach Wagner-Link, 2011, S. 28–29):

- Habe ich zu hohe Erwartungen an mich oder an andere? Habe ich widersprüchliche Erwartungen an mich oder andere? Haben andere zu hohe oder widersprüchliche Erwartungen an mich?

- Führe ich durch meine Befürchtungen unangenehme Situationen teilweise selbst herbei? Was ist mein eigener Anteil in einer belastenden Situation? Schreibe ich meine Probleme anderen zu? Und auch umgekehrt: Schreiben andere Menschen deren Probleme mir zu? Was ist der Anteil anderer Menschen in einer belastenden Situation?
- Dramatisiere und übertreibe ich? Nicht jedes Problem ist eine Katastrophe, auch wenn einem das emotional erst einmal so vorkommen mag. Die Welt wird nach einer schlechten Präsentation nicht untergehen. Und selbst dann nicht, wenn man wegen der schlechten Präsentation nicht befördert wird.
- Vermeide oder bagatellisiere ich? Manche Probleme oder Stressoren verschlimmern sich, wenn man sich nicht rechtzeitig um sie kümmert. Vermeide ich Situationen, weil ich mich fürchte? Bagatellisiere ich eine Belastung, die ich nicht wahrhaben möchte?
- Was würde ein anderer Mensch zu meiner Einstellung sagen? Das ist der Versuch, sich quasi von außen zu betrachten. Oft gelingt das nur teilweise, aber schon die Verschiebung von einer ausschließlich ichbezogenen Perspektive hin zur ansatzweisen Sichtweise von außen, erleichtert Veränderungen. Das kann helfen, weil manche Einstellungen den eigenen Blick zu stark verengen.

Im nächsten Schritt werden mögliche Konsequenzen der eigenen Einstellungen festgestellt. Die Einstellung *Starke Menschen brauchen keine Hilfe!* kann beispielsweise dazu führen, dass man, selbst wenn man Hilfe bräuchte, keine sucht, dass man sich überfordert und unnötig schlechte Ergebnisse erzielt, weil man keine Tipps von anderen Menschen bekommt. Kurzfristig positive Folgen, die eine solche Einstellung aufrechterhalten, können sein: Man muss Schwächen nicht zugeben und vermeidet Angst vor Bloßstellung oder Zurückweisung, man kann unerwünschte Kontakte vermeiden und muss sich nicht verändern – das ist kurzfristig bequem und langfristig schädlich. So ist das mit vielen ungünstigen Einstellungen. Wegen eines kurzfristigen Vorteils nimmt man, zunächst oft unbemerkt, langfristige Nachteile in Kauf. Je extremer eine Einstellung ist, desto mehr Stress kann sie verursachen, weil mit der Extremheit einer Einstellung die Wahrscheinlichkeit steigt, dass sie zu vielen Situationen nicht passt.

Beispielsweise führt die Einstellung *Sei perfekt!* dazu, dass man sich ständig unter Druck fühlt, alle Dinge bis ins letzte Detail gründlich zu erledigen. Das führt zu langen Arbeits-

der dritte Schritt

2

zeiten und übertrieben perfekten Arbeitsergebnissen, die sachlich nicht erforderlich gewesen wären. Häufig hängt man an der nicht perfekten Vergangenheit, statt sich um die aktuellen Handlungsmöglichkeiten zu kümmern. Die Worte *hätte* und *wäre* sind Symptome eines solchen unproduktiven, rückwärtsgewandten Perfektionismus, beispielsweise:

- Wenn ich im letzten Monat meine Aktien verkauft hätte, würde mein Konto heute besser aussehen.
- Wenn ich sofort mit meiner Kollegin geredet hätte, wäre der Streit nicht so eskaliert.
- Wenn ich mit meinem Partner auf die Party gegangen wäre, hätte er sich nicht verliebt.
- Wenn ich in der Schule nicht so bequem gewesen wäre, wäre mein Englisch heute besser.

rückwärtsorientierter Perfektionismus

Am besten streicht man die Vokabeln *hätte* und *wäre* aus dem Wortschatz. Es ist einfacher, Ausflüchte für unterlassenes Handeln zu suchen, als tatsächlich etwas zu verändern. Unentschlossenheit lässt immer ein Hintertürchen offen. Es hätte ja so perfekt sein können, wenn man dieses oder jenes zu diesem oder jenem Zeitpunkt getan, gesagt, nicht gesagt oder nicht getan hätte. Wenn es nicht so war, ziehen Sie einen Strich und gehen Sie weiter. Wer weiß, ob die Kollegin Verständnis gehabt hätte? Wenn Sie etwas in der Vergangenheit bedauern, überlegen Sie, wie Sie hier und jetzt damit umgehen. Ist es jetzt noch sinnvoll, mit der Kollegin zu sprechen? Dann tun Sie es. Ist es nicht mehr sinnvoll? Dann lassen Sie es und entlassen Sie es auch aus den Gedanken. Wer extrem perfektionistisch ist, erhöht das Risiko von Burn-out, siehe hierzu ▶ Kap. 4 *Burn-out – eine extreme Stressfolge.*

- **Kognitionen ändern**

der vierte Schritt

Veränderung des Denkens im dritten Schritt heißt, Stress auslösende Denkmuster und Einstellungen zu überwinden. Wenig hilfreich ist es, sich etwas einreden zu wollen, was man nicht wirklich glaubt. Nur echte Überzeugung führt zu einer dauerhaften Änderung einer belastenden Einstellung. Das Erarbeiten neuer Überzeugungen und Bewertungen kann dort ansetzen, wo eine alte Einstellung ganz offensichtlich falsch ist. Hilfreiche Fragen können sein (adaptiert nach Wagner-Link, 2011, S. 29):

- Gibt es einen Beweis, dass meine Einstellung immer richtig ist? Gibt es einen Gegenbeweis, der zeigt, dass meine Einstellung nicht immer richtig ist? Wie sehen andere Menschen das? Seine eigenen Einstellungen hält man für richtig, sonst hätte man die Einstellungen ja nicht. Entscheidendes Einfallstor für Veränderungen ist das Erkennen und Anerkennen von Situationen, in denen die eigene Einstellung zumindest nicht *immer* richtig ist oder war. Wenn man dann an eine Situation zurückdenkt, in der die fragliche Einstellung falsch war, hat man ein Einfallstor, diese Einstellung abzuschwächen. Zumindest hat man eine Situation gefunden, in der die eigene Einstellung nicht gestimmt hat. Klar, das kann die eine Ausnahme von der Regel sein. Aber dann muss man halt noch eine Ausnahme suchen und noch eine und noch eine. Auf diese Weise relativiert man die vermeintliche Allgemeingültigkeit eigener Einstellungen.

▬ Wie könnte man eine Situation aus einer anderen Perspektive betrachten? Dabei kann man sich Hilfe holen und andere Menschen nach deren Wahrnehmungen fragen. Vorsicht: Nicht versuchen, die Sicht anderer Menschen einfach blind zu übernehmen. Man muss schon selbst überzeugt sein. Andere Menschen können einem helfen, die eigene Sicht zu verändern oder zu relativieren. Die Arbeit eines Perspektivenwechsels können andere Menschen einem nicht abnehmen.

Man sollte eine unbedingte Erwartung nicht in deren Gegenteil verkehren. Das ist oft weder subjektiv plausibel, noch schafft man das. In der Regel genügt es, eine unbedingte Erwartung zu einer etwas milderen bedingten Erwartungen umzubauen. Bedingte Erwartungen sind nur unter bestimmten Bedingungen gültig, aber nicht immer und in allen Situationen wie unbedingte Erwartungen. Sehr rigide unbedingte Erwartungen können zu irrationalem Verhalten führen.

▪ **Irrationalität**

Man kann Gedanken im Groben in solche einteilen, die rational sind und in solche, die irrational sind, auch wenn es Gedanken geben mag, die sich irgendwo dazwischen im Niemandsland verlaufen. Rationale Gedanken ermöglichen problembewältigendes Verhalten, irrationale Gedanken blockieren es. Irrationale Gedanken verleiten dazu, Abweichungen von den eigenen Erwartungen als Katastrophen einzustufen. Rationale Gedanken ermöglichen es, sich an eine Situation anzupassen. Die Grundidee geht auf den Psychologen Albert Ellis (1913–2007) zurück, demzufolge nicht ein äußeres Ereignis direkt zu Reaktionen führt, sondern die jeweils eigenen Überzeugungen, welche Folgen ein Ereignis haben wird, entscheidend hierfür sind (Hautzinger & Prössel, 2017, S. 5). Beispiele für irrationale Überzeugen sind (Hautzinger & Prössel, 2017, S. 6):

Gedanken sortieren

2

- Ich muss von allen Menschen geliebt und anerkannt werden.
- Ich bin nur dann etwas wert, wenn ich in jeder Hinsicht kompetent, tüchtig und leistungsfähig bin.
- Es ist eine Katastrophe, wenn die Dinge nicht so sind, wie ich sie haben möchte.
- Ich habe keinen Einfluss auf die Situation, ich bin ihr vollständig ausgeliefert
- Es ist leichter für mich, dem Problem auszuweichen, als sich ihm zu stellen. Das könnte im Einzelfall auch einmal stimmen, sollte sich aber nicht als Einstellung einnisten.
- Wer mir unrecht tut, muss schlecht und böse sein. Er muss bestraft werden. Wer so denkt, verfängt sich in Kategorien von Schuld und möglicherweise von Rache oder Vergeltung.
- Für jedes menschliche Problem gibt es eine perfekte und richtige Lösung, und es ist eine Katastrophe, wenn ich die perfekte Lösung nicht finde.
- Meine Vergangenheit hat entscheidenden Einfluss auf mein Verhalten, und eine frühere Auswirkung auf das Leben wird sich auch künftig immer auswirken.

Überschneidungen verschiedener Ansätze

Das klingt ganz ähnlich wie bei den unbedingten Erwartungen und ist es auch. Je nach Autor und Sichtweise kann man es unbedingte Erwartungen, irrationale Überzeugungen oder, wie es in diesem Abschnitt geschieht, Einstellungen nennen. Immer geht es darum, wie man in die Welt hineinschaut und wie man bewertet, was man sieht. Wenn man das letzte Beispiel aus der Aufzählung einmal exemplarisch herausgreift (Vergangenheit hat entscheidenden Einfluss) und unter die Lupe nimmt, erkennt man die selbstschädigende Wirkung. Mit einer solchen Einstellung verbaut man sich den Weg zu Veränderungen. Ja, die Vergangenheit hat Einfluss auf das heutige Erleben und auf das heutige Verhalten. Vergangene Kränkungen, Verluste, Leid wirken nach und können auch heute noch weh tun und auch heute noch Verhalten beeinflussen. Aber nein, man muss sich der eigenen Vergangenheit auch nicht unterwerfen und kann heute Dinge anders oder andere Dinge tun als früher sowie Dinge anders bewerten als früher. Entscheidend ist, dass man differenziert. Irrationale Gedanken und irrationales Verhalten lassen sich oft auf Glaubenssätze zurückführen. Glaubenssätze prägen die eigene Wahrnehmung und Bewertung stark. Umgekehrt können wiederkehrende Gedanken, wie *Ich schaffe das nicht!*, bestehende Glaubenssätze verstärken. Je nach Glaubenssatz kann starke Wut oder starke Angst resultieren, auch andere Emotionen wie Trauer sind denkbar. Starke Emotionen können bestehende Glaubenssätze verfestigen. Man erkennt: Das kann zu einem in sich geschlossenen System führen, aus dem man nur mit Anstrengung und möglicherweise nur mit Hilfe wieder hinausfindet.

Man kann bei aller Variabilität von irrationalen Überzeugungen drei Kernüberzeugungen herausstellen, die für viele Probleme verantwortlich sind (Hautzinger & Prössel, 2017, S. 7):

drei Kernüberzeugungen, die das Leben schwer machen

- Unbedingte Verknüpfung des eigenen Wertes mit Leistung: Ohne Leistung gibt es keine Anerkennung und man ist vollkommen wertlos.
- Unbedingte Erwartungen an andere Menschen: Alle anderen Menschen müssen sich mir gegenüber freundlich verhalten, Rücksicht nehmen und mich immer fair behandeln. Tut ein Mensch das nicht, wird er abgewertet.
- Sorgenfreies und problemloses Leben: Mein Leben muss immer problemlos verlaufen und gut sein. Alle wichtigen Dinge, so die Erwartungen, müssen einem ohne Mühe und Anstrengung zufallen. Sollte das einmal nicht der Fall ist, ist die Welt schlecht und nicht lebenswert.

Oft genug wird man es nicht alleine schaffen, eigene irrationale Überzeugungen zu ändern, weil einem seine eigenen Überzeugungen so plausibel vorkommen, als seien es allgemeingültige Wahrheiten. Zunächst muss man erkennen, dass man einer irrationalen Überzeugung aufgesessen ist. Ab dann hat man eine Chance, eine irrationale Überzeugung zu ändern. Sollten Sie bei sich diese oder ähnliche Glaubenssätze entdecken, lohnt sich die Anstrengung, die Glaubenssätze zu ändern, weil sie das eigene Leben stark einengen.

Eine Umwertung von Situationen gelingt erst nach einigem Üben und oft genug braucht man dafür Unterstützung, beispielsweise durch eine Psychotherapie. Das ist üblich. Geben Sie nicht auf, wenn Sie eine neue oder eine veränderte Einstellung nicht sofort in Verhalten umsetzen können und es ab und zu einen Rückfall in alte Verhaltensmuster gibt. Entscheidend ist, dass Sie sich auf den Weg machen und bei der Stange bleiben. Um Sie bei diesem Prozess zu unterstützen, werden in den folgenden Abschnitten Wege zur Verhaltensänderung aufgezeigt. Verhaltensänderungen benötigen Zeit und man kann nicht zu viele verschiedene Verhaltensweisen auf einmal ändern, viele verschiedene Einstellungen übrigens auch nicht. Wer sich etwas breiter einlesen möchte, dem sei das Buch von Hautzinger und Prössel (2017) empfohlen, in dem die gängigen kognitiven Interventionen vorgestellt

üben, üben, üben

2

werden, die in Psychotherapien eine Rolle spielen. In dem Buch werden kognitive Interventionen kompakt und gut verständlich vorgestellt. Zudem werden die Ansätze knapp theoretisch eingeordnet. An manchen Stellen überschneiden sich verschiedene Ansätze, wie Sie vermutlich auch in diesem Kapitel schon bemerkt haben.

■   **Verhalten verändern**

der fünfte Schritt

Einstellungsänderungen führen zu Verhaltensänderungen. Und egal, wie sich verändern werden: Einige Angehörige, Freunde oder Kollegen werden mit der Verhaltensänderung unzufrieden sein. Jede Verhaltensänderung wird bei einem Teil des sozialen Umfelds Freude und bei einem anderen Teil Verdruss auslösen. Es allen recht zu machen ist nicht nur anstrengend, es ist auch unmöglich. Jede Verhaltensweise kann von anderen Menschen, oft im eigenen Interesse, positiv oder negativ bewertet werden. So kann man einen Kollegen als ehrlich bezeichnen oder als undiplomatisch, taktisch unklug, schonungslos. Man kann einen Nachbarn als zuverlässig beschreiben oder als spießig, penibel, langweilig. Die Wahrheit ist letztlich subjektiv und hängt von der eigenen Position ab. Im Klartext: Entscheiden Sie für sich und lassen Sie andere Menschen ebenfalls frei entscheiden. Und rechnen Sie vorsichtshalber damit, dass nicht alle Menschen aus dem persönlichen Umfeld vor Freude schreien, wenn Sie ihr Verhalten ändern.

Gewohnheiten sind zäh

Verhaltensänderungen fallen deshalb so schwer, weil die aktuellen Verhaltensweisen aus langjährigen Erfahrungen resultieren. Eingeschliffene Gewohnheiten lassen sich nur schwer ändern. Man muss alte Gewohnheiten verlernen *und* neues Verhalten erlernen. Das kann frustrieren, weil man immer wieder in die alten Gewohnheiten zurückfällt, besonders unter Stress. Unter starkem Stress neigt man zu automatischen Verhaltensweisen, fällt letztlich also eher in alte eingeschliffene Gewohnheiten zurück als in entspannteren Zeiten. So fangen ehemaliger Raucher unter starkem Stress eher wieder an zu Rauchen als in entspannten Lebensphasen. Man muss also nicht nur neues Verhalten lernen, sondern es auch stabilisieren und wetterfest gegen starken Stress machen.

realistische Ziele

Aus diesem Grund sollte man nicht versuchen, viele Verhaltensweisen auf einmal ändern. Das ist einfach zu anstrengend. Viele Menschen setzen sich hinsichtlich der Veränderung eigenen Verhaltens, wie beispielsweise Ernährung umstellen, regelmäßig Laufen gehen oder künftig weniger aggressiv auf Kritik zu reagieren, unrealistisch hohe oder unrealistisch viele Ziele. Der vermeintliche Vorteil unrealistisch hoher oder unrealistisch vieler Ziele ist, dass man zunächst beruhigt ist, hat man sich doch vermeintlich nicht gegen ein Ziel entscheiden müssen. Theoretisch könnte man viele Verhaltensänderungen zugleich anpacken und bewältigen. Leider führen überladene Zielsammlungen zum Scheitern, meist wird keine der gewünschten Verhaltensänderungen erreicht, und ein gescheiterter Versuch, sein Verhalten zu ändern, kann eine Kerbe im Selbstbwertgefühl hinterlassen. Beispielsweise so: *Jetzt habe ich es schon wieder nicht geschafft, mein Gewicht zu reduzieren.* Gerade weil ein angeknacktes Selbstwertgefühl eine schwere Bürde ist, sollte man es erst gar nicht soweit kommen lassen. Viele Dinge werden gar nicht erst in Angriff genommen, weil es in der Vergangenheit ja auch nicht funktioniert hat. Daher am besten nur eine Verhaltensweise zurzeit ändern. Das allerdings konsequent und auch bei Widrigkeiten durchhalten. Man lernt Schritt für Schritt und mit jedem Lernerfolg kann man sich an einen etwas dickeren Brocken heranpirschen. Das liegt daran, weil man mit jedem Lernfortschritt etwas mehr Vertrauen gewinnt. Das wichtigste Prinzip der Verhaltensänderung lautet: Bauen Sie Veränderungen langsam und stetig auf. Versuchen Sie nicht, zu viele Dinge auf einmal zu verändern.

▶ Wichtig
Eine Verhaltensänderung ist ein Marathon und kein Sprint.

Das angestrebte Verhalten wird möglicherweise von einem anderen Menschen bereits gezeigt, den Sie kennen und im Alltag erleben. Nehmen Sie sich einen solchen Menschen zum Modell (Vorbild). Am besten sucht man sich keine perfekten Vorbilder aus, sondern Menschen, die sich in einer vergleichbaren Lage mit vergleichbaren Möglichkeiten befinden. Stellen Sie sich konkret vor, wie Sie das neue, selbstsichere Verhalten zeigen. Dabei hilft eine Anlehnung an das ausgewählte Modell. Auf diese Weise können Sie Verhalten schrittweise verändern. Argumentieren Sie beispielsweise in Gedanken, wie Sie mit einer Unterbrechung in der nächsten Abteilungsrunde umgehen werden. Stellen Sie sich vor, wie Sie darauf bestehen, die Ausführung zu komplettieren, ohne aggressiv oder defensiv zu werden. Üben Sie das Verhalten beispielsweise in einem Rollenspiel mit einem vertrauten Menschen. Lassen Sie einen vertrauten Menschen diejenige Person spielen, die versucht, Ihnen das Wort abzuschneiden. So können Sie das gewünscht Verhalten erst einmal in einem geschützten Raum üben und stabilisieren.

Vorbilder suchen

2.9 Soziale Unterstützung

Positivwirkung

Durch soziale Unterstützung werden Bedürfnisse nach Nähe, Geborgenheit, praktischer Hilfe und Beruhigung erfüllt. Soziale Unterstützung hat eine positive Funktion für die Stressbewältigung und die Stabilisierung der Gesundheit. Durch soziale Unterstützung kann Stress abgemildert werden (Reif et al., 2018b, S. 120). Besonders wichtig ist soziale Unterstützung aus dem Stressorenkontext. So ist bei dem Verlust eines Kindes der Ehepartner die wichtigste Quelle für sozialen Rückhalt (Videka-Sherman & Lieberman, 1985), während bei Stress am Arbeitsplatz Vorgesetztenunterstützung stärker wirkt als die Unterstützung seitens der Familie (Bamberg, 2004; Kobasa & Puccetti, 1983; Luszczynska & Cieslak, 2005), denn typische familiäre Reaktionen auf Arbeitsplatzprobleme, beispielsweise Ablenkung oder Aufheiterung, sind weniger durchschlagend als eine problemlöseorientierte Hilfe von Vorgesetzten oder Kollegen. Nach Schuster (2010) wirkt organisationale Unterstützung Burn-out stärker entgegen als soziale Unterstützung. Dennoch wirken auch soziale Aktivitäten während eines Wochenendes positiv in die nächste Arbeitswoche hinein (Fritz & Sonnentag, 2005). Soziale Unterstützung ist zwar kein Allheilmittel, hat aber positive Effekte und mildert die Stressfolgen.

> **Wichtig**
> Soziale Unterstützung wirkt umso stärker, je stärker sie aus derjenigen Situation heraus gewährt wird, in der ein Stressor vorliegt. Bei beruflichen Konflikten ist beispielsweise die Unterstützung von Kollegen oder Führungskräften besonders wichtig. Bei privaten Konflikten ist beispielsweise die Unterstützung durch den Partner, die Eltern und Geschwister oder die Freunde besonders hilfreich.

▪ Risiken und Nebenwirkungen

Negativwirkung

Ein soziales Umfeld kann allerdings auch Stress auslösen und verstärken. Ob ein soziales Umfeld eher stützt oder sogar zusätzlich belastet, hängt von der konkreten Situation und den Menschen im sozialen Umfeld ab. Aus dem sozialen Umfeld kann sich im ungünstigen Fall ein breites Spektrum sozialer Stressoren ergeben. Das erstreckt sich von direkter Einflussnahme durch andere Menschen, beispielsweise durch Kritisieren, Abwerten, Beleidigen, Nörgeln bis zu indirekter Einflussnahme, beispielsweise durch das Schaffen von Abhängigkeiten, Konkurrenz oder Dominanz. Man kann andere Menschen also nicht einfach als positiv oder negativ, als hilfreich oder nicht hilfreich bei der Stressbewältigung ansehen, sondern es kommt auf den einzelnen Fall sowie auf die einzelnen Menschen an.

▪ Führungskräfte – eine besondere Situation

Sozialkontakte sind nicht auf den privaten Bereich begrenzt. Auch berufliche Sozialkontakte sind wichtig. Eine soziale Stressbelastung kann bei Führungskräften besonders hoch sein, da sich die Erwartungen und Anforderungen seitens der Vorgesetzten und der Mitarbeiter bei ihnen kumulieren:

▬ Konflikte zwischen Zielen von *oben* und von *unten* (Sandwichsituation),
▬ soziale Distanz zu den Mitarbeitern, mit dem Gefühl, alleine zu stehen.

Da Führungskräfte die eigenen Mitarbeiter schon alleine wegen des Machtgefälles nur bedingt für eine Selbstreflexion nutzen können, nicht jeder Mitarbeiter ist derjenigen Person ehrlich gegenüber, die über das eigene Fortkommen entscheidet, sollte man sich als Führungskraft Gesprächspartner auf gleicher Ebene suchen, mit denen man Probleme offen besprechen kann. Zwar hängt es auch von der Organisationskultur ab, ob das eher leicht oder eher schwer ist, einen Gleichgesinnten zu finden. Aber mit etwas Mühe findet man in den meisten Fällen jemanden auf gleicher hierarchischer Ebene, mit dem man sich offen austauschen kann. Ansonsten kann auch ein Coaching bei einer Selbstreflexion helfen.

▪ Schutzwirkung

Menschen, die in ein System enger sozialer Kontakte und gegenseitiger Unterstützung eingebettet sind, fühlen sich weniger gestresst und leben insgesamt gesünder. Sie haben eine höhere Lebenserwartung (Schwarzer, 2002) und erleiden seltener einen Herzinfarkt als einsame Menschen. Eine soziale Einbettung kann Stressfolgen mindern. Großfamilien oder ein stabiles dörfliches Umfeld, die in frühen Zeiten Rückhalt in Problem- und Notlagen gaben, stehen den meisten Menschen heute nicht mehr oder nicht mehr in vergleichbarem Ausmaß zur Verfügung wie früher. Heute bedarf es anderer Formen sozialer Unterstützung, man muss sich mehr aktiv um ein gutes soziales Umfeld kümmern. Soziale Unterstützung kann Stress reduzieren (Luria & Torjman, 2009). Bei chronischem Stress im Beruf sind Freunde, Partner, Familienangehörige oft Trostspender. Besonders hilfreich bei chronischem Stress im Beruf wären allerdings Kollegen und Führungskräfte, die eine konkrete berufliche Situation besser kennen und oft ganz praktisch helfen können.

Führungskräfte haben auch Stress

Gesprächspartner auf Augenhöhe

Gesundheit und ein langes Leben

2

Sozialkontakte brauchen Pflege

In Gefahren- und Belastungssituationen suchen viele Menschen Bindung und Nähe zu anderen Menschen. Emotionaler Rückhalt und Geborgenheit helfen bei Stress. Das zeigt sich gerade dann, wenn solche Menschen *nicht* vorhanden sind. So liegt die Selbstmordrate bei alleinstehenden Menschen höher als bei Menschen, die sozial eingebunden sind. Einsam sind nicht nur unfreiwillige Singles, sondern auch Menschen, die zwar in einer Partnerschaft leben, aber mit ihren Problemen emotional allein sind. Entscheidend ist, ob man seine Ängste und Sorgen, aber auch Wut oder Trauer teilen kann. (Wagner-Link, 2011, S. 30) Soziale Beziehungen brauchen Pflege – das kostet Zeit und Kraft. Ein soziales Umfeld kann man sich nicht über Nacht schaffen. Immerhin machen die sozialen Medien es einem von der reinen Umsetzung her einfacher, Kontakt auch dann zu halten, wenn man beruflich bedingt umziehen muss und alte Freunde nicht in direkter räumlicher Nähe wohnen. Am Ende muss man aber, gleich in welcher Form, Zeit und Energie aufbringen, Kontakte aufzubauen und zu erhalten.

Soziale Unterstützung kann deshalb so positiv wirken, weil sie nicht nur an einer Stelle ansetzt, sondern an mehreren zugleich. Machen Sie sich Gedanken über die eigenen sozialen Kontakte und notieren Sie die Beobachtungen. Benutzen Sie beispielsweise die folgende Übung, um eigene Überlegungen zu systematisieren. Es geht darum, ob Sie mit denjenigen Menschen, die Ihnen guttun, viel Zeit verbringen oder nicht.

Wer tut mir gut?

Übung: Teil 1 – Menschen, die einem gut tun (adaptiert nach Olschewski, 1995)
Nehmen Sie ein großes Blatt Papier, am besten einen Bogen Flipchart-Papier, und schreiben Sie das Wort *Ich* groß in die Mitte. Überlegen Sie, welche Menschen Ihnen gut tun: Familienmitglieder, Kollegen, Nachbarn, Freunde. Ordnen Sie die Namen dieser Menschen auf dem Arbeitsblatt an. Je näher Sie einen Namen an dem Wort *Ich* platzieren, desto wichtiger ist dieser Mensch, weil Ihnen der Kontakt mit ihm guttut. Nehmen Sie sich Zeit für die Übung.

Mit wem verbringe ich Zeit?

Übung: Teil 2 – Menschen, mit denen man viel Zeit verbringt (adaptiert nach Olschewski, 1995).
Im zweiten Teil der Übung geht es um die Frage, wie viel Zeit Sie mit verschiedenen Menschen verbringen. Nehmen Sie ein zweites großes Blatt Papier und schreiben Sie das Wort *Ich* groß in die Mitte. Überlegen Sie, mit welchen Menschen Sie viel Zeit verbringen. Je näher Sie einen Namen an

> dem Wort *Ich* platzieren, desto mehr Zeit verbringen Sie mit diesem Menschen.

Je mehr Abweichungen es zwischen beiden Übungsteilen gibt, desto mehr lohnt es sich, das soziale Umfeld den eigenen Bedürfnissen anzupassen. Verbringen Sie mehr Zeit mit Menschen, die Ihnen guttun und reduzieren Sie Kontakt zu Menschen, mit denen Sie zwar viel Zeit verbringen, die Ihnen aber nicht guttun. Menschen tun einem gut, wenn man mit ihnen über diejenigen Dinge sprechen kann, die einem wirklich wichtig sind und zwar ohne Scham und ohne Angst vor Abwertung. Leider haben die meisten Menschen nicht genügend Zeit, um sehr viele Kontakte intensiv zu pflegen. Investieren Sie daher mehr Zeit in Kontakte, die ihnen guttun und rufen Sie einen alten Freund auch einmal an, wenn der gerade keinen Geburtstag hat oder wenn gerade kein akutes Problem zu besprechen ist.

Abweichungen minimieren

- **Grenzen beachten**

Soziale Unterstützung hat Grenzen. Während ein mittlerer Grad an Hilfsbedürftigkeit zu mehr Hilfegewährung führt, wird bei zu starker oder zu lange anhaltender Belastung das soziale Netzwerk in Mitleidenschaft gezogen. Die Menschen in einem sozialen Netzwerk werden bei chronischer Überforderung zunehmend weniger hilfsbereit und ziehen sich zurück. Man kann daher aus einem sozialen Netzwerk nicht dauerhaft nur Energie beziehen und Hilfe von anderen Menschen erwarten, sondern muss auch bereit sei, selbst Energie zu investieren oder Hilfe zu geben. Daher sind Zeiten starken Stresses keine günstigen Gelegenheiten, um ein soziales Netzwerk aufzubauen. In aller Regel ist man in solchen Zeiten zu bedürftig. Ein soziales Netzwerk aufbauen sollte man in normalen Zeiten ohne übermäßigen Stress, der einem im Nacken sitzt.

Überforderung von Netzwerken

2.10 Zeitmanagement

Bevor man sich mit einzelnen Methoden des Zeitmanagements intensiv befasst, sollte man prüfen, ob man sich möglicherweise selbst im Weg steht. Nicht jede Zeitknappheit kann man mit Methoden des Zeitmanagements in den Griff bekommen. So ist beispielsweise übertriebener Perfektionismus ein Zeitfresser und zugleich ein echter Hemmschuh für ein gutes Zeitmanagement. Übertriebener Perfektionismus kann auf Persönlichkeitsfacetten (siehe ▶ Abschn. 1.9 *Der eigene Anteil – Persönlichkeit, Werte, Motive, Einstellungen*) oder auf Einstellun-

sich selbst im Weg stehen

2

gen zurückgehen (siehe ▶ Abschn. 2.8 *Einstellungsänderung*). So oder so sollte man sich vor übertriebener Perfektion hüten: Perfektion ist nur in der Dosis sinnvoll, die sachlich geboten ist. Man sollte sich fragen: Erledigt man eine bestimmte Arbeit so genau, weil das sachlich geboten ist, oder führt man eine bestimmte Arbeit so genau aus, weil man sich mit einer sehr genauen Arbeitsweise persönlich besonders wohlfühlt? Gerade Perfektionisten sind gefordert, nur so viel zu tun, wie sachlich geboten ist und nicht so viel, wie sie gerne möchten. Nach dem *Pareto-Prinzip*, das in vielen Bereichen gilt, erreicht man mit 20 % des Aufwands (Zeit, Perfektion, Einsatz) 80 % der Wirkung (Baus, 2015, S. 46–47). Die restlichen 80 % Aufwand erzielen nur 20 % Wirkung. Selbst wenn die konkreten Prozentzahlen strittig sind, so ist der Grundgedanke hilfreich. Je näher man einer Perfektion kommt, desto aufwendiger sind kleine Verbesserungen. Gehen Sie deshalb vor allem Aufgaben an, mit denen Sie die wichtigen Ziele erreichen, und erledigen Sie diese Aufgaben angemessen, das heißt, übertreiben Sie weder hinsichtlich der Perfektion noch hinsichtlich des hieraus resultierenden Zeitaufwandes.

Zeitmanagement ist kein Ersatz für Denken und Entscheiden

Kluges Zeitmanagement lässt einen darüber nachdenken, wie viel Zeit man für eine bestimmte Aufgabe einsetzt und bringt Klarheit in den Knäuel aus Terminen und Verpflichtungen. Aber das beste Zeitmanagement nimmt einem das Denken und Entscheiden nicht ab. Man sollte aktiv und selbst entscheiden, ob eine Aufgabe die eingesetzte Zeit wert ist oder nicht, sonst tun andere das. Zeitmanagement ist ein Hilfsmittel auf dem Weg zu einer Problemlösung, aber keine Problemlösung an sich. Wenn man sich nicht entscheiden kann, welche Aktivitäten wichtig sind und welche eher nicht, kommt man mit dem besten Zeitmanagementsystem nicht weiter. Mehr Zeit gewinnt man in der Regel nur durch Verzicht – auf manche Termine, manche Aktivitäten, manche Ziele. Treffender als *Zeitmanagement* wäre daher in vielen Fällen der Begriff *Selbstmanagement* (Baus, 2015, S. 3). Es geht nicht darum, die Zeit einfach nur zu managen, sondern sich mehr Zeit für die wichtigen Dinge des Lebens zu verschaffen. Am Ende des Lebens bereuen nur wenige Menschen, nicht noch mehr Besprechungen besucht oder nicht noch mehr gearbeitet zu haben.

▪ **Handlungsspielraum**

Anwendungsvoraussetzung

Es hängt auch von der konkreten Tätigkeit ab, ob Zeitmanagement eine hilfreiche Methode zur Stressbewältigung sein kann oder nicht. Zeitmanagement hilft umso mehr, je stärker man seine Arbeit selbst planen kann. Überspitzt ausgedrückt: Einem Mitarbeiter im Callcenter hilft Zeitmanagement nicht, denn er kann seine Arbeit nicht selbst planen. Wenn man Einfluss auf die eigene Arbeit hat und zumindest teilweise selbst bestimmen kann, wann man welche Aufgabe erledigt, kann man von verschiedenen Ideen und Methoden des Zeitmanagements profitieren. Nachfolgend wird eine kurze Auswahl zentraler Ideen und Methoden des Zeitmanagements vorstellt. Hinter vielen Methoden des Zeitmanagements steht dieselbe Grundidee. Daher würde eine umfassendere Vorstellung weiterer Methoden des Zeitmanagements an dieser Stelle keinen besonderen Erkenntnisgewinn bieten. Sollte Zeitmanagement eine für Sie hilfreiche Methode der Stressbewältigung sein, können Sie beispielsweise bei Seiwert (2018) ins Detail gehen.

- **Zeit ist nicht Geld**

Im Umgang mit der Zeit gibt es eine Vielzahl von Irrtümern (Geißler, 1997): Erstens gehört einem Zeit nicht. Man kann Zeit nicht besitzen. Der Ausdruck *Zeit haben* ist irreführend. Zeit kann man nicht horten, auf ein Bankkonto einzahlen und sich verzinsen lassen wie einen Geldbetrag. Zweitens vermehrt Zeitmanagement die Lebenszeit nicht. Man lebt nicht länger, weil man Zeitmanagement betreibt. Zeitmanagement kann nur eine Anleitung zur Selbstbeherrschung sein, eine Hilfe bei der bewussten Nutzung der verfügbaren Lebenszeit. Erfolgreiches Zeitmanagement hat allerdings einen Pferdefuß: Wer seine Arbeit pünktlich und zuverlässig erledigt, bekommt im Beruf und auch privat oft noch mehr aufgebürdet, weil er zuverlässig ist und die Dinge erledigt werden, das ist angenehm und bequem für andere Menschen. Drittens kostet Zeitmanagement selbst Zeit und sollte sich deshalb zeitlich lohnen. Zeitmanagement verbessert die Lebensbalance dann, wenn man mittels Zeitmanagement die subjektive Kontrolle über seine Zeitverwendung erhöht (Gröpel & Kuhl, 2006), wenn man das Gefühl gewinnt, mittels Zeitmanagement mehr Zeit für diejenigen Dinge zu haben, die einem wichtig sind. Wenn man ungeliebte Termine perfekt plant, nur um noch einen weiteren ungeliebten Termin gerade noch bewältigen zu können, hat man nicht viel Positives gewonnen. Wenn man nicht genügend Zeit für die wichtigen Dinge des Lebens hat, lohnt das Nachdenken darüber, womit man unnötig viel Zeit verbringt.

populäre Irrtümer

- **Zeitdiebe – heimlichen Zeitverbrauchern auf die Spur kommen**

Zeitdiebe sind Aktivitäten oder Ereignisse, die mehr Zeit verschlingen, als sie sollten. Oft entwickeln sich Zeitdiebe allmählich, geradezu schleichend und unterhalb der eigenen Wahrnehmungsschwelle. Sie können mit der folgenden Übung prüfen, ob und wenn ja, welche Zeitdiebe sich schon in ihr Leben eingeschlichen haben.

2

Bestandsaufnahme

Übung: Zeitdiebe

Registrieren Sie eine Woche lang, womit Sie Zeit verbringen, wie wichtig das Getane ist und welche Störungen Sie von einer eigentlich geplanten Arbeit abgehalten haben. Statt einer Woche kann je nach Tätigkeit auch ein anderer Zeitraum sinnvoll sein. Mögliche Zeitdiebe sind (adaptiert nach Wagner-Link, 2011, S. 17):

— zu häufige und zu inhaltsarme Besprechungen oder Konferenzen
— viele (unangemeldete) Besucher
— Besucher, die zu lange bleiben
— ständige Telefonanrufe
— sofortiges Antworten auf eingehende E-Mails
— ständiger Blick auf soziale Medien wie WhatsApp oder Signal
— überflüssiger bürokratischer Kleinkram
— mangelndes Delegieren
— chaotischer Schreibtisch
— fehlende Prioritäten
— Perfektionismus
— mangelnde Selbstdisziplin
— nicht *Nein* sagen können
— unklare Verantwortungsabgrenzungen, mit der Folge von Doppelarbeit
— fehlende Kontrolle des Arbeitsfortschritts, mit der Folge von Zeitdruck
— fehlende Information oder Kommunikation, mit der Folge unnötiger oder ineffizienter Arbeiten

den Blick schärfen

Eine Woche ist in vielen Berufen eine hilfreiche Zeitspanne, um regelmäßige Muster zu erkennen. Im Einzelfall, wenn die Tage sehr ähnlich verlaufen, kann ein Tag ausreichen, manchmal muss man auch länger als eine Woche oder in verschiedenen Phasen beobachten, beispielsweise wenn die Arbeit in verschiedenen Monaten sehr unterschiedlich ausfällt. Oft hat man sich allmählich an Zeitdiebe gewöhnt. Daher muss man erst wieder den Blick schärfen, um Zeitdiebe überhaupt erkennen zu können.

sich Freiräume schaffen

Zeitdiebe sollte man ausschalten oder zumindest auf ein erträgliches Maß begrenzen. Dabei helfen beispielsweise sogenannte *stille Stunden,* in denen man konzentriert arbeitet und nicht gestört wird. Stille Stunden können auch mal ein stiller Vormittag oder ein stiller Nachmittag sein. Auch ein Tag im Homeoffice kann helfen, sich Zeit für die Bearbeitung einer komplexen Aufgabe zu verschaffen, wenn man zu Hause ungestörter arbeiten kann als im Büro. Dauerhaftes Arbeiten im Homeoffice birgt wegen der Entgrenzung von Privatleben und Arbeit allerdings auch Risiken (Freuding & Wohlrabe, 2021, S. 36–38). Das haben viele Menschen in der Covid-19-Pandemie wegen der Verlagerung klassischer Büroarbeiten in das Homeoffice persönlich erlebt. Wenn man immer zeitlich für andere Menschen verfügbar ist und immer sofort reagiert, wenn jemand anderes etwas von einem möchte, gewöhnen sich die anderen Menschen daran und erwarten im Laufe der Zeit, dass man immer sofort reagiert. Daher ist es nicht klug, immer sofort zu springen, wenn jemand pfeift. Wenn es fachlich geboten ist, sollte man rasch reagieren. Aber wenn es nicht fachlich geboten ist oder man selbst an etwas Wichtigem arbeitet, sollte man sich angewöhnen, nicht immer sofort zu reagieren. Sollte eine unvorhergesehene Störung einmal unvermeidlich sein, kann man diese zumindest zeitlich begrenzen.

- **Priorisieren – entscheiden, was wichtig ist**

Wichtige Aufgaben beziehen sich auf langfristige Ziele, die nicht einfach nebenher erledigt werden können, beispielsweise auf eine Steuerberaterprüfung lernen oder eine Masterarbeit schreiben. Leider drängen sich die dringenden Tätigkeiten des Alltags oft in den Vordergrund. Am Schluss hat man vor lauter Dringlichem keine Zeit für das Wichtige gefunden. Dem kann kluges Zeitmanagement vorbeugen. Deshalb ist eine der wichtigste Ansatzpunkte für Zeitmanagement: Arbeiten Sie an wichtigen Aufgaben und prüfen Sie kritisch, ob die (scheinbar) dringenden Aufgaben wirklich erledigt werden müssen. Nicht alles, was dringend ist, ist auch wichtig. Angenommen, es erreicht Sie plötzlich die Nachricht, dass Sie in einem bestimmten Projekt sofort etwas unternehmen müssen. Sie tun es, und im Nachhinein stellt sich die Angelegenheit als unwichtig heraus. Das ist ärgerlich und senkt Ihre Effizienz, weil Sie aus einer anderen Arbeit herausgerissen wurden, die wichtig war. Wird der persönliche Alltag von solchen dringlichen Angelegenheiten beherrscht, verhindert das ein kontinuierliches Arbeiten an wichtigen Aufgaben. Am Ende eines Tages, an dem man von einer dringenden Angelegenheit zur nächsten gehetzt wurde, kann die Frage aufkommen, was man denn eigentlich den ganzen Tag gearbeitet hat. Das ist ein Zeichen dafür, das wichtige Aufgaben liegen geblieben sind. Das mag an manchen Tagen nicht vermeidbar sein, sollte aber nicht zur Regel werden.

Wichtig oder dringend?

▶ **Beispiel: Gesägt, aber nicht geschärft**

Den Unterschied zwischen Dringlichkeit und Wichtigkeit illustriert das folgende Beispiel (adaptiert nach de Bono, 1992, S. 229): Ein junger Mann nahm eine Arbeit an, bei der er Holz

2

zersägen musste. Dafür erhielt er einen Akkordlohn, sodass er bei entsprechend harter Arbeit sehr viel Geld verdienen konnte. Am ersten Tag strengte er sich sehr an und bekam am Ende des Arbeitstages sehr viel Geld ausbezahlt. Am zweiten Tag arbeitete er noch härter, erhielt jedoch am Ende des Tages nur zwei Drittel des Geldes vom Vortag. Der junge Mann schloss daraus, möglicherweise doch weniger hart gearbeitet zu haben als angenommen. Am dritten Tag schuftete er bis an den Rand der Erschöpfung, aber am Ende des Tages bekam er noch weniger Geld als am Vortag. Überzeugt, betrogen worden zu sein, beschwerte er sich beim Vorarbeiter. Dieser zeigte ihm das Ergebnis seiner Leistung: Der junge Mann hatte am dritten Tag tatsächlich weit weniger Holz zersägt als am ersten und am zweiten Tag, obwohl er überzeugt war, sich noch mehr angestrengt zu haben. *Haben Sie auch nur einmal Ihre Arbeit unterbrochen, um Ihre Säge nachzustellen und zu schärfen?*, fragte der Vorarbeiter. *Nein*, antwortete der junge Mann, *ich habe viel zu angestrengt gearbeitet, um meine Arbeit zu unterbrechen.* ◄

Wenn man das Sägenbeispiel in den Arbeitsalltag überträgt, bedeutet das: Sind die Arbeitsmittel gut in Schuss, gibt es vielleicht ein neues Softwareprogramm, das man noch nicht kennt, das einem die Arbeit aber sehr erleichtern könnte? Könnte man die Arbeitsweise oder einen Prozess so anpassen, dass Arbeiten einfacher und schneller erledigt werden können? Man sollte nie so viel zu tun haben, dass man keine Zeit für eine Fortbildung oder die Optimierung der eigenen Arbeitsweise hat. Je mehr Stress man hat, desto eher gerät das aus dem Blick.

Papierkorb-Prinzip

Eine Methode, um sich auf wichtige Ziele und Aufgaben zu konzentrieren, ist das sogenannte *Papierkorb-Prinzip* (Baus, 2015, S. 49–51). Dem Ansatz folgend geht man diejenigen Aufgaben sofort an, die besonders dringlich *und* besonders wichtig sind. Aufgaben, die weder wichtig noch dringlich sind, lässt man einfach liegen. Wenn man tatsächlich einmal viel Zeit übrig haben sollten und einem richtig langweilig ist, könnte man sich diesen Aufgaben widmen. Erfahrungsgemäß tritt ein solcher Moment fast nie ein. Auf dieser Einsicht basiert der Rat des ehemaligen US-Präsidenten Dwight David Eisenhower, entsprechende Aufgaben gleich wegzuwerfen, daher der Name *Papierkorb-Prinzip*.

- **Selbstreflexion**

Letztlich unterstützt gutes Zeitmanagement bei einer strukturierten Selbstreflexion darüber was wichtig ist und was nur dringend, wie man seine Zeit zielführender einsetzen und wie man Störungen begrenzen kann. Damit sind immer Entscheidungen verbunden: Was ist wichtig und was ist weniger wichtig? Wie lange wird man mit einem Kollegen in der Kaffeeküche plaudern? Wer kann die Aufgabe erledigen, wenn man selbst zu wenig Zeit hat? Bei der Umsetzung solcher Entscheidungen hilft ein gutes Zeitmanagement. Ein Ersatz für Entscheidungen ist indes selbst das beste Zeitmanagement nicht. Sofern das Problem woanders liegt, beispielsweise wenn man sich mit Entscheidungen schwertut, würde ein Blick in das Buch von Seibold und Horn (2021) lohnen, in dem erläutert wird, wie man klug entscheiden lernen kann. An dieser Stelle würde ein längerer Exkurs zum Entscheiden zu weit führen. Im Kern geht es beim klugen Entscheiden darum, Informationen zutreffend zu bewerten und sich von den eigenen Emotionen nicht aufs Glatteis führen zu lassen. Wenn ein Mensch nicht gut entscheiden kann, helfen Methoden des Zeitmanagements nicht bei der Stressbewältigung.

■ **Auf den Punkt**

Entscheidend ist es, ein Zeitbewusstsein zu entwickeln, bei den anstehenden Arbeiten Prioritäten zu setzen und für positive Selbst- und Fremdkontrolle zu sorgen. Im Einzelnen kann dies bedeuten (adaptiert nach Wagner-Link, 2011, S. 17):

Tipps

- Sofort anfangen, nicht herumtrödeln.
- Unerledigtes sichtbar machen, damit man sich auf eine Sache konzentrieren und in dieser Zeit andere Dinge ohne schlechtes Gewissen ausblenden kann.
- Den Arbeitsplatz richtig organisieren, für angemessene Arbeitsmittel sorgen.
- Wochenpläne aufstellen, bei Bedarf auch mit Tages- oder Monatspläne.
- Den eigenen Arbeitsrhythmus kennen und nutzen, beispielsweise besonders anspruchsvolle Arbeiten morgens oder abends erledigen – je nachdem, zu welcher Tageszeit man besonders leistungsfähig ist.
- Sich nicht ablenken lassen, auch dann nicht, wenn man gerade keine Lust hat, eine bestimmte Arbeit zu erledigen.
- Abschalten: Schluss ist Schluss, nach Abschluss der Arbeiten für einen Tag nicht weiter über noch zu erledigenden Probleme nachdenken.

Oft genug geht chronischer Zeitmangel auf Anteile in der Person zurück (siehe ▶ Abschn. 1.9 *Der eigene Anteil – Persönlichkeit, Werte, Motive, Einstellungen*) und nicht ausschließlich auf Mängel in der Selbstorganisation. Klar, auch das ist möglich: Man kann schlecht organisiert sein und in solchen Fällen helfen die Methoden des Zeitmanagements

2

einem weiter. In allen anderen Fällen, in denen chronischer Zeitmangel nur ein Symptom für ein Problem an anderer Stelle ist, beispielsweise für einen übertriebenen Perfektionismus, sollte man an der eigentlichen Ursache für den chronischen Zeitmangel ansetzen. Das können beispielsweise die eigenen Einstellungen oder die eigene Persönlichkeit sein.

2.11 **Entspannung**

Übersicht

Es gibt viele Entspannungsverfahren und alle bedürfen der Übung. Zu den bekannteren Entspannungsverfahren gehören die *Atementspannung,* die *Muskelentspannung* und das *autogene Training.* Jedes Verfahren benötigt etwas, auf das man sich während der Entspannung konzentriert. Bei der Atementspannung ist das die eigene Atmung, bei der Muskelentspannung sind das die eigenen Muskeln und beim autogenen Training ist es die eigene Fokussierung. Alle Entspannungsverfahren auszuprobieren, über die genannten hinaus, dürfte nicht zielführend sein. Entscheidend ist, dass man ein Verfahren wählt, das einfach lernbar und im Alltag praktizierbar ist. Das perfekteste Entspannungsverfahren nützt wenig, wenn man es nicht regelmäßig im Alltag einsetzen kann. Über das Lernen eines Entspannungsverfahren hinaus gilt es, Einseitigkeit im Alltag aufzuspüren und durch Gegenmaßnahmen auszugleichen. Wer eine überwiegend sitzende Tätigkeit ausübt, braucht den körperlichen Ausgleich durch Sport und Bewegung. Wer täglich dem Diktat eines Terminkalenders unterworfen ist, sollte versuchen, Urlaub und Freizeit von zusätzlichen Zwängen freizuhalten, siehe hierzu ▶ Abschn. 2.12 *Lebensstil.*

■ **Entspannung – von spontan bis systematisch**

viele, aber nicht alle

Setzt man Entspannungsverfahren punktuell ein, um eine aktuelle Erregung zu minimieren, spricht man von *spontaner Entspannung.* Spontane Entspannung gelingt nur, wenn man zuvor ein Entspannungsverfahren systematisch erlernt hatte – insofern ist der Begriff *spontan* missverständlich. Man kann nicht spontan entscheiden, jetzt benötige ich Entspannung und es funktioniert sofort. Spontan meint hier: Spontaner Einsatz eines zuvor erlernten Entspannungsverfahrens bei einer Erregungsspitze. Wenn man jeden Tag, beispielsweise immer nach der Arbeit, ein Entspannungsverfahren praktiziert, spricht man von *systematischer Entspannung,* weil die Entspannung regelmäßig einsetzt, auch wenn man nicht besonders gestresst ist. Zwar profitieren viele Menschen von Entspannungsverfahren, aber nicht alle. Vorschlag: Versuchen Sie es einmal, üben Sie für einen längeren Zeitraum wie zwei Monate ein Entspannungsverfahren. Wenn Sie sich danach noch immer nicht mit dem Verfahren wohlfühlen oder wenn kein Effekt eintritt, wenden Sie sich einer anderen Methode der Stressbewältigung zu wie beispielsweise Wandern oder Langlaufen. Er reicht nicht, nur wenige Tagen zu üben oder erst mit dem Üben anzufangen, wenn der Stress besonders stark ist. Nachfolgend wird eine Auswahl von Entspannungsverfahren vorgestellt, die oft eingesetzt werden. Ziel ist es nicht, alle diese drei Verfahren zu lernen, sondern sich ein Verfahren auszusuchen, das einen besonders anspricht und das man im Alltag praktizieren kann.

■ **Zum Einstieg – Kurzübung**

Entspannungsverfahren müssen nicht lange dauern und man kann es zum Einstieg durchaus mal mit einer Kurzübung versuchen, beispielsweise so:

- Bequem hinsetzen und die Augen schließen.
- Hände auf die Oberschenkel legen.
- Füße etwa schulterbreit bequem auf den Boden stellen.
- Konzentriert einatmen. Konzentriert ausatmen.
- Locker lassen. Entspannt bleiben. Ruhig durchatmen.
- Langsam aufstehen und die Arme strecken.

einfach ausprobieren

Das ist natürlich noch kein Entspannungsverfahren im eigentlichen Sinne, aber ein guter Anfang, um innezuhalten und sich auf den eigenen Körper und die eigene Atmung zu konzentrieren. Nachfolgend werden drei klassische Verfahren etwas ausführlicher vorgestellt: *Atementspannung, Muskelentspannung* und *autogenes Training*. Letztlich steht hinter einem Entspannungsverfahren immer dieselbe Idee: Störende Einflüsse werden für eine bestimmte Zeit gehemmt oder ausgeschaltet.

■ **Balance sichern oder zurückgewinnen**

Unter chronischem Stress verlernt man zu entspannen. Dem kann man entgegenwirken: In Phasen starker Anspannung sollte man mehr entspannen als sonst. Daher kommt es darauf an, Entspannungsverfahren systematisch einzuüben und gezielt anzuwenden. Ist das Gleichgewicht von Anspannung und Entspannung erst einmal gestört, muss die Fähigkeit zu wirksamer Entspannung wieder erlernt werden – auf diesem Weg sind Entspannungsverfahren eine Hilfe. Systematische Entspannung führt zu einer Senkung des Erregungsniveaus, zu einer Erhöhung der Belastbarkeit und zum Abbau bereits bestehender Beschwerden (Wagner-Link, 2011, S. 17–18). Allerdings sprechen nicht alle Menschen in gleicher Weise

Entspannung stärken

2   Regeneration

auf Entspannungsverfahren an. Auch für Entspannungsverfahren gilt: Probieren Sie aus, welches Entspannungsverfahren für Sie persönlich geeignet ist.

Entspannungsverfahren erzeugen keine außergewöhnlichen Effekte. Vielmehr ist Entspannung etwas, das zum üblichen Verhaltensrepertoire von Menschen gehört (Vaitl, 2004a). Zum Einstieg in Entspannung benötigen jedoch viele Menschen Hilfsmittel wie die beschriebenen Entspannungsverfahren und systematisches Üben (Petermann & Vaitl, 2004). Die Bahnung und Stabilisierung der Entspannungsreaktion erfolgt durch beharrliches Üben, ähnlich dem Erlernen anderer neuer Verhaltensweisen. Mit Entspannungsverfahren lernt man wieder etwas, was in Vergessenheit geraten war: Jeder Phase von Anstrengung oder Belastung sollte eine Entspannungsphase zur Regeneration folgen. Je chronischer Stress geworden ist, desto mehr Übung braucht man, um entspannen zu können.

■ **Die Entspannungsreaktion**

Wie die Stressreaktion auf der einen Seite ist die Entspannungsreaktion auf der anderen Seite durch körperliche Veränderungen gekennzeichnet (Vaitl, 2004a):

- Abnahme des Tonus (Spannung) in der Skelettmuskulatur, Verminderung der Reflextätigkeit, die Muskeln entspannen sich.
- Periphere Gefäßerweiterung wird als Wärme oder Kribbeln in Händen oder Füßen wahrgenommen, geringfügige Verlangsamung der Herzrate, Senkung des arteriellen Blutdrucks.
- Abnahme der Atemfrequenz und des Sauerstoffverbrauchs, man benötigt in entspannter Lage weniger Sauerstoff.
- Veränderung der hirnelektrischen und neurovaskulären Aktivität, auch das Gehirn entspannt sich in gewisser Weise.
- Abnahme von Spannungen im Magen-Darm-Bereich, weil die Verdauungsfunktion mit zunehmender Entspannung wieder normalisiert wird. Die Verdauung kommt wieder in Gang.

Das ist nur ein Auszug der körperlichen Veränderungen, der aber ausreichen dürfte, um zeigen, weshalb Entspannung eine Art Gesundheitsprävention ist. Man verschafft seinem Körper die benötigen Regnerationsphasen. Durch Entspannungsverfahren macht man es seinem Körper leichter, in eine Entspannung hineinzukommen.

- **Kontraindikation**

Generell gilt für alle Entspannungsverfahren: Sofern man sich in ärztlicher oder psychotherapeutischer Behandlung befindet, sollte man mit dem Arzt oder Psychotherapeuten sprechen, bevor man mit einem Entspannungsverfahren beginnt. Wenn man körperlich und geistig gesund ist, kann man direkt mit dem Üben beginnen.

mit dem Arzt oder Psychotherapeuten sprechen

- **Gemeinsamkeiten**

Die verschiedenen Entspannungsverfahren unterliegen Moden und entstanden jeweils in einem bestimmten zeitlichen, fachlichen und kulturellen Kontext. Zwischenzeitlich hat man viele Gemeinsamkeiten zwischen unterschiedlichen Entspannungsverfahren festgestellt. Diese Gemeinsamkeiten sind (Petermann & Vaitl, 2004):

- Aufbau von Selbstkontrolle: Beim Lernen von Entspannungsverfahren erlebt man Selbstwirksamkeit und Selbstkontrolle, man kann gezielt eine Entspannung herbeiführen. Eine Ausnahme stellen hypnotische Verfahren dar, da man bei Hypnose passiv bleibt. Auf hypnotische Verfahren wird in diesem Kapitel nicht eingegangen.
- Schulung der Fokussierung: Entspannungsverfahren fördern die Konzentration auf ein bestimmtes Objekt oder das innere Erleben. Das kann auch im Alltag helfen, störende Außenreize auszublenden. Man lernt sich zu fokussieren.
- Beruhigung: Entspannungsverfahren wirken beruhigend, weil die Aktivitäten des Körpers und des Gehirns heruntergefahren wird. Insofern wird Entspannung als erholsam erlebt.

Man kann auch verschiedene Entspannungsverfahren kombinieren, beispielsweise mit einer Atementspannung beginnen und dann mit einer Muskelentspannung weitermachen oder umgekehrt. Entscheidend ist, dass einem das ausgewählte Entspannungsverfahren liegt und dass es im Alltag ohne großen Aufwand anwendbar ist. Nachfolgend wird *Atementspannung* (▶ Abschn. 2.11.1), *Muskelentspannung* (▶ Abschn. 2.11.2) und *autogenes Training* vorgestellt (▶ Abschn. 2.11.3).

Kombinationen

2.11.1 Atementspannung

Atementspannung ist vergleichsweise leicht lernbar, weshalb zunächst dieses Entspannungsverfahren vorgestellt wird. Viele Menschen kommen mit Verfahren der Atementspannung gut

leicht lernbar

2

zurecht. Das ist gut für die Motivation. Man übt gerne weiter, weil sich vergleichsweise rasch erste Erfolge einstellen.

> **Wichtig**
> Den Grad der Anspannung eines Menschen erkennt man unter anderem an dessen Atmung. Im entspannten Zustand ist die Atmung langsam und rhythmisch. Bei Anspannung ist sie schnell und flach. (Wagner-Link, 2011, S. 23).

gezielt Atmen

Das Zwerchfell ist derjenige Muskel, der die Grenze zwischen Bauchhöhle und Brustkorb bildet. Beim Einatmen sollte sich das Zwerchfell zusammenziehen und abwärts bewegen, wobei sich die Bauchdecke nach vorne wölbt. Im Brustraum entsteht ein Sog, dadurch entfalten sich die Lungen, und man atmet ein: Das ist die sogenannte Bauch-Zwerchfell-Atmung. Bei der Brustatmung werden die Rippen nach oben gezogen und voneinander entfernt. Dadurch vergrößert sich der Brustraum, es entsteht Unterdruck, der zum Einatmen führt. Beim Ausatmen entspannt sich das Zwerchfell. Dadurch wird verbrauchte Luft aus den Lungen gepresst (Wagner-Link, 2011, S. 23).

Bei verkrampfter Atmung arbeitet der Körper nicht effizient. Falsche Atmung kann Hyperventilation fördern und zu Atemnot führen. Unvollständige Atmung führt zu einer gepressten, resonanzarmen Sprache, die man bei aufgeregten Rednern und Vortragenden beobachten kann (Wagner-Link, 2011, S. 23). Richtiges Atmen kann durch regelmäßiges Üben erlernt werden. Richtiges Atmen entspannt. Nachfolgend werden zwei Atemübungen mit aufsteigendem Schwierigkeitsgrad vorgestellt. Für beide Übungen gilt (adaptiert nach Wagner-Link, 2011, S. 23):

- Lockere, nicht einengende Kleidung tragen.
- Rückenlage mit leicht angewinkelten Beinen einnehmen, bequemes Sitzen geht auch, schränkt aber die Atmung stärker ein.
- Vor Beginn der Übungen Muskeln lockern und entspannen.

Übung: Atmung mit Wortwiederholung (adaptiert nach Wagner-Link, 2011, S. 23)
Die Atmung mit Wortwiederholung ist einfach zu lernen und eignet sich besonders als Einstieg:
- Einatmen: Atmen Sie durch die Nase ein.
- Ausatmen: Atmen Sie durch die Nase langsam und konzentriert aus. Sprechen Sie dabei in Gedanken langsam ein zweisilbiges Wort, beispielsweise *Ruhe*. Wiederholen Sie die Übung beliebig oft.

Bestimmen Sie das Atemtempo selbst: Atmen Sie in dem Tempo, das angenehm für Sie ist. Empfehlenswert ist eher langsames Atmen und ein Übungszeitraum von 10 min. Oft kommt man gut in die Atmung hinein und verliert dann nach wenigen Minuten ein wenig den Fokus. Sollte das passieren, einfach wieder neu ansetzen. Die Übung *Atmung mit Wortwiederholung* ist eine Vorstufe zu einem weiteren Verfahren, nämlich zur dreistufigen Atmung, bei der man gezielt nacheinander auf verschiedene Arte und Weise atmet.

Tempo selbst bestimmen

Übung: Dreistufige Atmung (adaptiert nach Wagner-Link, 2011, S. 23–24)

Wiederholen Sie jede der folgenden Übungen zehnmal. Besonderes Augenmerk sollten Sie auf das Ausatmen legen. Wichtig ist, dass Sie möglichst vollständig ausatmen.

Schlüsselbeinatmung:

- Einatmen: Legen Sie die Hände auf den oberen Teil des Brustkorbs, atmen Sie aus, und atmen Sie dann langsam ein, sodass sich der Brustkorb leicht hebt.
- Ausatmen: Beim Ausatmen darauf achten, dass die gesamte Luft ausströmt, um genügend Raum für frische Luft zu schaffen. Die Hände bleiben dabei passiv, liegen einfach auf der Brust und spüren das Heben und Senken der Brust.

Brustatmung:

- Einatmen: Atmen Sie aus. Legen Sie die Hände beidseits des Brustbeins auf die unteren Rippen, sodass sich die Fingerspitzen fast berühren. Beim Einatmen fühlen Sie, wie sich die Rippen weit nach außen dehnen, wobei sich die Hände voneinander entfernen.
- Ausatmen: Beim Ausatmen nähern sich die Fingerspitzen wieder an. Achten Sie darauf, möglichst vollständig auszuatmen.

Bauchatmung:

- Einatmen: Legen Sie die Hände in die Höhe des Nabels auf den Bauch. Atmen Sie zunächst aus. Beim Einatmen hebt sich der Bauch, damit senkt sich das Zwerchfell, und die unteren Lungenlappen füllen sich mit Luft. Die Hände werden dadurch nach oben gedrückt.
- Ausatmen: Beim Ausatmen erreicht das Zwerchfell wieder seine Ausgangsform. Der Bauch wird flach, die Hände kommen in ihre Ausgangslage zurück. Achten Sie darauf, möglichst vollständig auszuatmen.

2

Mit dem Trainieren verschiedener Arten zu atmen, lernt man zugleich, eine mögliche Fehlatmung bei sich zu erkennen. Zudem kann man verschiedene Atemarten gezielt einsetzen, beispielsweise vor einer Präsentation oder einer anderen belastenden Situation, auf die man sich innerlich vorbereiten möchte.

2.11.2 Muskelentspannung

wirksam und vielseitig

Die progressive Muskelentspannung wurde von Jacobson (1924) entwickelt. Das Verfahren beruht auf der Beobachtung, dass Muskelverspannungen mit Angst, Erregung und Stress gekoppelt sind. Umgekehrt empfindet man bei bestehender Muskelentspannung keine Erregung, keinen Stress und keine Angst. Die Wirksamkeit der Muskelentspannung ist hoch und das Verfahren ist vielseitig einsetzbar (Eckert & Tarnowski, 2017, S. 115). Krajewski et al. (2010) zeigen, dass eine 20-minütige Arbeitspause, die man mit progressiver Muskelentspannung verbringt, belastungsreduzierend wirkt. Die progressive Muskelentspannung ist vergleichsweise gut erlernbar (Wagner-Link, 2011, S. 18) und eignet sich wie auch die Atementspannung als Einstieg in Entspannungsverfahren. Für einen gesunden Menschen ist eine Muskelentspannung problemlos erlernbar. Wenn man in Rücklage, also liegend übt, sollte man sich nach der Übung etwas Zeit lassen – mitunter ist der Blutdruck nach Ende der Muskelentspannung abgesunken. Man sollte deshalb langsam aufstehen und nicht direkt nach dem Ende der Muskelentspannung aufspringen.

Körperbewusstsein

Bei einer Muskelentspannung spannt und entspannt man nacheinander einzelne Bereiche der Skelettmuskulatur. Die Entspannung wird gelernt, indem man den angespannten mit dem entspannten Zustand der jeweiligen Muskelgruppe vergleicht. Zunächst spannt man nur leicht an, achtet auf die Empfindungen, spannt etwas fester an, lässt dann wieder locker und achtet wieder auf die Empfindungen. Beim Nachlassen der Anspannung spürt man den Unterschied in Form von Müdigkeit, Wärme oder Schwere. Während der Anspannung wird Blut aus den Gefäßen in die Muskeln gepresst. Bei der Entspannung erweitern sich die Gefäße stärker als vor der Anspannung und füllen sich wieder mit Blut. Durch diesen Pumpvorgang und die Erweiterung der Blutgefäße fließt mehr Blut in die Muskulatur. Wenn vermehrt Blut in Arme und Beine fließt, wird das oft als Schwere wahrgenommen. (Wagner-Link, 2011, S. 18–19) Das in den erweiterten Blutgefäßen benötigte Blut kommt mit rund 37 °C aus dem Körperinnern, gelangt in die gelockerten Muskeln und führt bei vielen Menschen zu Wärmeempfindungen. Ein solcher Entspannungszustand kann auch als Kribbeln oder Fließen erlebt werden. Durch die Anspannung und Entspannung von Muskeln wird eine Art Schwere- und Wärmegefühl hervorgerufen (Keel, 2014, S. 205).

Nachfolgend werden zwei Übungstexte zur Muskelentspannung vorgestellt, einmal für viele Muskelgruppen einzeln und einmal für zusammengefasste Muskelgruppen. Zunächst sollte man einzelne Muskelgruppen üben. Zum Einstieg ist es einfacher, die Muskelgruppen separat zu trainieren. Sobald man damit einen sicheren Entspannungseffekt erzielt, im Allgemeinen nach einer Woche regelmäßigen Trainings einmal pro Tag, kann man nach und nach mehrere Muskelgruppen zusammenfassen. Durch die Zusammenfassung weniger Muskelgruppen wird das Training sehr kompakt. In 5 bis 10 min kann man bei regelmäßiger Übung eine tiefe Entspannung erreichen. Wenn auch die Entspannung mit wenigen Muskelgruppen eine tiefe Entspannungswirkung hat, kann man im nächsten Schritt lernen, die Muskelgruppen ausschließlich durch Vergegenwärtigung des Anspannungs- und Entspannungszustands zu entspannen, die Muskeln also gar nicht mehr aktiv einzusetzen. Das körperliche Anspannen und Entspannen ist dann nicht mehr erforderlich, weil sich der Körper an den Entspannungszustand erinnert. Mit dieser Art der gedanklichen Muskelentspannung kommt man in die Nähe der Funktionsweise von autogenem Training.

Schritt für Schritt

Zum Einüben der Muskelentspannung sollte man 20 min pro Tag üben. Mit zunehmender Übung wird die Entspannung rascher eintreten und tief werden. Man kann Zug um Zug von vielen einzelnen Muskelgruppen auf wenige Muskelgruppen reduzieren. Jede Stufe sollte man mindestens eine Woche lang trainieren. Erfahrungsgemäß nimmt die Entspannungstiefe kontinuierlich zu. Mit zunehmender Übung sinkt die Anfälligkeit für Störungen; Abschweifungen werden seltener. Am besten übt man eine Stufe so lange, bis ein spürbarer Effekt eintritt.

20 min pro Tag

▪ Anleitung zur Muskelentspannung

Legen Sie sich auf den Rücken, auf eine bequeme, aber nicht zu weiche Unterlage. Regulieren Sie Ihre Lage, bis Sie bequem und druckfrei liegen. Lockern Sie eng sitzende Kleidung, legen Sie Brille, Gürtel und Schmuck ab. Ihre Arme sind leicht abgewinkelt, die Handgelenke liegen locker auf. Ihre Beine sind bequem ausgestreckt, die Füße fallen von alleine nach außen. Schließen Sie die Augen. Halten Sie während der Übung die Augen geschlossen, um optische Ablenkungen zu vermeiden. Denken Sie an nichts

Jetzt geht es los!

2

Bestimmtes, lassen Sie Ihre Gedanken los. (adaptiert nach Wanger-Link, 2011, S. 19) Bei jeder der folgenden Übungen kommt es darauf an, Muskelgruppen langsam und kontinuierlich anzuspannen und anschließend zu entspannen. Dabei wird die Spannung jeweils 5 bis 10 s gehalten, die Entspannung etwa doppelt so lange. Nacheinander werden angespannt und entspannt: Hände, Arme, Gesicht, Nacken, Hals, Schultern, Rücken, Beine, Füße.

mit vielen einzelnen
Muskelgruppen starten

Übung: Viele einzelne Muskelgruppen (adaptiert nach Wagner-Link, 2011, S. 19–22)
Ballen Sie die rechte Faust, ballen Sie fest und fester, achten Sie auf die Spannung. Halten Sie die rechte Faust geballt und fühlen Sie die Spannung in der rechten Faust und im rechten Unterarm. Und nun entspannen. Lassen Sie die Finger der rechten Hand locker werden, achten Sie auf den Unterschied zwischen Spannung und Entspannung. Noch einmal: Ballen Sie die rechte Faust fester, Halten Sie die Faust gespannt, achten Sie auf die Spannung. Nun lassen Sie los, entspannen Sie sich. Die Finger strecken sich. Entspannen Sie die ganze Hand. Konzentrieren Sie sich auf die Empfindungen in den Muskeln, während sie immer lockerer werden. Nun ballen Sie die linke Faust: Ballen Sie die linke Faust, ballen Sie fest und fester, achten Sie auf die Spannung. Halten Sie die Faust geballt, fühlen Sie die Spannung in der linken Faust und im linken Unterarm. Und nun entspannen. Lassen Sie die Finger der linken Hand locker werden. Achten Sie auf den Unterschied. Noch einmal: Spannen Sie die linke Faust fester an. Halten Sie die Faust gespannt, achten Sie auf die Spannung. Nun lassen Sie los, entspannen Sie sich. Die Finger strecken sich. Entspannen Sie die ganze Hand. Konzentrieren Sie sich auf die Empfindungen in den Muskeln, während sie immer lockerer werden.

Arme
Nun beugen Sie den rechten Ellenbogen und spannen den rechten Oberarm an (Bizeps). Fest spannen. Achten Sie auf die Spannung. Strecken Sie den rechten Arm wieder aus, entspannen Sie sich und achten Sie auf den Unterschied. Fühlen Sie, wie sich die Entspannung ausbreitet. Noch einmal: Beugen Sie den rechten Ellenbogen und spannen Sie den rechten Oberarm an (Bizeps). Halten Sie die Spannung, achten Sie darauf, wie sich die Spannung anfühlt. Und nun entspannen. Legen Sie den Arm wieder bequem hin, lassen Sie ihn ganz locker. Lassen Sie die Entspannung sich ausbreiten und tiefer und tiefer werden. Konzentrieren Sie sich auf

die Entspannung im rechten Arm. Versuchen Sie, den rechten Arm immer weiter zu entspannen. Konzentrieren Sie sich auf die Empfindungen in den Muskeln, während sie immer lockerer werden.

Nun beugen Sie den linken Ellenbogen und spannen den linken Oberarm an (Bizeps). Fest spannen. Achten Sie auf die Spannung. Strecken Sie den linken Arm wieder aus, entspannen Sie sich, achten Sie auf den Unterschied. Fühlen Sie, wie sich die Entspannung ausbreitet. Noch einmal: Beugen Sie den linken Ellenbogen und spannen Sie den linken Oberarm an (Bizeps). Halten Sie die Spannung, achten Sie darauf, wie sich die Spannung anfühlt. Und nun entspannen Sie. Legen Sie den linken Arm wieder bequem hin und lassen Sie ihn ganz locker. Lassen Sie die Entspannung sich ausbreiten und tiefer und tiefer werden. Konzentrieren Sie sich auf die Entspannung im linken Arm. Versuchen Sie, den linken Arm immer weiter zu entspannen. Konzentrieren Sie sich auf die Empfindungen in den Muskeln, während sie immer lockerer werden.

Nun strecken Sie beide Arme aus und drücken sie die Arme so fest auf die Unterlage, dass Sie eine Spannung an der Rückseite der Oberarme spüren. Fühlen Sie die Spannung. Und wieder entspannen. Arme bequem hinlegen. Lassen Sie die Entspannung sich weiter ausbreiten. Achten Sie auf den Unterschied zwischen Anspannung und Entspannung. Strecken Sie beide Arme noch einmal aus, und drücken Sie sie so fest auf die Unterlage, dass Sie eine Spannung an der Rückseite der Oberarme spüren. Fühlen Sie die Spannung. Und entspannen. Konzentrieren Sie sich auf die Entspannung in den Armen. Legen Sie die Arme ganz bequem hin, entspannen Sie weiter und weiter. Achten Sie nur noch auf die Entspannung. Konzentrieren Sie sich auf die Empfindungen in den Muskeln, während sie immer lockerer werden.

Gesicht

Nun geht es zum Gesicht. Halten Sie die Augen weiter geschlossen, achten Sie auf Ihr Gesicht. Spüren Sie, wie sich Ihre Gesichtsmuskeln anfühlen. Konzentrieren Sie sich auf die Empfindungen in den Gesichtsmuskeln.

Runzeln Sie die Stirn, ziehen Sie die Stirnmuskeln fest nach oben. Es entstehen Falten auf der Stirn. Runzeln Sie die Stirn immer fester. Halten Sie die Spannung. Nun entspannen Sie die Stirn wieder. Lassen Sie die Stirn locker und glatt werden. Achten Sie darauf, wie sich die Stirn im Vergleich zu eben anfühlt. Fühlen Sie, wie die Stirn wieder locker wird. Und noch einmal: Runzeln Sie die Stirn, spüren

2

Sie die Spannung in der Stirn. Halten Sie die Spannung. Und nun entspannen Sie wieder. Lassen Sie die Stirn locker und glatt werden. Achten Sie darauf, wie sich die Stirn im Vergleich zu vorher anfühlt. Fühlen Sie, wie die Stirn immer lockerer wird. Die gesamte Kopfhaut wird locker und entspannt. Konzentrieren Sie sich auf die Empfindungen in den Muskeln, während sie immer lockerer werden.

Nun kneifen Sie die Augen zusammen und rümpfen die Nase. Fühlen Sie die Spannung in den Augen und in der Nase. Und nun entspannen. Lassen Sie die Augenpartie und die Nase ganz locker werden. Halten Sie die Augen sanft geschlossen, konzentrieren Sie sich auf das Gefühl der Entspannung. Und noch einmal: Kneifen Sie nun die Augen fest zusammen und rümpfen die Nase. Fühlen Sie die Spannung. Und nun entspannen. Lassen Sie die Spannung weichen und die Entspannung sich ausbreiten. Spüren Sie die Entspannung in den Augen und in der Nase. Halten Sie die Augen sanft geschlossen. Konzentrieren Sie sich auf das Gefühl der Entspannung. Konzentrieren Sie sich auf die Empfindungen in den Muskeln, während sie immer lockerer werden.

Nun beißen Sie die Zähne fest zusammen, spannen die Kiefermuskeln an, ziehen die Mundwinkel nach hinten, pressen die Zunge fest gegen den Gaumen. Spüren Sie die Spannung. Und nun loslassen. Entspannen Sie die Kiefermuskeln, lassen Sie den Unterkiefer fallen und die Zunge locker werden. Lassen Sie die Entspannung sich ausbreiten, versuchen Sie, alle Muskeln zu lockern. Und noch einmal: Fest zubeißen, die Mundwinkel nach hinten ziehen und die Zunge fest gegen den Gaumen pressen. Spüren Sie die Spannung. Und entspannen. Lassen Sie die Spannung weichen, spüren Sie die Entspannung in den Gesichtsmuskeln: in der Stirn, den Augen, der Nase, in Mund und Kiefer. Lassen Sie die Entspannung tiefer werden. Konzentrieren Sie sich auf die Empfindungen in den Muskeln, während sie immer lockerer werden.

Nacken
Nun achten Sie auf die Nackenmuskeln. Drücken Sie den Kopf fest auf die Unterlage, fühlen Sie die Spannung. Konzentrieren Sie sich auf die Spannung. Und nun entspannen. Lassen Sie die Nackenmuskeln ganz locker werden und die Entspannung sich ausbreiten. Spüren Sie die Entspannung im Nacken. Achten Sie noch einmal auf die Nackenmuskeln. Drücken Sie den Kopf fest auf die Unterlage, fühlen Sie die Spannung. Spüren Sie die Spannung. Und entspannen. Lassen Sie die Nackenmuskeln ganz locker werden und die Entspannung sich immer weiter ausbreiten. Spüren Sie die Ent-

spannung im Nacken. Konzentrieren Sie sich auf die Empfindungen in den Muskeln, während sie immer lockerer werden.

Hals

Achten Sie nun auf die Halsmuskeln. Richten Sie den Kopf auf, drücken Sie das Kinn gegen die Brust. Und halten Sie die Spannung. Und lassen Sie los. Und entspannen. Lassen Sie ganz los. Spüren Sie, wie die Entspannung sich ausweitet und tiefer und tiefer wird. Achten Sie noch mal auf die Halsmuskeln. Richten Sie den Kopf auf, drücken Sie das Kinn gegen die Brust. Und halten Sie die Spannung. Und entspannen. Entspannen Sie die Halsmuskulatur. Lassen Sie ganz locker. Spüren Sie, wie die Entspannung sich immer mehr weiter ausbreitet. Konzentrieren Sie sich auf die Empfindungen in den Muskeln, während sie immer lockerer werden.

Schultern

Nun geht es zu den Schultern. Atmen Sie leicht und ruhig. Atmen Sie ein und langsam aus. Konzentrieren Sie sich auf die Ausatmung. Konzentrieren Sie sich auf die Empfindungen in den Muskeln, während sie immer lockerer werden. Drücken Sie die Schultern auf die Unterlage, spüren Sie die Spannung in den Schultern. Nun entspannen Sie die Schultern wieder. Lassen Sie die Schultern locker werden, atmen Sie leicht und ruhig. Konzentrieren Sie sich auf die Ausatmung, atmen Sie ein und langsam aus. Drücken Sie die Schultern noch einmal auf die Unterlage, spüren Sie die Spannung in den Schultern. Und entspannen. Konzentrieren Sie sich auf die Empfindungen in den Muskeln, während sie immer lockerer werden.

Rücken

Nun machen Sie ein Hohlkreuz, spannen das Gesäß an, drücken die Schultern auf die Unterlage. Sie fühlen die Spannung im Rücken. Und loslassen. Entspannen Sie Schultern, Rücken und Gesäß. Atmen Sie leicht und ruhig. Atmen Sie ein und langsam aus. Konzentrieren Sie sich auf die Ausatmung. Machen Sie noch einmal ein Hohlkreuz, spannen das Gesäß an und drücken die Schultern auf die Unterlage. Und loslassen. Entspannen Sie Schultern, Rücken und Gesäß. Konzentrieren Sie sich auf die Empfindungen in den Muskeln, während sie immer lockerer werden.
Nun machen Sie einen Rundrücken, ziehen die Schultern nach vorne, den Bauch nach innen und spannen das Gesäß an. Halten Sie die Spannung. Und nun entspannen. Lassen Sie alles locker werden: Schultern, Brust, Bauch, Gesäß,

2

Kreuz und Rücken. Atmen Sie leicht und ruhig. Konzentrieren Sie sich auf die Empfindungen, die Sie beim Ausatmen wahrnehmen, lassen Sie die Entspannung tiefer und tiefer werden. Machen Sie noch einmal einen Rundrücken, ziehen die Schultern nach vorne, den Bauch nach innen und spannen das Gesäß an. Halten Sie die Spannung. Und entspannen Sie wieder. Lassen Sie alles locker werden: Schultern, Brust, Bauch, Gesäß, Kreuz und Rücken. Konzentrieren Sie sich auf die Empfindungen in den Muskeln, während sie immer lockerer werden.

Beine
Achten Sie auf das rechte Bein. Spannen Sie den rechten Oberschenkel an, zunehmend fester, fühlen Sie die Spannung. Und loslassen. Lassen Sie die Muskeln im rechten Oberschenkel locker werden, spüren Sie, wie die Entspannung sich immer weiter ausbreitet. Noch einmal: Spannen Sie den rechten Oberschenkel an, halten Sie die Spannung. Spüren Sie die Spannung im rechten Oberschenkel. Und entspannen Sie wieder. Spüren Sie, wie es ist, wenn die Muskeln locker werden. Versuchen Sie, die Entspannung tiefer und tiefer werden zu lassen. Konzentrieren Sie sich auf die Empfindungen in den Muskeln, während sie immer lockerer werden. Achten Sie nun auf das linke Bein. Spannen Sie den linken Oberschenkel an, zunehmend fester, fühlen Sie die Spannung. Und loslassen. Lassen Sie die Muskeln im linken Oberschenkel locker werden, spüren Sie, wie die Entspannung sich immer weiter ausbreitet. Nun noch einmal: Spannen Sie den linken Oberschenkel fest an, halten Sie die Spannung. Spüren Sie die Spannung im linken Oberschenkel. Und entspannen Sie wieder. Spüren Sie, wie es ist, wenn die Muskeln locker werden. Versuchen Sie, die Entspannung tiefer und tiefer werden zu lassen. Konzentrieren Sie sich auf die Empfindungen in den Muskeln, während sie immer lockerer werden.

Füße
Nun ziehen Sie beide Füße in Richtung Gesicht. Spüren Sie die Spannung in den Schienbeinen und in den Zehen. Und entspannen. Entspannen Sie die Füße und Waden, lassen Sie die Beine ganz locker werden. Und noch einmal: Ziehen Sie die Füße in Richtung Gesicht. Spüren Sie die Spannung in den Schienbeinen und in den Zehen. Und entspannen. Entspannen Sie die Füße, die Schienbeine und die Oberschenkel. Lassen Sie alle Spannung raus. Achten Sie auf die Entspannung in den Beinen, die sich immer weiter ausbreitet. Kon-

zentrieren Sie sich auf die Empfindungen in den Muskeln, während sie immer lockerer werden.

Nun strecken Sie die Füße, drehen die Füße nach innen, beugen die Zehen. Spüren Sie die Spannung. Und loslassen. Entspannen Sie Waden, Knöchel und Zehen. Lassen Sie die Entspannung sich immer weiter ausbreiten und die Muskeln immer lockerer werden. Und noch einmal: Strecken Sie die Füße, drehen Sie die Füße nach innen und beugen Sie die Zehen. Spüren Sie die Spannung. Und loslassen. Entspannen Sie beide Beine: Füße, Unterschenkel, Knie und Oberschenkel. Fühlen Sie, wie es ist, wenn diese Muskeln sich immer mehr entspannen. Und entspannen Sie weiter und weiter. Lassen Sie die Entspannung immer tiefer werden. Konzentrieren Sie sich auf die Empfindungen in den Muskeln, während sie immer lockerer werden.

Abschluss

Atmen Sie leicht und ruhig. Konzentrieren Sie sich auf die Ausatmung. Fühlen Sie die Entspannung im ganzen Körper: in den Händen, den Armen, im Gesicht, im Nacken, am Hals, in den Schultern, im Rücken und Bauch, in den Beinen und in den Füßen. Entspannen Sie weiter und weiter. Halten Sie die Augen geschlossen, atmen Sie ein und dann ganz langsam aus. Achten Sie auf die Entspannung. Beobachten Sie die Ruhe und das Verschwinden jeglicher Spannung. Konzentrieren Sie sich auf die Empfindungen in den Muskeln, während sie immer lockerer werden.

Wenn Sie den Wunsch haben, die Entspannung zurückzunehmen, zählen Sie bei geschlossenen Augen rückwärts von 4 bis 1:

- bei *4* bewegen Sie die Füße und Beine
- bei *3* Hände und Arme
- bei *2* Kopf und Hals
- bei *1* öffnen Sie die Augen

Wenn Sie mit diesem Verfahren gut klarkommen, fassen Sie allmählich einzelne Muskelgruppen zusammen, bis Sie nur noch wenige Muskelgruppen an- und entspannen. Einfach ausprobieren, womit Sie am besten zurechtkommen.

Übung: Zusammengefasste Muskelgruppen

Legen Sie sich so bequem wie möglich hin. Entspannen Sie sich, so gut es geht. Schließen Sie die Augen. Rücken Sie sich so lange zurecht, bis Sie wirklich bequem liegen.

Muskelgruppen zusammenfassen

2

Regulieren Sie, was Sie stören könnte an der Lage oder an der Kleidung. Halten Sie die Augen geschlossen.

Hände und Arme
Spannen Sie beide Arme an, ballen Sie die Hände zu Fäusten, beugen Sie die Ellenbogen. Spüren Sie die Spannung in den Armen. Und nun entspannen. Ihre Finger strecken sich wieder. Entspannen Sie die Hände, die Unterarme und die Oberarme. Lassen Sie beide Arme ganz locker werden. Spannen Sie beide Arme noch einmal an, ballen Sie die Hände zu Fäusten, strecken Sie die Arme aus, sodass Sie eine Spannung an der Rückseite der Oberarme spüren. Und entspannen. Legen Sie die Arme wieder bequem hin. Konzentrieren Sie sich auf die Entspannung in den Armen. Versuchen Sie, die Arme immer weiter zu entspannen und immer lockerer werden zu lassen. Konzentrieren Sie sich auf die Empfindungen in den Muskeln, während sie immer lockerer werden.

Gesicht und Nacken
Nun geht es zu Gesicht und Nacken. Gesicht und Nacken anspannen heißt: Stirn runzeln, Augen fest schließen, Nase rümpfen, Zähne aufeinanderbeißen, Mundwinkel nach hinten ziehen, Zunge fest gegen den Gaumen pressen und den Kopf auf die Unterlage drücken. Spannen Sie jetzt Gesicht und Nacken an. Und loslassen. Entspannen Sie die Stirn, lassen Sie die Stirn locker und glatt werden. Entspannen Sie die Augenpartie und die Nase. Entspannen Sie die Kiefermuskeln, lassen Sie den Kiefer fallen und die Zunge wieder locker werden. Und noch einmal: Stirn runzeln, Augen fest schließen, Nase rümpfen, Zähne aufeinanderbeißen, Mundwinkel nach hinten ziehen, Zunge fest gegen den Gaumen pressen und den Kopf auf die Unterlage drücken. Spannen Sie Gesicht und Nacken an. Und nun entspannen. Lassen Sie die Entspannung sich immer weiter ausbreiten, versuchen Sie, alle Muskeln zu lockern. Konzentrieren Sie sich auf die Empfindungen in den Muskeln, während sie immer lockerer werden.
Spannen Sie das Gesicht noch einmal an, richten Sie den Kopf auf. Halten Sie die Spannung. Achten Sie auf die Spannung. Und entspannen. Lassen Sie die Spannung raus. Spüren Sie, dass alle Muskeln entspannt sind: Stirn, Augen, Nase, Mund, Zunge und Kiefer, Nacken und Halsmuskeln. Und noch einmal: Spannen Sie das Gesicht mal an, richten Sie den Kopf auf. Halten Sie die Spannung. Und nun entspannen: Stirn, Augen, Nase, Mund, Zunge und Kiefer, Nacken und Halsmuskeln. Entspannen Sie weiter und weiter. Konzentrieren Sie sich auf die Empfindungen in den Muskeln, während sie immer lockerer werden.

Schultern, Brust, Rücken, Bauch, Gesäß

Nun geht es zu Schultern und Rumpf. Atmen Sie leicht und ruhig. Atmen Sie ein und langsam aus. Konzentrieren Sie sich auf die Ausatmung. Drücken Sie die Schultern auf die Unterlage, machen Sie ein Hohlkreuz, spannen Sie das Gesäß an. Und halten Sie die Spannung. Spüren Sie die Spannung. Und loslassen. Entspannen Sie die Schultern, den Rücken und das Gesäß. Atmen Sie leicht und ruhig. Atmen Sie ein und langsam aus. Konzentrieren Sie sich auf die Ausatmung. Und noch einmal: Drücken Sie die Schultern auf die Unterlage, machen Sie ein Hohlkreuz, spannen Sie das Gesäß an. Und halten Sie die Spannung. Spüren Sie die Spannung. Und loslassen. Entspannen Sie die Schultern, den Rücken und das Gesäß. Entspannen Sie weiter und weiter. Konzentrieren Sie sich auf die Empfindungen in den Muskeln, während sie immer lockerer werden.

Ziehen Sie nun die Schultern nach vorne, den Bauch nach innen, machen Sie einen Rundrücken, spannen Sie das Gesäß an. Halten Sie die Spannung. Achten Sie auf die Spannung in den Muskeln. Und entspannen. Lassen Sie alles locker werden: Schultern, Brust, Bauch, Gesäß, Kreuz und Rücken. Atmen Sie leicht und ruhig. Atmen Sie ein und langsam aus. Konzentrieren Sie sich auf das Ausatmen, lassen Sie die Entspannung tiefer und tiefer werden. Und noch einmal: Schultern nach vorne ziehen, Bauch nach innen, Rundrücken machen und das Gesäß anspannen. Achten Sie auf die Spannung in den Muskeln. Und entspannen. Lassen Sie die Entspannung tiefer und tiefer werden. Konzentrieren Sie sich auf die Empfindungen in den Muskeln, während sie immer lockerer werden.

Beine und Füße

Spannen Sie beide Beine an. Drücken Sie die Knie auf die Unterlage, ziehen Sie Zehen und Füße hoch in Richtung Gesicht. Fühlen Sie die Spannung. Und entspannen: Entspannen Sie Zehen, Füße, Unterschenkel und Oberschenkel. Spüren Sie, wie die Entspannung sich ausbreitet und tiefer und tiefer wird. Und noch einmal: Beide Beine anspannen, Knie auf die Unterlage drücken, Zehen und Füße in Richtung Gesicht ziehen. Auf die Spannung achten. Und entspannen. Lassen Sie die Entspannung tiefer und tiefer werden. Konzentrieren Sie sich auf die Empfindungen in den Muskeln, während sie immer lockerer werden.

Spannen Sie beide Beine noch einmal an. Drücken Sie die Kniekehlen auf die Unterlage, strecken Sie die Füße, beugen Sie die Zehen, drehen Sie die Füße nach innen. Halten Sie

2

die Spannung. Und entspannen. Entspannen Sie die Beine, Zehen, Füße, Unterschenkel und Oberschenkel. Fühlen Sie, wie es ist, wenn die Muskeln sich immer mehr entspannen. Entspannen Sie tiefer und tiefer. Und noch einmal: Spannen Sie beide Beine an, drücken Sie die Kniekehlen auf die Unterlage, strecken Sie die Füße, beugen Sie die Zehen, drehen Sie die Füße nach innen. Achten Sie auf die Spannung. Und entspannen. Lassen Sie die Entspannung tiefer und tiefer werden. Konzentrieren Sie sich auf die Empfindungen in den Muskeln, während sie immer lockerer werden.

Abschluss
Atmen Sie tief und ruhig. Konzentrieren Sie sich auf die Ausatmung. Fühlen Sie die Entspannung im ganzen Körper: in den Händen, den Armen, im Gesicht, im Nacken, am Hals, in den Schultern, im Rücken, in den Beinen und in den Füßen. Entspannen Sie weiter und weiter. Halten Sie die Augen geschlossen, atmen Sie ein und dann ganz langsam aus. Achten Sie auf die Entspannung. Konzentrieren Sie sich auf die Empfindungen in den Muskeln, während sie immer lockerer werden.
Wenn Sie den Wunsch haben, die Entspannung zurückzunehmen, zählen Sie bei geschlossenen Augen rückwärts von 4 bis 1:
- bei *4* bewegen Sie die Füße und Beine
- bei *3* Hände und Arme
- bei *2* Kopf und Hals
- bei *1* öffnen Sie die Augen

Kombination

Man kann eine Muskelentspannung mit einer Atementspannung verknüpfen. Auch wenn das für einen Entspannungseffekt nicht zwingend ist, wird eine solche Kombination von Muskelentspannung und Atementspannung von vielen Menschen als angenehm erlebt. Bei einer Muskelentspannung in Rückenlage kann es sein, dass Sie einschlafen. Das ist nicht das eigentliche Ziel, weil das Verfahren zur gezielten Herbeiführung von Entspannung eingesetzt wird und nicht als Einschlafhilfe. Für alle Fällen können Sie sich ja einen Wecker stellen.

2.11.3 **Autogenes Training**

Fokussierung

Im Vergleich zur progressiven Muskelentspannung setzt autogenes Training eine ausgeprägte Fähigkeit zur Fokussierung voraus, da man Veränderungen des Körperempfindens wie Schwere oder Wärme lediglich suggeriert (Keel, 2014, S. 206) und nicht durch Muskelbewegungen unterstützt tatsächlich herbeiführt. Suggestion ist ein Vorgang, dem wir häufig ausgesetzt sind, beispielsweise wenn wir bei einem Film aus Mitgefühl weinen. Intensive Vorstellungen lösen Gefühle und vegetative Funktionen aus, beispielsweise Herzklopfen oder Tränen. Suggestion kann also körperliche Folgen haben. Durch das von Schultz (1932) entwickelte autogene Training kann man die Belastbarkeit erhöhen sowie bestehende Anspannungs- und Erregungszustände reduzieren (Wagner-Link, 2011, S. 22).

Autogenes Training ist letztlich ein Verfahren der konzentrativen Selbstentspannung (Wagner-Link, 2011, S. 22). Man konzentriert sich mithilfe formelhafter Sätze wie beispielsweise *Mein rechter Arm ist schwer – Schwere* auf den beschriebenen Zustand, bis sich der Arm tatsächlich schwer anfühlt. Auch die Riten vieler Religionen beruhen auf der Wirkung von solchen Formeln (Gebetsformeln). Mit zunehmender Übung wird es immer leichter, mithilfe der Formelsätze den erwünschten Zustand zu durch Suggestion zu erreichen. Beim autogenen Training versucht man direkt ohne körperliche Unterstützung einen Entspannungszustand zu induzieren. Viele Menschen benötigen im Vergleich zur Muskelentspannung und auch im Vergleich zur Atementspannung etwas länger, um mit autogenen Training eine spürbare Entspannung zu erreichen. Wirksam ist das autogene Training aber auch und zudem kann man es gut im Sitzen ausüben.

> konzentrative Selbstentspannung

Wie bei allen funktionierenden Entspannungsverfahren gibt es auch hier Kontraindikationen: akutes Asthma, akutes Muskelrheuma, akute Arthritiden, akute Migräne, schwere Herz-Kreislauf-Erkrankungen und einige psychische Störungen, beispielsweise Zwangsstörungen und bestimmte Formen der Schizophrenie (Vaitl, 2004b). Am besten fährt man mit der Regel, dass man vor dem Start mit einem bestimmten Entspannungsverfahren so verfährt, wie man es auch vor dem Start von Ausdauersport tun sollte: Sofern man sich in ärztlicher oder in psychotherapeutischer Behandlung befindet, sollte man mit dem Arzt oder dem Psychotherapeuten sprechen.

> Kontraindikationen

- **Übungsaufwand**

Autogenes Training ist ein wirksames Verfahren zum Stressabbau. Allerdings ist der Übungsaufwand bis zu den ersten Erfolgserlebnissen im Vergleich zur Atementspannung und zur Muskelentspannung höher. Als Faustregel gilt:

> 30 min pro Tag

2

Die Grundstufe des autogenen Trainings kann mit einem Übungsaufwand von 30 min täglich in zwei bis drei Monaten erlernt werden. Wichtig ist auch daran zu denken, dass man Entspannungseffekte nicht erzwingen kann. Mit einer Einstellung wie beispielsweise *Ich muss jetzt entspannen – sofort!* funktioniert Entspannung nicht. Hilfreich ist es, immer wieder zur selben Zeit zu üben.

Während der Übung passt sich der Kreislauf dem entspannten Ruhezustand des Körpers an. Daher sollte man ein abruptes Aufstehen direkt nach Ende des autogenen Trainings vermeiden. Hilfreich ist es, das autogene Training durch tiefes Ein- und Ausatmen und mehrfaches Beugen und Strecken der Arme allmählich zurückzunehmen. Auf diese Weise kommt der Kreislauf wieder in Schwung. Auch für das autogene Training gilt: Springen Sie nicht direkt nach der Entspannung auf, sondern nehmen Sie sich etwas Zeit.

geht auch im Sitzen

Zur Durchführung des autogenen Trainings legen Sie sich hin oder setzen sich in der sogenannten Droschkenkutscherhaltung auf einen Stuhl. An dem Begriff Droschkenkutscherhaltung merkt man auch wie lange es dieses Entspannungsverfahren schon gibt. Diese Sitzhaltung hat sich der Begründer des autogenen Trainings von Droschkenkutschern im Berlin der Jahrhundertwende abgeschaut (Krampen, 1996). Nach Krampen (1998) ist die sitzende Haltung dem Liegen vorzuziehen, da man sie im Alltag leichter einnehmen kann und weil man beim Üben nicht so schnell einschläft (Vaitl, 2004b). Entspannungseffekte werden allerdings im Liegen in der Regel schneller erreicht.

- **Anleitung zum autogenen Training im Droschkenkutschersitz**

Für die Droschkenkutscherhaltung brauchen Sie einen Stuhl, dessen Sitzfläche so hoch ist, dass die Füße flach auf dem Fußboden stehen. Korrigieren Sie die Kleidung, bis es bequem ist. Die folgenden Instruktionen orientieren sich an Krampen (1996).

> **Übung: Autogenes Training**
> Setzen Sie sich auf einen Stuhl. Die Beine sind auseinander gestellt, Unter- und Oberschenkel bilden einen rechten Winkel, die Füße stehen flach auf dem Boden. Der Oberkörper ist gerade aufgerichtet, die Arme pendeln locker neben dem Körper.
> Nun schließen Sie die Augen und lassen den Oberkörper langsam leicht nach vorne sinken. Pendeln Sie mit dem

Oberkörper, bis Sie den Ruhepunkt über der Körperachse gefunden haben. Diese stabile Haltung wird beibehalten.

Legen Sie die Unterarme so auf den Oberschenkeln ab, dass die Hände sich nicht berühren und die Handflächen die Oberschenkel nicht berühren. Die Hände sind leicht geöffnet. Halten Sie die Augen geschlossen, lösen Sie sich von den Belastungen des Alltags. Denken Sie an nichts Bestimmtes. Gedanken und Geräusche sind vollkommen gleichgültig. Genießen Sie einfach den ungestörten Zustand, gehen Sie in Gedanken ganz in Ihren Körper hinein.

Die folgenden Formelsätze sollen mehrmals wiederholt werden. Konzentrieren Sie sich ein bis zwei Minuten auf die jeweilige Formel, dann gehen Sie zur nächsten Formel über. Sie können sich die jeweilige Formel auch bildlich vorstellen. Sagen Sie sich nacheinander mehrmals langsam in Gedanken innerlich vor:

Formelsätze

- Ich bin ganz ruhig – Ruhe.
- Der rechte Arm ist schwer – Schwere.
- Der rechte Arm ist warm – Wärme.
- Die Atmung ist ruhig. Es atmet mich.
- Das Herz schlägt ruhig und gleichmäßig.
- Der Körper ist strömend warm.
- Die Stirn ist angenehm kühl.

Zum Zurücknehmen des Entspannungszustands atmen Sie tief ein und aus, beugen und strecken Arme und Beine und öffnen die Augen. Sie können dabei langsam von *4* bis *1* zählen. Möglicherweise kommt Ihnen die Anleitung zum autogenen Training im Vergleich zur Muskelentspannung vergleichsweise kurz vor. Das stimmt. Man kann bei autogenem Training im wahrsten Sinne des Wortes wenig tun, sondern man erreicht die Entspannung rein mental. Deshalb braucht man etwas mehr Übung als bei der Muskelentspannung, bis man sich tief entspannen kann.

Mit systematischer Entspannung kann man gezielt einen Entspannungszustand hervorrufen, selbst in Zeiten von starkem Stress. Wichtig ist, dass man ein Entspannungsverfahren in guten Zeiten einübern, also nicht solange wartet, bis chronischer Stress einen schon fest im Griff hat. Aber selbst das beste Entspannungsverfahren ist nur eingeschränkt wirksam, wenn der eigene Lebensstil selbstschädigend ist. Das führt zum letzten Abschnitt dieses Kapitels, zu einem gesunden Lebensstil. Ein regelmäßig praktiziertes Entspannungstraining kann ein Teil eines gesundheitsfördernden Lebensstiles sein.

Entspannung ist nicht genug

2

2.12 **Lebensstil**

Tod

Nach Decker (1999) verursacht der ungesunde Lebensstil von Menschen rund 50 % der Todesfälle in Industrieländern wie Deutschland. Neben dem Tabak- und Alkoholkonsum sind auch Bewegungsmangel, falsche Ernährung und Schlafmangel gravierende Risikofaktoren. Auch wenn dies kein Buch über eine allgemeine Gesundheitsprävention ist, sollte man im Auge behalten, dass ein gesunder körperlicher Zustand hilfreich im Umgang mit Stress ist, weil man weniger Schwachstellen hat, die durch chronischen Stress zu Erkrankungen führen können oder weil man seinen Schwachstellen gezielt entgegenwirkt.

▪ Artgerechte Haltung

in Bewegung bleiben

In der Menschheitsgeschichte war Leben immer mit körperlicher Anstrengung verbunden. Von den Jägern und Sammlern über die Ackerbauern und Viehzüchter bis zu den Industriearbeitern des 19. Jahrhunderts und weit in die Mitte des 20. Jahrhunderts hinein musste der überwiegende Teil der Menschen körperlich hart für den eigenen Lebensunterhalt arbeiten. Unser Organismus ist auf körperliche Aktivität eingestellt. Je weniger man sich körperlich betätigt, desto größer ist das Gesundheitsrisiko. Nur wer sich kontinuierlich körperlich belastet und seinen Organismus regelmäßig fordert, bleibt gesund und leistungsfähig. Ausreichende und ausgeglichene körperliche Aktivität ist eine zentrale Voraussetzung für Gesundheit. Allerdings kann man anderweitiges gesundheitliches Fehlverhalten wie Rauchen durch Sport oder durch das Essen von Obst und Gemüse nicht ausgleichen.

Bewegung verbessert die Stressresistenz

Die Bewegungsarmut der gegenwärtigen Lebensweise ist ein Gesundheitsrisiko, wobei es auch Umfragen gibt, denen zufolge der Trend zu mehr Bewegung geht (Robert Koch-Institut, 2012, S. 21–22). Möglicherweise entwickelt sich die Gesellschaft in zwei Richtungen. Auf der eine Seite diejenigen Menschen, die sich zunehmend mehr bewegen und gesund ernähren und auf der anderen Seite diejenigen Menschen, die das nicht oder zunehmend weniger tun. Wie viel und welcher Sport geeignet ist, sollte man individuell prüfen und entscheiden. Für einen normalgewichtigen Gesunden ist Körpertraining zwei bis dreimal in der Woche förderlich für die Gesundheit und das Wohlbefinden. Sport verbessert die physische und psychische Stressresistenz, denn körperliche Anstrengung baut durch Stressreaktionen entstandene Stoffwechselprodukte schneller ab; Adrenalin und Noradrenalin sowie Fettsäuren werden verbraucht. Überflüssiges Fett wird abgebaut. Durch den Trainingseffekt nimmt die Belastbarkeit zu und die Gesamtverfassung verbessert sich (Wagner-Link, 2011, S. 25). Viele Menschen geben den Sport im Lauf des Lebens auf oder schränken andere Arten der körperlichen Aktivität deutlich ein. Anlässe gibt es viele: Umzug und kein neuer Sportverein in Sicht, Studium braucht zu viel Zeit oder der neue Partner treibt kein Sport. Am besten hört man gar nicht erst auf Sport zu treiben. Im Kindesalter bewegen sich (fast) alle Menschen gerne und diese Freude an Bewegung sollte man sich erhalten. Zusätzlich zu einem systematischen Entspannungstraining ist regelmäßige körperliche Aktivität sehr empfehlenswert für die eigene Gesundheit, ähnlich Gerber and Fuchs (2020, S. 33–36).

- **Fitness – kontinuierlich etwas tun**

Fitnessprogramme, also systematisch geplante körperliche Bestätigung, sind besonders geeignet, die Stressresistenz zu verbessern. Fitnessprogramme sollten allerdings nicht zu Unlustgefühlen führen, beispielsweise, weil man sie als lästige Pflicht empfindet oder immer erst den inneren Schweinehund überwinden muss, um sie zu absolvieren. Lieber spielt man mit Freude Fußball, als sich mit einem langen Gesicht auf ein Rudergerät zu setzen (Wagner-Link, 2011, S. 25). Sofern man Sport gemeinsam mit Freunden oder Bekannten ausübt, hat man zwei Fliegen mit einer Klappe geschlagen: Man hat sich bewegt und Sozialkontakte gepflegt. Entscheidend ist, dass man sich regelmäßig bewegt. Am besten baut man körperliche Aktivität in seinen Alltagablauf ein. Ideal ist es, wenn man zu Fuß zur Arbeit gehen oder wenn man mit dem Fahrrad fahren kann.

in den Alltag einbauen

Wenn man im Laufe des Lebens irgendwann aufgehört hat, Sport zu treiben, dann sollte man für einen Neustart möglichst gesundheitsfördernde Sportarten aussuchen: Wandern, Bergwandern, Schwimmen, Langlaufen. Selbst wer müde zu einer Wanderung aufbricht, kehrt meist zufrieden und munter zurück. Ziel ist es, den eigenen Körper umfassend zu beanspruchen. Man teilt sportliche Aktivitäten in der Regel in fünf Hauptbeanspruchungsformen ein:

Neustart

- Ausdauer
- Kraft
- Beweglichkeit
- Koordination
- Schnelligkeit

Den stärksten Effekt auf das Herz-Kreislauf-System haben Ausdauerbelastungen, also beispielsweise schnelles Gehen (Walking), zügiges Radfahren, Laufen, Schwimmen, Langlaufen oder Tanzen. Folgerichtig kann man manche

Ausdauer

2

sportliche Aktivitäten eher empfehlen als andere, wenn die Stressprävention im Vordergrund steht: Spazierengehen, Wandern, mit etwas Mäßigung hinsichtlich der Höhenmeter auch Bergwandern, Laufen, Nordic Walking, Radfahren, Skilanglauf, Gymnastik, Golf, Tanzen. Weniger geeignet sind beispielsweise Alpinski, Surfen oder Squash. Weil es generell sinnvoll ist, möglichst viele Muskelgruppen zu beanspruchen, ist Skilanglauf etwas günstiger als Radfahren, bei dem Arme und Oberkörper vergleichsweise wenig belastet werden. Letztlich ist aber wichtig, dass man etwas tut, was Freude bereitet. Wer lieber mit dem Rad fährt als Laufen oder Schwimmen zu gehen, sollte Rad fahren. Entscheidend ist, dass man sportliche Aktivitäten in sein Leben einbaut, dass Bewegung so selbstverständlich wird wie Zähneputzen. Leichter wird das, wenn man beispielsweise zu Fuß oder dem Rad zur Arbeit fahren kann oder wenn man die Treppe benutzt, statt den Aufzug zu nehmen. Oder wenn man sich regelmäßig mit einem Freund oder einer Freundin zum Sport verabredet.

- ▪ **Mittlere Intensität**

Wandern

Vielleicht könnten Sie sich mit Wandern anfreunden? Für das Wandern spricht beispielsweise, dass es eine kontinuierliche Belastung mit niedriger oder mittlerer Intensität ist. Gerade für untrainierte, übergewichtige und ältere Menschen ist Wandern damit der ideale Wiedereinstiegssport und zudem eine körperliche Aktivität, die man bis ins hohe Alter beibehalten kann. Vor allem aber sollte man es nicht übertreiben. Gerade Perfektionisten sind versucht, sich nach Jahren der Sportabstinenz mit voller Wucht auf eine Sportart zu stürzen. Moderat bedeutet, dass man sich beispielsweise beim Laufen noch problemlos mit einem Partner unterhalten kann. Halten Sie bitte, wenn Sie nach längerer Pause wieder mit Sport beginnen, Rücksprache mit Ihrem Hausarzt – vor dem Trainingsbeginn. Der Körper braucht etwas Zeit, um sich auf die wiederaufgenommene körperliche Aktivität einzustellen. Am besten geht man schrittweise vor.

regelmäßig statt geballt

Ansonsten gilt für Sport dasselbe wie ansonsten auch: Achten Sie auf Warnsignale des Körpers. Weniger und regelmäßige Aktivität ist sinnvoller als viel und geballte Aktivität. Häufige Muskelverspannungen nach einer sportlichen Betätigung sind ein Warnsignal, das auf Veränderungen des Bewegungsapparates hindeutet, die den anatomischen Veränderungen oft um Jahre vorausgehen. Viele ernsthafte orthopädische und neurologische Erkrankungen lassen sich vermeiden, wenn man Muskelverspannungen rechtzeitig erkennt und behandelt (Bundeszentrale für gesundheitliche Aufklärung, 1999).

- **Ernährung**

Essen und Trinken

Neben Entspannungstraining und regelmäßiger körperlicher Aktivität hat eine ausgewogene Ernährung einen positiven Einfluss auf das Allgemeinbefinden. Fettreiche Nahrungsmittel mit wenig Ballaststoffen bedeuten eine hohe Energiedichte und damit auch eine erhöhte Kalorienzufuhr. Als grobe Richtschnur kann man vielen Menschen empfehlen, mehr pflanzliche Lebensmittel zu essen. Die vor allem in pflanzlichen Lebensmitteln enthaltenen Ballaststoffe sorgen für ein gutes Sättigungsgefühl bei vergleichsweise geringer Kalorienaufnahme. Viele Kalorien nimmt man zudem über die Getränke auf. So enthält ein Liter Bier, Cola, Limonade oder Saft viele Kilokalorien, ein Liter Wasser hingegen keine einzige Kalorie. Man kann vergleichsweise einfach Kalorien sparen, wenn man als Basisgetränk auf Wasser umsteigt. Vielen Menschen fällt das leichter als eine Umstellung der Eßgewohnheiten.

Grundregeln

Nachfolgend werden verschiedene Grundregeln zur Ernährung vorgestellt. Es nicht ganz einfach, solche Grundregeln zu formulieren, ohne dass dies belehrend oder auf manche Menschen sogar provozierend wirken kann. Zumal der Streit um die richtige Ernährung in den letzten Jahren erheblich an Schärfe gewonnen hat. Bitte verstehen Sie die folgenden Absätze als Orientierungshilfe ohne erhobenen Zeigefinger. Hier einige Grundregeln zur Ernährung (Bundeszentrale für gesundheitliche Aufklärung, 1999; Gehring & Klein, 2008):

- Hilfreich kann es sein, überwiegend solche Lebensmittel einzukaufen, die laut Ernährungstabelle balasthaltig sind. Es geht nicht darum, sich die Freude am Essen zu vermießen, sondern um eine allmähliche Umstellung auf vergleichsweise balasthaltige Lebensmittel.
- Viele Menschen essen zu viele tierische Fette. Tierische Fette enthalten vor allem langkettige gesättigte Fettsäuren, die zu einer Erhöhung des schädlichen Cholesterins führen und die eine Blutgerinnung fördern. Pflanzliche Fette enthalten hingegen kein Cholesterin, ihre ungesättigten Fettsäuren, beispielsweise in Oliven- oder Sonnenblumenöl, begünstigen eher den Cholesterinabbau. Oft übersieht man die nicht sichtbaren Fette, wie sie beispielsweise in Wurst, Käse und Backwaren enthalten sind. Besonders ungesund sind künstlich gehärtete oder teilgehärtete Fette (sogenannte Transfette), die in Fast Food, Kartoffelchips, vielen Margarinesorten und Fertigbackwaren vorkommen. Im Zweifel kann es hilfreich rein, Wurst und Fertigbackwaren komplett wegzulassen. Den Fleischkonsum zu begrenzen dürfte den meisten Menschen guttun.

2

Ganz auf Fleisch zu verzichten, sollte hingegen gut überlegt und geplant werden, um einer Mangelernährung vorzubeugen. Wenn Sie vorhaben, ihr Ernährungsverhalten langfristig vollständig auf eine vegetarische oder vegane Ernährung umstellen, sollten Sie sich gut informieren, um eine Mangelversorgung zu vermeiden.

- Vielen Menschen kann es helfen, stärker auf Vollkornbrot, Vollkornnudeln und Vollkornreis umzustellen sowie mehr frisches Obst und Gemüse zu essen. Ideal wäre es, möglichst frische und möglichst unverarbeitete Lebensmittel zu essen, also frisches Obst statt Konservenobst oder selbst zu kochen statt eine Fertigmahlzeit in die Mikrowelle zu stellen.
- Hinsichtlich des Alkoholkonsums kann man sich grob an folgender Faustregel orientieren: Frauen sollten täglich maximal ein Achtel Wein oder ein kleines Bier oder ein Gläschen Schnaps konsumieren, Männer maximal ein Viertel Wein oder einen halben Liter Bier oder zwei Schnäpse. Hilfreich wäre es auch, einige alkoholfreie Tage in der Woche einzulegen oder nur an den Wochenenden Alkohol zu trinken. Entscheidend ist, dass man eine schleichende Gewöhnung an den Alkoholkonsum vermeidet. Eine Gewöhnung an Alkohol geht mit einer Erhöhung der Dosis einher, allmählich trinkt man immer etwas mehr Alkohol pro Tag, ohne dass man das zunächst bemerkt. Deutschland gilt als Hochkonsumland hinsichtlich Alkohol (Robert Koch-Institut, 2012, S. 22). Eine Orientierung an den Trinkgewohnheiten der Freunde oder Nachbarn ist deshalb nicht immer eine gute Idee.
- Trinken Sie ausreichend Wasser, das heißt für einen gesunden Erwachsenen mindestens 2 bis 3 L pro Tag. Das Trinken von Wasser entsäuert, verbessert die Fließgeschwindigkeit des Blutes, entlastet die Nieren und beugt Verstopfung vor (Stollreiter et al., 2000). Wenn Sie generell zu wenig trinken, kann es helfen, nach dem Aufstehen direkt einen halben Liter Wasser zu trinken – noch vor dem Morgenkaffee oder dem Morgentee.

die Dosis macht das Gift

So wie ein gelegentliches Glas Rotwein nicht schadet, kann man auch hin und wieder Schokolade oder Kartoffelchips genießen. Viele Menschen ernähren sich jedoch überwiegend ungesund und das kann Probleme verursachen. Schädlich ist der regelmäßige Schokoriegel in der Kaffeepause oder die tägliche Tüte Chips, nicht das eine Stück Kuchen am Sonntag. Gerade weil Essen und Trinken für viele Menschen auch ein Genuss ist, sollte man sich die Freunde am Essen und Trinken erhalten, dabei allerdings auf eine gesunde Ernährung achten.

- **Schlaf**

Schlaf ist ein Grundbedürfnis des Menschen. Im Schlaf spart der Körper Energie, weil er bei niedriger Körpertemperatur den Stoffwechsel drosselt. Zugleich nutzt das Gehirn den Ruhezustand, um die über den Tag aufgenommenen Informationen zu speichern. Schlaflosigkeit führt zu Konzentrationsstörungen und zu schlechter Laune. Stress führt zu Schlafstörungen, was wiederum Stress auslöst (Robert Koch-Institut, 2012, S. 30). Einen verbindlichen Wert für die ideale Schlafdauer gibt es nicht. Die Schwankungen von Mensch zu Mensch sind erheblich. Müdigkeit ist ein biologisches Signal und zeigt, dass man schlafen sollte, so wie Durst zur Wasseraufnahme führen sollte. Wer einschläft, kaum dass sein Kopf das Kissen berührt hat, ist kein begnadeter Schläfer, sondern leidet vermutlich unter einem Schlafdefizit. Ab und zu einmal an Schlafstörungen zu leiden ist normal (Müller & Paterok, 2017, S. 5), rund ein Drittel der Erwachsenen leidet gelegentlich unter Einschlafstörungen oder Durchschlafstörungen (Müller & Paterok, 2017, S. 29). Ernst nehmen sollte man chronische Einschlafstörungen oder Durchschlafstörungen, unten denen rund 10 % der Erwachsenen leiden (Müller & Paterok, 2017, S. 29). Wer sich mit dem Thema Schlafen vertieft befassen möchte, dem sei das Buch von Müller und Paterok (2017) empfohlen. Schlafstörungen sollte man auch deshalb beachten, weil beispielsweise depressive Störungen oder Angststörungen für rund drei Viertel der Betroffenen mit Schlafstörungen einhergehen (Müller & Paterok, 2017, S. 25–26). Chronische Schlafstörungen können somit mit ernsten Erkrankungen in Verbindung stehen.

überlebenswichtig

Das persönliche Schlafbedürfnis fällt sehr unterschiedlich aus. Müller und Paterok (2017, S. 122) berichten von einer Spanne zwischen vier bis fünf Stunden bis hin zu neun oder mehr Stunden, nach denen man sich ausgeschlafen fühlt. Entscheidend ist das Ausmaß an Tiefschlaf, Kurzschläfer haben sozusagen eine hohe Schlafqualität (Müller & Paterok, 2017, S. 123). Am besten orientiert man sich daran, nach wie vielen Stunden man sich ausgeschlafen fühlt und weniger an formalen Zeitvorgaben oder Durchschnittswerten.

erhebliche Unterschiede

Die Meinungen zum Mittagsschlaf gehen auseinander. Wer Probleme hat, in der Nacht ein- oder durchzuschlafen, sollte auf einen Mittagsschlaf eher verzichten (Müller & Paterok, 2017, S. 37), weil Mittagsschlaf den sogenannten Schlafdruck, die körperlich bedingte Schläfrigkeit, mindert (Müller & Paterok, 2017, S. 52–53). Für alle anderen gilt: Kurze Schlafpausen tagsüber sollten höchstens 30 min dauern und vor 15 Uhr

Mittagsschlaf

2

eingelegt werden (Müller & Paterok, 2017, S. 134). Man kann auch einfach nur ruhen, also nicht einschlafen, oder ein Entspannungstraining absolvieren, statt einen Mittagsschlaf zu halten. Im Übrigen essen viele Menschen mehr, wenn sie nicht gut schlafen. Guter Schlaf ist daher oft eine Voraussetzung für ein gesundes Ernährungsverhalten.

Zusammenfassung

Sie haben in diesem Kapitel viele verschiedene Methoden der Stressbewältigung kennengelernt, darunter Verfahren mit eher kurzfristiger und solche mit eher langfristiger Wirkung. In diesem Kapitel galt es die Balance zu wahren zwischen einer oberflächlichen Übersicht zu sehr vielen Methoden und einer exemplarischen Vertiefung einiger Methoden – zu manchen Themen wie Einstellung oder Entspannung muss man einfach etwas mehr schreiben, um eine praktische Umsetzung zu erleichtern. Daher wurden einige Verfahren nur kurz und andere Verfahren etwas ausführlicher vorgestellt. Suchen Sie sich diejenigen Methoden zur Stressprävention oder zur akuten Stressbewältigung aus, zu denen Sie einen einfachen Zugang finden und üben Sie möglichst regelmäßig. Man lernt unter Stress langsam und schlecht, das gilt auch für Methoden der Stressbewältigung. Üben Sie deshalb Methoden der Stressbewältigung frühzeitig ein, immer wenn Sie die Kapazität dafür haben und nicht erst dann, wenn Ihnen der Stress schon über den Kopf gewachsen ist. Viel Freude und viel Erfolg!

Literatur

Bamberg, E. (2004). Stress bei der Arbeit und Maßnahmen der Stressreduktion: Aktuelle Konzepte und Forschungsergebnisse. *Arbeit, 13*(3), 264–277.

Baus, L. (2015). *Selbstmanagement: Die Arbeit ist ein ewiger Fluss*. Springer Gabler.

Bengel, J., & Riedl, T. (2004). Stressbewältigung und Belastungsverarbeitung. In J. Bengel (Hrsg.), *Psychologie in Notfallmedizin und Rettungsdienst* (S. 89–99). Springer.

Brandtstädter, J. (2015). *Positive Entwicklung. Zur Psychologie gelingender Lebensführung* (2. Aufl.). Springer Spektrum.

Bundeszentrale für gesundheitliche Aufklärung (BZgA). (1999). *Naturheilverfahren. Ein Leitfaden durch die natürlichen Methoden der Medizin*. Bundeszentrale für gesundheitliche Aufklärung (zitiert: BZgA).

de Bono, E. (1992). Zeiteinteilung neu durchdacht. *Capital, 6,* 229.

Decker, F. (1999). *Den Streß im Griff. Neue, sofort umsetzbare Methoden aus Kinesiologie, NLP und Mindfitness*. Lexika.

Eckert, M., & Tarnowski, T. (2017). *Stress- und Emotionsregulation*. Beltz.

Erdmann, G., & Janke, W. (2008). *Stressverarbeitungsfragebogen SVF* (4. Aufl.). Hogrefe.

Folkman, S., & Moskowitz, J. T. (2003). Coping: Pitfalls and Promise. *Annual Review of Psychology, 55,* 775–801.

Freuding, J., & Wohlrabe, K. (2021). Arbeit in Zeiten von Gesundheitskrisen – Zahlen und Fakten. In B. Badura, A. Ducki, H. Schröder, & M. Meyer (Hrsg.), *Fehlzeiten-Report 2021* (S. 13–26). Springer.

Fritz, C., & Sonnentag, S. (2005). Recovery, health, and job performance: Effects of weekend experience. *Journal of Occupational Health Psychology, 10*(3), 187–199.

Gehring, J., & Klein, G. (2008). *Leben mit der koronaren Herzkrankheit* (3. Aufl.). Urban & Vogel.

Geißler, K. A. (1997). *Zeit leben. Vom Hasten und Rasten, Arbeiten und Lernen, Leben und Sterben* (6. Aufl.). Beltz.

Gerber, M., & Fuchs, R. (2020). *Stressregulation durch Sport und Bewegung.* Springer Spektrum.

Gröpel, P., & Kuhl, J. (2006). Zeitverteilung im Alltag: Lebensbalance und Selbststeuerung. *Zeitschrift für Gesundheitspsychologie, 14*(1), 54–63.

Hahlweg, K. (2011). Vorwort. In A. Wagner- Link (Hrsg.), *Der Stress. Stressoren erkennen. Belastungen vermeiden Stess bewältigen* (S. 2). Techniker Krankenkasse.

Hansch, D. (2021). *Erfolgreich gegen Depression und Angst* (3. Aufl.). Springer.

Hautzinger, M., & Prössel, P. (2017). *Kognitive Interventionen.* Hogrefe.

Hoberg, G., & Vollmer, G. (1988). *Top-Training. Streß unter Kontrolle.* Klett.

Jacobson, E. (1924). The technique of progressive relaxation. *Journal of Nervous and Mental Disease, 60*(6), 568–578.

Kaluza, G. (1999). Sind die Effekte eines primärpräventiven Streßbewältigungstrainings von Dauer? Eine randomisierte, kontrollierte Follow-up-Studie. *Zeitschrift für Gesundheitspsychologie, 7*(2), 88–95.

Keel, P. (2014). *Die unerklärliche Müdigkeit.* Springer.

Kobasa, S. C. (1979). Stressful life events, personality, and health: An inquiry into hardiness. *Journal of Personality and Social Psychology, 37*(1), 1–11.

Kobasa, S. C. (1982). The hardy personality: Toward a social psychology of stress and health. In G. S. Sanders & J. Suls (Hrsg.),*Social Psychology of Health and Illness* (S. 3–32). Erlbaum.

Kobasa, S. C., & Puccetti, M. C. (1983). Personality and social resources in stress resistance. *Journal of Personality and Social Psychology, 45*(4), 839–850.

Krajewski, J., Wieland, R., & Sauerland, M. (2010). Regulating strain states by using the recovery potential of lunch breaks. *Journal of Occupational Health Psychology, 15*(2), 131–139.

Krampen, G. (1996). *Übungsheft zum autogenen Training* (2. Aufl.). Verlag für Angewandte Psychologie.

Krampen, G. (1998). *Einführungskurse zum autogenen Training. Ein Lehr- und Arbeitsbuch für die psychosoziale Praxis* (2. Aufl.). Verlag für Angewandte Psychologie.

Krohne, H. W., & Tausch, A. P. (2014). *Persönlichkeit und Emotion.* Kohlhammer.

Luria, G., & Torjman, A. (2009). Resources and coping with stressful events. *Journal of Organizational Behavior, 30*(6), 685–707.

Luszczynska, A., & Cieslak, R. (2005). Protective, promotive, and buffering effects of perceived social support in managerial stress: The moderating role of personality. *Anxiety, Stress & Coping, 18*(3), 227–244.

Maddi, S. R. (1990). Issues and interventions in stress mastery. In H. S. Friedman (Hrsg.), *Personality and disease* (S. 121–154). Wiley.

Meichenbaum, D. (1991). *Intervention bei Streß. Anwendung und Wirkung des Streßimpfungstrainings.* Huber.

2

Mesmer-Magnus, J., Glew, D. J., & Viswesvaran, C. (2012). A meta-analysis of positive humor in the workplace. *Journal of Managerial Psychology, 27*(2), 155–190.

Müller, T., & Paterok, B. (2017). *Schlaf erfolgreich trainieren* (3. Aufl.). Hogrefe.

Nolen-Hoeksema, S. (2004). *Warum Frauen zu viel denken. Wege aus der Grübelfalle*. Eichborn.

Nuber, U. (2002). „Das schaffe ich schon!" Wie Sie gelassener durchs Leben kommen. *Psychologie Heute, 29*(2), 20–25.

Olschewski, A. (1995). *Streß bewältigen. Ein ganzheitliches Kursprogramm.* Haug.

Petermann, F., & Vaitl, D. (2004). Entspannungsverfahren – Eine Einführung. In D. Vaitl & F. Petermann (Hrsg.), *Entspannungsverfahren Das Praxishandbuch* (3. Aufl, S. 1–17). Beltz PVU.

Pieper, A. (2004). Gelassenheit: Die eigene Mitte finden. *Psychologie Heute, 31*(8), 20–25.

Reif, J. A. M., Spieß, E., & Stadler, P. (2018a). *Effektiver Umgang mit Stress.* Springer.

Reif, J. A. M., Spieß, E., & Stadler, P. (2018b). Stress bewältigen. In J. A. M. Reif, E. Spieß, & P. Stadler (Hrsg.), *Effektiver Umgang mit Stress* (S. 101–130). Springer.

Robert Koch-Institut. (2012). *Die Gesundheit von Erwachsenen in Deutschland 2012 (DEGS)*. Robert Koch-Institut. ▶ https://www.rki.de/DE/Content/Gesundheitsmonitoring/Studien/Degs/degs_w1/degs_info_broschuere.pdf?__blob=publicationFile. Zugegriffen: 18. Okt. 2021.

Rosa, H. (2005). *Beschleunigung. Die Veränderung der Zeitstruktur in der Moderne*. Suhrkamp.

Schuh, H., & Watzke, W. (1994). *Erfolgreich Reden und Argumentieren. Grundkurs Rhetorik* (2. Aufl.). Hueber-Holzmann.

Schultz, J. (1932). Autogenes Training. *Archiv für Psychiatrie und Nervenkrankheit, 96,* 288–294.

Schuster, N. (2010). Stress und Burnout bei Bankmanagern. *Verhaltenstherapie, 20*(4), 259–264.

Schwarzer, R. (2002). Die Heilkraft des sozialen Netzes. *Psychologie Heute, 29*(10), 62–69.

Seibold, S., & Horn, A. (2021). *Emotion und Fehlentscheidung. Wie Menschen auch unter Stress klug entscheiden.* Springer.

Seiwert, L. J. (2018). *Wenn du es eilig hast, geht langsam. Wenn du es noch eiliger hast, mache einen Umweg* (17. Aufl.). Campus.

Shultz, K. S., Wang, M., & Olson, D. A. (2010). Role overload and underload in relation to occupational stress and health. *Stress & Health, 26*(2), 99–111.

Stächele, T., Heinrichs, M., & Domes, G. (2020). *Ratgeber Stress und Stressbewältigung*. Hogrefe.

Stollreiter, M., Völgyfy, J., & Jencius, T. (2000). *Stress-Management. Das Waage-Programm: Mehr Erfolg mit weniger Stress*. Beltz.

Vaitl, D. (2004a). Psychophysiologie der Entspannungsverfahren. In D. Vaitl & F. Petermann (Hrsg.), *Entspannungsverfahren. Das Praxishandbuch* (3. Aufl., S. 21–33). Beltz PVU.

Vaitl, D. (2004b). Autogenes Training. In D. Vaitl & F. Petermann (Hrsg.), *Entspannungsverfahren. Das Praxishandbuch* (3. Aufl., S. 87–106). Beltz PVU.

Videka-Sherman, L., & Lieberman, M. A. (1985). The effects of self-help and psychotherapy intervention on child loss: The limits of recovery. *American Journal of Orthopsychiatry, 55*(1), 70–82.

Wagner-Link, A. (2011). *Der Stress Stressoren erkennen Belastungen vermeiden Stress bewältigen*. Techniker Krankenkasse.

Mobbing – ein extremer sozialer Stressor

Inhaltsverzeichnis

3

Mobbing kann als extremer sozialer Stressor (Burfeind, 2020, S. 17–19; Holz et al., 2004) auf diejenigen Menschen wirken, die gemobbt werden. Betroffene erleben Mobbing oft als systematische, zielgerichtete und andauernde Feindseligkeiten (Merk, 2014, S. 3; Meschkutat et al., 2002, S. 9). Wenn man gemobbt wird, ist das außerordentlich belastend. Zugleich ist Mobbing ein kontraproduktives (schädigendes) Verhalten von denjenigen, die andere Menschen mobben. In diesem Kapitel steht die Perspektive von Mobbing als sozialem Stressor für Mobbingbetroffene im Fokus. Nach Willingstorfer et al. (2002) besteht ein hoher Zusammenhang zwischen sozialen Stressoren und Mobbing. Soziale Stressoren können durch Dauer, Häufigkeit und Systematik zu Mobbing werden (Holz et al., 2004).

weit verbreitet

Wegen der Alltagsrelevanzwird vertieft auf Mobbing eingegangen. So schrieb beispielsweise Premper (2002) bereits vor fast 20 Jahren, dass gut ein Viertel der Patienten in psychosomatischen Kliniken von Problemen am Arbeitsplatz berichtet. Ohne direkt danach gefragt zu werden, gaben gut 10 % der Patienten an, gemobbt zu werden. Laut einer aktuellen Umfrage, die Suhr (2021) berichtet, wurden 29 % der rund 2000 Befragten schon einmal am Arbeitsplatz gemobbt und 4 % der Befragten gab zu, schon einmal gemobbt zu haben. In anderen Studien berichten rund 10 % der Befragten über erlebtes Mobbing. Aufgrund des starken Dunkelfeldes und auch weil Mobbing je nach Studie auf andere Art gemessen wird, gibt es so starke Abweichungen bei den Häufigkeitsschätzungen zu Mobbing. Die verschiedenen Umfragen zeigen bei allen Abweichungen im Detail, dass Mobbing kein seltenes Verhalten ist. Und die Betroffenen leiden erheblich, beispielsweise unter Angespanntheit, Schlafproblemen, depressiven Verstimmungen oder Angststörungen (Spieß & Reif, 2018, S. 18). Zudem berichten Sancini et al. (2013, S. 15–18) in einer Metaanalyse, dass bei Mobbing beispielsweise Zynismus zunimmt, das Selbstwertgefühl abnimmt, Stress zunimmt und die Gesundheit beeinträchtigt wird. Man kann festhalten: Mobbing ist für Betroffene außerordentlich belastend.

Mobbing verursacht chronischen Stress

Mobbing wird deshalb in diesem Buch über Stress behandelt, weil Mobbing sowohl chronischen Stress bei Betroffenen auslösen wie auch durch Stress wahrscheinlicher werden kann, quasi als destruktives Verhalten bei Stress aufseiten der Mobber. Beispielsweise könnte ein leistungsschwacher Arbeitskollege gemobbt werden, weil der Leistungsdruck sehr hoch ist, die anderen die Arbeit miterledigen müssen und die Führungskraft das Problem der Arbeitsüberlastung dauerhaft nicht löst. Natürlich sind auch private chronische Stressoren potenziell schädlich wie eine destruktive Beziehung oder die schwere Krankheit eines Kindes; Mobbing ist nicht der einzige extreme soziale Stressor. Am Beispiel Mobbing kann man jedoch gut nachvollziehen, wie komplex Stressorenmuster sein können und dass man nicht in allen Fällen ganz alleine etwas gegen Stressoren ausrichten kann. Mobbing ist ein Dauerthema, auch wenn die öffentliche Sensibilität für Mobbing stark schwankt. Wenn es mehrere spektakuläre Fälle gibt, steht das Thema im Vordergrund, beispielsweise wenn ein Mensch mutmaßlich wegen Mobbing Suizid begeht und das bekannt wird, wie im Fall von Amanda Todd (Katzer, 2014, S. 55–56; Peters, 2012), einer kanadischen Schülerin. Wenn es hingegen gerade keine spektakulären Mobbingfälle gibt oder solche Fälle nicht bekannt werden, drängen sich andere Thema stärker in die öffentliche Wahrnehmung. In den Jahren 2021 und 2022 hat beispielsweise die fortlaufende Diskussion über die Covid-19-Pandemie das Thema Mobbing, wie viele andere Themen auch, überlagert.

- **Risiko Teufelskreis**

Mobbing kann – wie andere Stressoren auch – eine Kettenreaktion auslösen: Mobbing erzeugt chronischen Stress, was gravierende Folgen haben kann. Unter chronischem Stress verändert sich das Verhalten. Das veränderte Verhalten wiederum kann Irritationen bei Kollegen und damit erneute Mobbinghandlungen hervorrufen. Daraus kann ein neuer sozialer Stressor entstehen. Der Teufelskreis ist angestoßen. Aus diesem Grund lohnt es sich bei Verdacht auf Mobbing eher früher als später einzuschreiten, sei es als Führungskraft oder als Kollege.

rechtzeitig einschreiten

▶ **Wichtig**

> Da Menschen unter starkem Stresseinfluss nicht gut denken und nicht klug entscheiden können, wächst das Risiko mit zunehmendem Mobbing, dass ein gemobbter Mensch immer weniger Möglichkeiten hat, sich angemessen gegen Mobbing zu wehren und möglicherweise auch beginnt, Fehler zu machen und fehlerhafte Entscheidungen zu treffen.

Wegen des Eskalationsrisikos und den potenziell gravierenden Folgen für Betroffene lohnt es sich, bei Mobbing eher früh einzugreifen (Führungskräfte oder Kollegen) oder sich früh Hilfe zu holen (Betroffene). Je länger Mobbing andauert, umso schwerer wird es, das Klima in einem Team wieder zu verbessern. Deshalb sollte man als Führungskraft und auch als Kollege aufmerksam sein, wie Konflikte in einer Gruppe gelöst werden und ob sich Tendenzen zu Mobbing abzeichnen. Wenn man Mobbing verhindern oder zumindest unwahrscheinlich machen möchte, muss man klar gegen

hinschauen statt wegschauen

3

am Einzelfall orientieren

Mobbinghandlungen Stellung beziehen (Kolodej & Smutny, 2020, S. 26), beispielsweise als Kollege, als Führungskraft und auch als Organisation insgesamt. Wer bei Mobbing wegschaut oder erst sehr spät hinschaut, sei es als Kollege oder als Führungskraft, verstärkt letztlich den Mobbingprozess.

- **Polarisierung**

Bekannt wurde der Begriff *Mobbing* durch Veröffentlichungen von Leymann (1993), der Schikanen am Arbeitsplatz systematisch untersuchte. Sein Konzept wurde in einer Vielzahl populärwissenschaftlicher Veröffentlichungen aufgegriffen, jedoch mitunter unscharf verwendet. Die öffentliche Diskussion um das Thema Mobbing war lange Zeit polarisiert: Auf der einen Seite fanden sich dramatische Berichte über Mobbingopfer und die gesellschaftliche Verbreitung von Mobbing. Auf der anderen Seite standen die Skeptiker, die Mobbingopfer für nicht konflikt- und nicht lebenstauglich hielten. Individuelle und psychische Probleme sahen die Skeptiker nicht als Folge von Ausgrenzung am Arbeitsplatz, sondern als deren Ursache (Premper, 2002). In diesem Spannungsbogen bewegte sich die öffentliche Diskussion zum Thema Mobbing, wobei man erkennen kann, dass Mobbing zunehmend ernster genommen wird und die Diskussion über Mobbing differenzierter wird. Je nach Einzelfall kann man Führungsversagen, starken Gruppendruck, hohen Arbeitsdruck oder mangelnde Belastbarkeit eines Betroffenen als mögliche Ursache feststellen, oft auch eine Kombination verschiedener Ursachen. Dabei geht es nicht darum, einem Betroffenen Schuld zuzuweisen oder umgekehrt alleine die Umwelt verantwortlich zu machen, sondern darum, genau hinzusehen, welche Ursachen im Einzelfall vorliegen und was man gegen Mobbing unternehmen kann. Und selbst wenn ein Betroffener Anlass für Konflikte geben mag, kann das Mobbing nicht rechtfertigen. Mobbing ist destruktiv und muss deshalb verhindert oder unterbunden werden. Nur nach einer soliden Ursachenanalyse kann man Abhilfe schaffen und einer Einzelperson helfen oder Veränderungen in einer Organisation anstoßen. In manchen Fällen wird man einem betroffenen Menschen auch raten müssen, das Team oder die Organisation zu verlassen, um nicht dauerhaft zu erkranken. Mobbing ist außerordentlich belastend und erhöht das Gesundheitsrisiko für die Betroffenen. In anderen Fällen wird man den oder die Mobber kündigen, in der Regel dann, wenn man Mobbinghandlungen nachweisen kann. Entscheidend ist hinzusehen und einzuschreiten – als Kollege, als Führungskraft oder als Beobachter, beispielsweise als Mitarbeiter des Personalmanagements, der Mobbing in seinem Betreuungsbereich beobachtet, oder als Betriebsratsmitglied, an das sich ein Mobbingopfer hilfesuchend wendet.

■ **Warum – Wer – Wie**

Für die Entstehung von Mobbing kann man nur selten eine einzelne Ursache verantwortlich machen. Die beteiligten Menschen und deren Persönlichkeit, Werte, Motive und Einstellungen spielen ebenso eine Rolle wie das Organisationsklima, die direkte Führungskraft, die Kollegen und konjunkturelle Rahmenbedingungen. Angst vor Arbeitsplatzverlust, verbunden mit schlechten Wechselchancen, hält Menschen beispielsweise länger an einem ungeliebten Arbeitsplatz, als dies bei günstigeren Bedingungen der Fall wäre. Unter günstigen Rahmenbedingungen kann ein Konflikt oft noch gelöst werden. Unter ungünstigen Bedingungen kann ein und derselbe Grundkonflikt zu Mobbing eskalieren. Ungelöste Dauerkonflikte sind ein erheblicher Risikofaktor für Mobbing. Wenn man verstehen möchte, wie es zu Mobbing kommen konnte, sollte man nach den ungelösten Konflikten in einem Team oder zwischen Kollegen suchen. Nicht jeder ungelöste Konflikt führt zu Mobbing, aber jeder ungelöste Konflikt ist ein Risikofaktor.

Nach Mobbingursachen suchen kann man grob unterteilt in den Rahmenbedingungen, in der Organisation, im Team, bei den Mobbern oder bei dem Gemobbten. Ungünstige Rahmenbedingungen sind beispielsweise eine Rezession mit schlechten Chancen, den Arbeitsplatz zu wechseln. Eine Organisation kann sich im Umbruch befinden, wie ein Unternehmen, das von der Konkurrenz aufgekauft wurde und ein Team kann nach einer Umstrukturierung aus verschiedenen Abteilungen zusammengewürfelt werden. Letztlich kann jede Veränderung zu Konflikten und Stress sowie im ungünstigen Fall zu Mobbing führen. In diesem Buch steht allerdings die individuelle Ebene im Vordergrund, weshalb ausführlicher auf Mobbingtäter und Mobbingopfer eingegangen wird als auf organisatorische oder gesellschaftliche Rahmenbedingungen als möglicherweise Mobbingursachen. Siehe hierzu die ▶ Abschn. 3.5 und 3.6. In ▶ Abschn. 3.7 werden Mobbingfolgen erläutert und hierbei werden auch Folgen für eine Organisation sowie für die Gesellschaft insgesamt diskutiert. Zuvor wird in den ▶ Abschn. 3.1 und 3.2 erläutert, was Mobbing ist und wie weit Mobbing verbreitet ist. Wegen der hohen Dunkelziffer ist man auf Schätzungen angewiesen. Zum Abschluss dieses Kapitels wird im ▶ Abschn. 3.8 erörtert, was man gegen Mobbing tun kann – als Betroffener, als Kollege oder als Führungskraft eines betroffenen Mitarbeiters. So viel schon vorweg: Eine Musterlösung gibt es nicht. Zunächst muss man den jeweiligen Fall verstehen, Ursachen

viele Ursachen

Übersicht

3

analysieren und danach sollte man handeln. In der Regel ist ein Zusammenwirken verschiedener Gegenmaßnahmen und verschiedener Akteure nötig, um Mobbing zu stoppen.

> **Wichtig**
>
> Mobbing ist ein Prozess und deshalb verändert sich Mobbing von frühen bis zu späten Phasen – auch deshalb ist Mobbing schwer zu greifen. Es gibt kein einfaches Kriterium, anhand dessen man Mobbing zweifelsfrei abgrenzen könnte.

systematisch und feindselig

Auch wenn man kein einfaches Kriterium hat, um Mobbing zweifelsfrei eingrenzen zu können, zeichnet sich Mobbing durch systematisch feindseliges Verhalten aus, das eine längere Zeit andauert. Eine einzelne Verhaltensweise, auch eine feindselige, konstituiert in der Regel noch kein Mobbing. Es mag drastische Einzelfälle geben, in denen ausnahmsweise selbst eine einzelne feindselige Verhaltensweise bereits als Mobbing eingestuft werden kann, beispielsweise ein gezielter körperlicher Angriff zur Einschüchterung eines Kollegen. In solchen Fällen liegt nicht nur Mobbing vor, sondern zusätzlich eine Straftat, beispielsweise wegen Körperverletzung. Hier in diesem Buch stehen solche Extremfälle nicht im Fokus, sondern Mobbing, das sich aus vielen einzelnen Verhaltensweisen zusammensetzt, die für sich genommen möglicherweise nicht dramatisch wirken, die sich als Gesamtbild jedoch zu Mobbing verdichten.

3.1 Systematisch feindselig

Umgangssprache verwässert

Manche Menschen sprechen umgangssprachlich schon bei einzelnen Streitereien, Beleidigungen, bei sachlicher Kritik oder manchmal schon bei schlichter Unhöflichkeit oder bei berechtigter Kritik von Mobbing. Das verwässert den Begriff und verniedlicht das Problem echten Mobbings. Im Folgenden wird *Mobbing* so definiert:

Definition: Mobbing

Mobbing liegt vor, wenn ein Mensch systematisch, zielgerichtet sowie häufig und über einen längeren Zeitraum feindselig behandelt wird, beispielsweise durch Drangsalieren, Isolieren oder Benachteiligen.

---

unscharfe Grenze

Darüber, was *häufig* bedeutet und ab wann man von einem *längeren Zeitraum* spricht, kann man streiten. Entscheidend ist die Abgrenzung zu einzeln Handlungen, eine gewisse Dauer der verschiedenen Mobbinghandlungen und eine gewisse Systematik sowie Zielgerichtetheit der feindseligen Handlungen. Frühe Phasen von Mobbing sind mitunter schwer von sozialen Konflikten oder Meinungsverschiedenheiten abzugrenzen – auch deshalb, weil entgleiste soziale Konflikte oder nicht aufgearbeitete Meinungsverschiedenheiten mit der Zeit Mobbing auslösen können. Deshalb gibt es eine Übergangsphase von klar noch als sozialer Konflikt einzustufen bis hin zu klar schon als Mobbing einzustufen. Das liegt daran, dass Mobbing ein umfassendes kommunikatives Geschehen ist (Hoffmann, 2016, S. 6), das dynamisch ist und das in seiner Frühphase teilweise nur schwer zu erkennen ist. Man lästert beispielsweise über einen unliebsamen Kollegen und bestätigt sich gegenseitig in der negativen Bewertung, ohne dass der Kollege das erfährt oder eine Chance hat, ein Missverständnis oder eine Fehlinterpretation aufzulösen. So kann sich ein Negativbild selbst bei denjenigen Kollegen verfestigen, die eigentlich gar kein Problem mit dem gemobbten Kollegen haben. Solche heimlichen Lästereien oder Abwertungen können dazu führen, dass die Stimmung gegen einen Kollegen kippt, ohne dass der Betroffene das zunächst mitbekommt. Erst wenn die Stimmung gegen einen Kollegen schon gekippt ist und sich das Verhalten auch ursprünglich neutraler Kollegen gegenüber diesem Kollegen verändert hat, keimt der Verdacht, dass es sich um Mobbing handeln könnte. Das Mobbingrisiko wächst in dem Ausmaß, wie in einem Team ungelöste Konflikte schlummern und nur wenig Sozialkompetenz im Team vorhanden ist, Konflikte angemessen auszutragen. Mitunter fehlt in einem Team sogar die Bereitschaft, Mobbing in einer mittleren oder späten Phase zu erkennen oder anzuerkennen, beispielsweise mit dem Hinweis, dass der Gruppenzusammenhalt sehr gut sei und nur der eine Kollege komisch sei und einfach nicht ins Team passe.

▪ Cybermobbing

Welche Formen feindselige Verhaltensweisen gegen einen Betroffenen annehmen, hängt von den konkreten Situationen und den konkreten Möglichkeiten ab. Mit der Verbreitung sozialer Medien und der Verlagerung eines Teils der Kommunikation in die sozialen Medien wird auch dort gemobbt. Das ist wenig überraschend und kein Sonderphänomen, dennoch hat sich ein eigener Begriff eingebürgert: *Cybermobbing.*

neue Form, gleiches Problem

Definition: Cybermobbing

Cybermobbing fasst Mobbinghandlungen in sozialen Medien zusammen und zeichnet sich durch eine schnelle Verbreitungsgeschwindigkeit und eine öffentlich breite Wirkung aus (Hoffmann, 2016, S. 8; Katzer, 2014, S. 17).

3

keine Rückzugsräume mehr

Was im Internet für alle Menschen abrufbar ist, kann nicht so einfach entfernt werden. Letztlich ist Cybermobbing keine Unterform von Mobbing, sondern Mobbing in einem spezifischen kommunikativen Rahmen, den sozialen Medien, deren Kommunikation durch Besonderheiten wie Anonymität sowie durch schnelle und weite Verbreitung gekennzeichnet ist. Zum Thema Cybermobbing findet man bei Katzer (2014) einen guten Überblick. Besonderheiten von Cybermobbing sind die Anonymität der Täter und ein hoher Öffentlichkeitsgrad; Betroffene haben keinen Rückzugsraum mehr (Katzer, 2014, S. 61). Allerdings ist Anonymität kein ausschließliches Merkmal von Cybermobbing. Man kann auch einen Drohbrief anonym schicken. Nur muss man für Anonymität in der Realwelt mehr Aufwand betreiben als für Anonymität in der der Digitalwelt. Hinzu kommt: Wenn man beispielsweise in der Schule oder auf der Arbeit gemobbt wird, kann man sich in sein Privatleben zurückziehen. Zwar gibt es Mobbingverläufe, in denen selbst in das Privatleben hinein gemobbt wird, in vielen Fällen gibt es aber noch Rückzugsräume, in denen sich Mobbingbetroffene sicher fühlen. Bei Cybermobbing ist das oft nicht mehr der Fall. Gefühlt entkommt ein Mobbingopfer den in sozialen Medien öffentlich einsehbaren Mobbinghandlungen nirgends.

- **Sozialer Rahmen – man kommt nicht raus**

fester Rahmen als Risikofaktor

Mobbing findet in einem festen sozialen Rahmen statt. Die Arbeitskollegen kann man sich nicht aussuchen (Resch, 1997), auch wenn man das manchmal bedauern mag. Eine Arbeitsgruppe ist letztlich eine Art von Zwangsgemeinschaft. Man arbeitet nicht zusammen, weil man sich mag, sondern weil man Geld verdienen muss und bestimmte Aufgaben lösen soll. Mit manchen Kollegen wird man sich besser verstehen und vielleicht sogar anfreunden, während man andere Kollegen privat nie kennenlernen würde und auch nicht treffen möchte. Wer sich in einer solchen Zwangsgemeinschaft nicht wohlfühlt, weil er andere Einstellungen oder Werthaltungen als die Mehrheit hat, kann sich nicht folgenlos abwenden. Warum eigentlich nicht, mag man sich fragen. Nun, weil man in einem Team in einem bestimmten Maß auf die Kooperationsbereitschaft der anderen angewiesen ist, unabhängig davon, ob man die Kollegen mag und auch unabhängig davon, ob die Kollegen einen mögen. Mobbing tritt demgegenüber seltener in freiwilligen Zusammenschlüssen wie Sportvereinen auf, ganz einfach deshalb, weil derjenige, der sich nicht akzeptiert oder nicht wohlfühlt, sich einen anderen Verein oder ein anderes Hobby suchen kann (Resch, 1997), der oder das besser zu den persönlichen Vorlieben passt. Die festen Rahmenbedingungen des Arbeitslebens erhöhen das Risiko von Mobbing. Natürlich kann man Mobbing in privaten und freiwilligen Zusammenschlüssen nicht ausschließen, allerdings ist es für die Betroffenen oft leichter, eine private Gruppe zu verlassen. Zwangsgemeinschaften sind auch Schulklassen, in denen sehr unterschiedliche Kinder zusammentreffen können, die zufällig in demselben Ort wohnen. Durch einen festen sozialen Rahmen werden Betroffene Mobbingverhalten länger ausgesetzt, weil sie nicht einfach den Arbeitsplatz oder die Schulklasse wechseln können.

- **Schlechte Laune ist kein Mobbing**

Im Laufe eines Arbeitstags begegnen sich Kollegen häufig, und es wird viel kommuniziert – überwiegend fachlich, aber auch privat. In jedem Arbeitsfeld gibt es konfliktbelastete Kommunikationen. Stellen Sie sich vor, Herr Heller ist im Stress und faucht seine Kollegin barsch an: *Türe zu!* Konfliktbelastete Kommunikation kann aber auch wortlos erfolgen. Wenn Herr Heller seiner Kollegin den Gruß verweigert oder demonstrativ über ihren Kopf hinwegredet, als sei sie Luft, ist die Kommunikation auch ohne Worte konfliktbelastet (Resch, 1997). Aber ist das schon Mobbing? Dazu müsste die konfliktbelastete Kommunikation systematisch sein und über längere Zeit andauern sowie sich gegen einen bestimmten Menschen richten. Wenn also Herr Heller generell nicht grüßt, ist das kein Mobbing, auch dann nicht, wenn er das über Monate hinweg nicht tut. In dem Fall hat Herr Heller einfach schlechte Umgangsformen und behandelt alle Mitmenschen gleich schlecht. Würde Herr Heller allerdings nur einen bestimmten Mensch nicht grüßen, alle anderen Menschen aber schon, müsste man schon etwas genauer hinsehen, ob Mobbing vorliegt oder nicht. Der fehlende Gruß wird nicht ausreichen, um von Mobbing zu sprechen. Wenn allerdings Verhaltensweisen wie beispielsweise negative Gerüchte verbreiten oder aus der Gruppe ausgrenzen hinzukommen, könnte Mobbing vorliegen. Konkret kann man sich Mobbing beispielsweise so vorstellen: Gespräche verstummen, wenn der Betroffene ins Zimmer kommt, die Türe wird vor seiner Nase geschlossen, Arbeitsabläufe werden so unzureichend erklärt, dass es Probleme geben muss, oder man zieht aus dem Büro des gemobbten Kollegen kommentarlos aus. Menschen sollen ausgestoßen werden durch Falschinformationen, Denunziationen, Bloßstellen, sexuelle Belästigung oder Rufmord. Durch den Begriff *Mobbing* kann man solches systematisches, zielgerich-

Abgrenzung

3

tetes und andauernd feindseliges Verhalten (Meschkutat et al., 2002, S. 9) klar benennen und damit auch besser erkennen – man kann das Gesamtbild hinter einzelnen feindseligen Handlungen erfassen. Das ist ein Vorteil, weil damit auch deutlich wird, dass es sich nicht um einen Konflikt zwischen zwei Menschen handelt, sondern um eine destruktive Art der Kommunikation und eine sozial inkompetente Art der Austragung von Konflikten, die sich in besondere Weise gegen das Mobbingopfer richtet.

> ▶ **Beispiel: Gruß verweigert**
>
> Wenn Herr Heller seine Kollegin Frau Mira schon seit einer Woche nicht mehr grüßt, ist das mehr als ein normaler Streit. Wenn das seit Wochen so geht, wird Frau Mira möglicherweise unter der Situation leiden. Wenn nicht nur Herr Heller, sondern auch andere Mitglieder des Teams Frau Mira nicht mehr grüßen und nicht mehr zu gemeinsamen Mittagessen mitnehmen, entsteht psychischer Druck. Spätestens wenn niemand mehr mit Frau Mira zusammenarbeiten will, weil Herr Heller gezielt Stimmung gegen Frau Mira macht, liegt Mobbing vor (Resch, 1997). ◀

Konflikte sozial angemessen austragen

Man sollte nicht so lange warten, bis sich Mobbing verfestigt hat und zweifelsfrei erkennbar ist. Als Führungskraft und auch als Kollege sollte man einschreiten, wenn soziale Konflikte destruktiv ausgetragen werden. Dabei geht es nicht darum, sich in einen Konflikt inhaltlich einzumischen, sondern auf einer sozial angemessenen Austragung von Konflikten zu bestehen.

- **Mobbing – Abgrenzung von Konflikten, Antipathie, Unhöflichkeit und Egoismus**

nicht jedes Fehlverhalten ist Mobbing

Nicht jeder Streit und nicht jedes Fehlverhalten ist gleich Mobbing. Solange es bei einem Konflikt zwischen zwei Menschen bleibt und andere nicht in diesen Konflikt hineingezogen werden, handelt es sich in der Regel nicht um Mobbing. Auch in den folgenden Situationen liegt kein Mobbing vor (Esser & Wolmerath, 2008; Merk, 2014, S. 8; Teuschel, 2010): Wenn eine Gruppe gegen eine andere Gruppe steht, bei Desinteresse oder Antipathie gegen einen Menschen, bei unhöflichem Verhalten, bei egoistischem Verhalten, bei allgemeinem Arbeitsdruck, bei gerechtfertigten Rügen oder bei gerechtfertigter Kritik, die sachlich vorgetragen werden.

Konflikte und selbst Feindseligkeiten zwischen Abteilungen, beispielsweise Vertrieb gegen Controlling sind kein Mobbing. In solchen Fällen geht es um Konflikte zwischen verschiedenen Gruppen, nicht um gezielte Feindseligkeiten gegenüber einzelnen Mitarbeitern. Verschiedene Einstellungen oder Werte prallen aufeinander und führen zu einer Abneigung gegenüber einer anderen Gruppe. Feindseligkeiten dieser Art richten sich nicht gegen eine Einzelperson. Für eine Organisation haben auch solche Feindseligkeiten gravierende Nachteile. Für einzelne Mitarbeiter sind die Auswirkungen geringer, weil sie Teil einer Gruppe sind und eine Gruppe gegen eine andere Gruppe steht – nicht wie beim Mobbing oft eine Gruppe gegen einen einzelnen Menschen.

Desinteresse und Antipathie gegenüber einem Menschen sind kein Mobbing, sofern diese nicht in feindseliger Art geäußert werden. Wenn man sich nicht besonders mag, arbeitet man professionell zusammen, geht sich ansonsten aus dem Weg und bleibt höflich mit etwas Distanz, beispielsweise unternimmt man privat nichts zusammen oder spricht nicht über private Dinge. Und vor allem, man spricht nicht schlecht über einen anderen Menschen und verbreitet keine schlechte Stimmung hinter dessen Rücken. Mit anderen Worten: Man belässt es bei Desinteresse und Antipathie, lässt ansonsten den Menschen in Ruhe, der einem nicht sympathisch ist, trägt einen Konflikt also nicht in die Breite und schmiedet keine Allianzen, um einem unsympathischen Kollegen zu schaden.

sich aus dem Weg gehen

Unhöfliches Verhalten wie beispielsweise eine Verweigerung des Grußes ist kein Mobbing, sofern sich das unhöfliche Verhalten nicht gezielt gegen einen Kollegen richtet, sondern auch alle anderen Kollegen trifft. Das gilt auch für Mitarbeiter, die generell kurz angebunden sind, einen unfreundlichen Gesichtsausdruck haben oder wenig über ihr Privatleben erzählen, weil sie Beruf und Privatleben strikt trennen. Nicht jeder Mensch ist in gleicher Weise offen oder bereit, über persönliche Dinge am Arbeitsplatz zu sprechen. Solange das akzeptiert wird, ist es kein Mobbing, wenn sich ein Teil der Kollegen untereinander besser versteht als ein anderer Teil der Kollegen. Eine kritische Grenze wird überschritten, wenn eine Gruppe sich gut verstehender Kollegen einen anderen Kollegen abwertet und sich gezielt feindselig verhält.

Unhöflichkeit

Selbst das Ausnutzen eines Informationsvorteils für die eigene Karriere ist bis zu einem bestimmten Punkt kein Mobbing. In solchen Fällen geht es um eine möglicherweise unangemessen egoistische Interessendurchsetzung, aber nicht um eine gezielte Schädigung eines Kollegen. Solange eine Interessendurchsetzung nicht mit einer Schädigung des Rufes von Kollegen einhergeht, sollte man eine Interessendurchsetzung, selbst wenn diese im Einzelfall einmal robust ausfallen sollte, nicht als Mobbing einstufen. Wenn

Egoismus

3

sich jemand beispielsweise ein Projekt sichert, das vom Vorstand als wichtig eingestuft wird und sich dabei gegen einen anderen Kollegen durchsetzt, der das Projekt auch haben möchte, ist das kein Mobbing.

allgemeiner Leistungsdruck

Auch ein allgemein erhöhter Druck auf Arbeitnehmer, der alle aufgrund der wirtschaftlichen Lage oder wegen schlechter Führung in gleicher Weise trifft, ist kein Mobbing. In solchen Fällen fehlt es an zielorientiertem Negativverhalten gegenüber einem einzelnen Mitarbeiter. Viel Arbeit, auch zu viel Arbeit, ist kein Mobbing von Führungskräften an Mitarbeitern, solange nicht ein Mitarbeiter gezielt mit Arbeit überhäuft wird, während andere wenig oder gar nichts zu tun haben. Auch Entlassungen aufgrund von mangelnden Aufträgen sind kein Mobbing, solange die Auswahl derjenigen, die betriebsbedingt gekündigt werden, den vorgeschriebenen Regeln folgt.

gerechtfertigte Kritik ist kein Mobbing

Gerechtfertigte Rügen wegen Fehlverhaltens sind kein Mobbing. Kritik muss möglich sein, von Führungskräften an Mitarbeitern und umgekehrt ebenso. Entscheidend ist, mit welchem Ziel und in welchem Stil kritisiert wird. Wenn es um die Verbesserung der Arbeitsqualität oder um die kollegiale Zusammenarbeit geht, liegt kein Mobbing vor. Anders wäre es einzustufen, wenn Kritik geäußert wird, um einen Kollegen zu zermürben, wenn beispielsweise gezielt nach Fehlern gesucht wird oder wenn ein bestimmter Kollege für ein Verhalten kritisiert wird, das bei anderen Kollegen toleriert wird. Selbst unberechtigte Kritik oder ungerechte Behandlungen sind kein Mobbing, wenn das situativ bedingt ist und nicht regelmäßig vorkommt, beispielsweise eine Führungskraft verwechselt, wer sehr gut gearbeitet hat und irrtümlich den falschen Mitarbeiter lobt oder irrtümlich den falschen Mitarbeiter tadelt. Solche Fehler kann man in der Regel korrigieren.

Zielgerichtetheit

Letztlich kann man Mobbing eher dann vermuten, wenn sich Handlungen gezielt gegen einen Menschen richten und weniger, wenn es sich um einen allgemein unhöflichen Umgangston in einer Abteilung handelt oder wenn alle Mitarbeiter Mehrarbeit oder unangenehme Arbeiten erledigen müssen. Aus einer einzelnen Handlung kann man in der Regel keine Rückschlüsse auf Mobbing ziehen. Ein weiteres Problem in der Abgrenzung von Mobbing ist die Frage, ob bestimmte Handlungen von dem betroffenen Menschen als feindselig erlebt werden oder nicht. Wie Meschkutat et al. (2002, S. 21) zurecht schreiben, kann grundsätzlich fast jedes Verhalten als feindselig interpretiert werden, wenn der Adressat eines Verhaltens das so erlebt. Insofern liegt die Einstufung von Verhalten als feindselig auch im Auge des

Betrachters – zumindest bei milderen Formen von Feindse-
ligkeit. Wer beispielsweise keinen Wert darauf legt, mit den
Kollegen gemeinsam Mittag zu essen, wird es eher nicht als
feindselig bewerten, wenn die Kollegen ohne ihn Essen gehen. Zumindest dann nicht, wenn während des Mittagessens
nicht über den Kollegen gelästert wird, der nicht mit zum
Essen geht. Wer allerdings gerne zum gemeinsamen Mittagessen mitgehen würde, wird sich ausgegrenzt fühlen, wenn
die Kollegen ohne ihn in die Kantine gehen.

◆ Wichtig: Mobbing
Nicht jeder Konflikt und nicht jede Art und Weise einer un-
geschickten Konfliktaustragung ist zugleich auch Mobbing.

Wenn Konflikte zu einer Diskussion über das zugrunde liegende Problem führen, beispielsweise zu Unterschieden in
der Wahrnehmung von Dingen oder in der Einstellung zu
Themen, ist das in aller Regel hilfreich, weil man verstehen kann, wie jemand anderes die Welt sieht und was diesem Menschen wichtig ist. Bei Mobbing ist es eher so, dass
statt einer Diskussion und dem Versuch, ein Problem zu lösen, ein Schuldiger auserkoren wird, der verantwortlich für
einen emotional unangenehmen Zustand gemacht wird. Dahinter steckt oft unausgesprochen die Auffassung, dass alles viele einfacher wäre, wenn das Mobbingopfer anders
wäre. Damit rückt ein Mensch in den Vordergrund und das
eigentliche Problem gerät aus dem Blick. Einseitige Schuldzuweisungen bei Konflikten sollten als Warnsignal wahrgenommen werden. Statt ein Problem zu lösen, beispielsweise
eine Vertretung für einen chronisch kranken Kollegen zu suchen und so die Arbeitslast für das Team in Grenzen zu halten, erfolgen Schuldzuweisungen beispielsweise an den chronisch kranken Kollegen.

*Sündenbock statt
Problemlösung*

▪ Systematisch ungerecht
Mobbing ist durch das prozesshafte Ineinanderwirken von
feindseligen Einzelverhaltensweisen gekennzeichnet. Das ist
nicht der Fall, wenn ein Mitarbeiter ein einziges Mal von
seiner Führungskraft ungerecht behandelt wird. Mobbing
liegt vor, wenn eine Führungskraft einen Mitarbeiter systematisch ungerecht behandelt. Das gilt auch dann, wenn die
einzelnen Handlungen für sich genommen unkritisch sind.
Wenn eine Führungskraft schlecht führt und alle Mitarbeiter in gleicher Weise betroffen sind, ist das sehr unangenehm, aber kein Mobbing. Sollte sich eine Führungskraft
jedoch einen einzelnen Mitarbeiter herauspicken, möglicherweise denjenigen, der in der Gruppe den schlechtesten

Gesamtbild betrachten

3

Stand hat, und schlechte Laune oder anderen Formen eigener Unfähigkeit immer wieder an diesem einen Mitarbeiter auslassen, liegt Mobbing vor – in dem Fall sogar durch die eigene Führungskraft. Oft bleibt es nicht beim Mobbing durch eine einzige Person. So könnten sich nach und nach andere Mitarbeiter an dem Mobbing des Kollegen durch die Führungskraft beteiligen, möglicherweise auch um von sich selbst abzulenken und auch, um nicht selbst von der Führungskraft gemobbt zu werden. Mobbing ist dynamisch.

- **Mobbing erkennen**

Groborientierung

Es ist gar nicht so leicht, Mobbing in einer frühen Phase zu erkennen. Einen Königsweg gibt es zwar nicht, aber für eine erste Orientierung kann man sich an dem Vorschlag von Kolodey und Smutny (2020) orientieren. Kolodey und Smutny (2020, S. 4) empfehlen die Klärung von drei Fragen, um einen Mobbingverdacht zu prüfen. Werden alle drei Fragen bejaht, sollte man aktiv werden und Gegenmaßnahmen einleiten (siehe ▶ Abschn. 3.8):

- Ist der Betroffene wiederholt feindseligen Handlungen ausgesetzt oder nicht?
- Sind die feindseligen Handlungen systematisch gegen den Betroffenen gerichtet oder nicht?
- Haben die feindseligen Handlungen das Ziel den Betroffenen zu isolieren oder nicht?

Verdacht schöpfen

Wenn man feststellt, dass ein Mitarbeiter wiederholt schikaniert wird, dies systematisch gegen diesen Mitarbeiter gerichtet ist und dass der Betroffene in der Abteilung oder im Team isoliert werden soll, kann man von einem begründeten Verdacht auf Mobbing ausgehen. Unter schikanösen Handlungen verstehen Kolodey (2018, S. 5–6) sowie Kolodej und Smutny (2020, S. 4) Handlungen, die sich gegen die Möglichkeit richten, sich mitzuteilen, beispielsweise durch andauernde nicht sachlich berechtigte Kritik oder durch ständige Unterbrechungen, wenn der Betroffene versucht, sich mitzuteilen. In die gleiche Richtung zielen Handlungen, mit denen Betroffene gezielt isoliert werden oder mit denen die Reputation beschädigt wird. Kolodey und Smutny (2020) verwenden den Begriff *schikanös* statt den Begriff *feindselig.*

Veränderungen im Blick haben

Hinweise auf Mobbing können Verhaltensänderungen in einem Team sein (Kolodej & Smutny, 2020, S. 5), beispielsweise wird zum gemeinsamen Mittagessen ein Kollege nicht mitgenommen. Man trifft sich nicht mehr mit allen Kollegen in der Teeküche oder bei Gemeinschaftsaktivitäten, auch außerhalb der Arbeit, werden manche Kollegen gar nicht erst gefragt, ob sie mitmachen möchten.

3.2 Häufigkeit

Nicht alle Mobbingfälle werden bekannt. Man muss von ei- Dunkelziffer
ner Dunkelziffer ausgehen, weil es keine systematische Erfassung von Mobbing gibt und weil viele Betroffene von Mobbing keine offiziellen Stellen einschalten. Aktuelle Zahlen,
beispielsweise die von Suhr (2021), beruhen auf Umfragen
und sollten lediglich als grobe Schätzung interpretiert werden. Die Auswahl der Stichprobe und die Antwortquote beeinflussen die Ergebnisse. Suhr (2021) berichtet beispielsweise, dass knapp 30 % der Befragten schon einmal am Arbeitsplatz gemobbt wurde. Und 4 % der Befragten gab zu,
schon einmal gemobbt zu haben. Die knapp 30 % sind ein
vergleichsweise hoher Anteil. [In] anderen Studien liegen die
Schätzung meist in der Größenordnung von 10 %. Unabhängig davon, ob 10 oder 30 % Menschen in einer Umfrage antworten, schon einmal gemobbt zu werden und unabhängig
davon, was in der jeweiligen Umfrage genau unter Mobbing
verstanden wird, kann man festhalten: Mobbing ist kein seltenes Phänomen, siehe hierzu auch den Beitrag von Fischer
et al. (2020, S. 65) zu Mobbing unter Schülern, wonach 13 %
Erfahrung mit Mobbing gemacht haben. Rund 4 % gaben an,
online gemobbt zu werden oder zu mobben. Verglichen mit
früheren Befragungen ist Mobbing unter Schülern weitgehend stabil bzw. nimmt sogar etwas ab (Fischer et al., 2020,
S. 69). Ob das mit einer tatsächlichen Abnahme von Mobbing einhergeht oder ob sich das Antwortverhalten verändert
hat, beispielsweise weil das Thema weniger medial präsent ist,
muss offen bleiben. In diesem Abschnitt wird die Studie von
Meschkutat et al. (2002) etwas ausführlicher dargestellt, weil
man abgesehen von den absoluten Häufigkeiten abschätzen
kann, welche Gruppen einem besonders hohen Mobbingrisiko ausgesetzt sein könnten. Weil diese Studie schon 20 Jahre
zurückliegt, sollten die Ergebnisse nicht blind auf die heutige
Situation übertragen werden. Wegen der überzeugenden Me-
thodik sind die Ergebnisse auch heute noch interessant.

Mit dem *Mobbing-Report* (Meschkutat et al., 2002) liegt Mobbing-Report
eine repräsentative Datenerhebung für die Bundesrepublik
Deutschland vor, die deshalb bis heute interessant ist. Von
Ende 2000 bis Anfang 2001 wurden rund 4400 Menschen zu
Basisdaten befragt; die vertiefende Studie zu Mobbing bezog rund 1300 Menschen ein. Danach wurden 2,7 % zum
Zeitpunkt der Befragung gemobbt und rund 11 % gaben an,
in ihrem Leben schon einmal gemobbt worden zu sein. Bei
einer Gesamtbeschäftigtenzahl von rund 41 Mio. (Destatis,
2012) zum damaligen Zeitpunkt entspricht 2,7 % einer absoluten Zahl von rund einer Million Menschen. Rechnet man

3

die Lebensmobbingquote von rund 11 % der erwerbsfähigen Bevölkerung entsprechend um, so wird jeder neunte Erwerbsfähige mindestens einmal im Verlauf seiner Erwerbstätigkeit gemobbt. Im Einzelnen berichten Meschkutat et al. (2002, S. 26–28) beispielsweise:

- Das Mobbingrisiko von Frauen liegt höher als das von Männern.
- In der Altersgruppe über 55-jähriger Mitarbeiter ist das Mobbingrisiko leicht erhöht. Besonders betroffen von Mobbing sind jedoch die unter 25-Jährigen.

Mobbing ist kein seltenes Phänomen

Vielleicht verwirren die vielen verschiedenen Zahlen zur Häufigkeit von Mobbing. Letztlich bleibt eine Restunsicherheit, wie stark verbreitet Mobbing tatsächlich ist. Zwar ist die Studie von Meschkutat et al. (2002) sehr gut, aber auch rund 20 Jahre alt. Damit sind die Zahlen nicht wertlos, aber es ist möglich, dass sich in diesem Zeitraum etwas in der Gesellschaft oder in der Mobbingprävention verändert hat. Neuere Umfragen sind nicht so breit angelegt wie die Studie von Meschkutat et al. (2002), erfüllen nicht in gleicher Weise die methodische Qualitätsstandards und deshalb ist unklar, ob neuere Studien zu treffenderen Ergebnissen führen oder nicht. Entscheidend ist, unabhängig davon, welche Studie zu welchem Zeitpunkt man heranzieht: Mobbing ist kein seltenes Phänomen.

> **Wichtig**
> Geschätzt wird mindestens jeder zehnte Mensch im Laufe seines Lebens gemobbt.

Unterschiede zwischen Berufen

Nicht in jedem Beruf ist das Mobbingrisiko gleich hoch. Zur leichteren Vergleichbarkeit von Berufsgruppen haben Meschkutat et al. (2002, S. 29) einen *Mobbing-Risiko-Faktor* berechnet, der den Anteil der Mobbingfälle aus einer Berufsgruppe in Relation zum Anteil der Beschäftigten in der jeweiligen Berufsgruppe stellt. Damit kann man das Mobbingrisiko in verschiedenen Berufsgruppen auf einen Blick vergleichen (Meschkutat et al., 2002, S. 30–38), nachfolgend wir nur ein Auszug dargestellt:

- Verlagskaufleute tragen mit 4,3 das größte Mobbingrisiko. Ein großes Risiko tragen mit 2,9 auch administrativ tätige Personen und mit 2,8 soziale Berufe wie Sozialarbeiter, Sozial- und Heilpädagogen, Erzieher, Alten- und Kinderpfleger. Immer noch doppelt so hoch wie im Durchschnitt ist das Risiko für Verkaufspersonal sowie Bank- und Versicherungsangestellte (2,0). Die übrigen Gesundheitsdienstberufe haben einen Mobbing-Risiko-Faktor von 1,6.

Es folgen Rechnungskaufleute und Informatiker mit 1,5 sowie Büroberufe und kaufmännische Angestellte mit 1,3.

- Im mittleren Bereich (0,8 bis 1,2) liegen Metallverarbeitungsberufe, Werkzeug- und Formenbauberufe, Elektroberufe, Berufe in der Textilherstellung, Maschinen- und Anlagenführer, Ingenieure, Berufe des Wasser- und Luftverkehrs, Lehrer, geistes- und naturwissenschaftliche Berufe.
- Unterdurchschnittliche Mobbingrisiken haben Groß- und Einzelhandelskaufleute (0,5), Reinigungs- und Entsorgungsberufe (0,5), Berufe des Landverkehrs (0,3) sowie landwirtschaftliche Berufe (0,1).
- Ein sehr geringes Mobbingrisiko (0,0) haben technische Zeichner, Personen in tierwirtschaftlichen Berufen, Gartenbau-, Forst- und Jagdberufen, in der Glasherstellung und -bearbeitung, in der Papierherstellung und -verarbeitung, in Gießereiberufen und in der Lederherstellung.
- Ein besonders hohes Mobbingrisiko tragen Auszubildende (4,4).

Es gibt kaum eine Personengruppe und kaum einen Beruf, die bzw. der vollständig von Mobbing verschont bleibt. Allerdings bestehen durchaus Risikokonstellationen. So ist die junge Sozialarbeiterin einem höheren Mobbingrisiko ausgesetzt als der männliche 45- bis 55-jährige Angestellte in der Landwirtschaft (Meschkutat et al., 2002, S. 30–38). Allerdings sollte man die Unterschiede in verschiedenen Berufen nicht überbewerten. Für den jeweiligen Einzelfall bringen die Zahlen wenig, weil auch ein Mann im Alter von 55 Jahren in einem landwirtschaftlichen Beruf von Mobbing betroffen sein kann, obwohl das statistische Risiko verglichen mit anderen Berufen gering ist. Statistische Zahlen, wie sie in diesem Abschnitt berichtet werden, erlauben Aussagen über Gruppen, nicht aber über Einzelpersonen. Insofern ist dieser Abschnitt als Hintergrundinformation zu verstehen und als Beleg dafür, dass Mobbing häufiger ist als viele glauben.

> es gibt keine mobbingfreien Berufe

3.3 Handlungen

Worin unterscheiden sich die Verhaltensweisen in einem Streit von den Verhaltensweisen bei Mobbing? Für die Beantwortung dieser Frage kann es helfen, wenn man verbreitete Mobbinghandlungen kennt. Leymann (1993, S. 33–34), der Mobbing als Begriff bekannt machte, arbeitete 5 Handlungstypen für Mobbing mit insgesamt 45 Mobbinghandlungen auf individueller Ebene heraus. Diese von Leymann vorgeschlagene

> Listen von Mobbinghandlungen sind umstritten

3

Liste wird immer wieder wegen Unvollständigkeit, Redundanzen und logischen Inkonsistenzen kritisiert. Eine solche Kritik ist aber prinzipiell gegen jegliche Art von Liste vorzubringen, weil eine Liste nur aussagt, dass eine bestimmte Handlung im Rahmen von Mobbing auftreten *kann*. Damit wird weder behauptet, dass bei Mobbing ein großer Teil der aufgelisteten Handlungen stattfindet, noch, dass jede der genannten Handlungen immer auch Mobbing ist. Auch andere Autoren haben Listen vorgeschlagen (Esser & Wolmerath, 2008; Zuschlag, 2001). Beispielsweise legten Esser und Wolmerath (2008) eine Liste mit 100 Mobbinghandlungen vor, die in Auszügen nachfolgend dargestellt wird (adaptiert). Solche Listen können dabei helfen, Mobbing besser zu erkennen. Zugleich besteht das Risiko, sich zu sehr auf Listen zu verlassen. Auch Handlungen, die nicht in Listen enthalten sind, können Mobbing sein. Und nicht jedes in solchen Listen aufgezählte Verhalten ist bei fehlender Systematik und Zielgerichtetheit zugleich Mobbing. Mit diesen Einschränkungen sollte die nachfolgende Übersicht gelesen werden:

Übersicht

- Destruktive Kritik an einem Menschen. Dazu zählen beispielsweise demütigende Kritik vor allen Kollegen oder unsachliche Kritik. Auch Dauerkontrollen mit dem Ziel, etwas zu finden, das man kritisieren kann, wirken zermürbend.
- Angriffe gegen die Arbeitsleistung oder das Leistungsvermögen eines Menschen, beispielsweise die Manipulation von Arbeitsergebnissen, das Verweigern essenzieller Informationen, das gezielte Überhäufen eines einzigen Menschen mit Arbeit oder das Zuweisen objektiv nicht durchführbarer Projekte.
- Angriffe gegen den Bestand eines Beschäftigungsverhältnisses wie das Behaupten von Fehlverhalten, beispielsweise das Verschwindenlassen eines Urlaubsantrags, um den Vorwurf erheben können, jemand wäre unentschuldigt nicht zur Arbeit gekommen. Zu diesem Bereich zählen auch willkürliche Umsetzungen oder Abmahnungen ohne sachlichen Grund und mit dem Ziel der Zermürbung.
- Angriffe gegen die soziale Integration am Arbeitsplatz, beispielsweise eine räumliche Isolation wie das Zuweisen eines abgelegenen Arbeitsplatzes, weit weg von den Kollegen. Auch das Unterdrücken von Meinungsäußerungen kann sich gegen die soziale Integration richten, beispielsweise absichtliches Unterbrechen oder Unmut zeigen, sobald jemand etwas sagt oder sagen möchte. Hinzu kommen das Einschüchtern möglicher Bündnispartner des Betroffenen, damit das Mobbingopfer weitergehend isoliert wird oder die Versetzung möglicher Bündnispart-

ner des Betroffenen. Das Ausschließen des Betroffenen aus der Alltagskommunikation und aus informellen Treffen richtet sich ebenfalls gegen dessen soziale Integration, beispielsweise durch demonstratives aus der Kaffeeküche gehen, wenn der Betroffene kommt oder vom Mittagstisch aufstehen, wenn der Betroffene sich dazu setzt. Soziale Ausgrenzung erfolgt oft subtil und ist nicht immer so leicht erkennbar wie in den geschilderten Beispielen.

- Angriffe gegen das soziale Ansehen durch das Streuen von Gerüchten bis hin zu Rufmord. Andere Varianten sind das Unterstellen von Böswilligkeit oder Fahrlässigkeit wider besseres Wissen.
- Angriffe gegen das Selbstwertgefühl, beispielsweise durch ein Ausnutzen von persönlichen Unsicherheiten, um einen Betroffenen unter Druck zu setzen. Auch das dauerhafte Zuweisen von unterfordernden Arbeiten kann das Selbstwertgefühl schädigen.
- Mobbinghandlungen können sich bis in die Privatsphäre eines Betroffenen hineinziehen, beispielsweise durch Schweigeanrufe auf dem privaten Telefon oder ängstigen von Familienmitgliedern bis hin zu Sachbeschädigungen an Kleidung, Taschen, Fahrrad oder Auto. Auch das gezielte Zuweisen ungünstiger Urlaubstermine, beispielsweise außerhalb der Schulferien (bei Eltern), können eingesetzt werden. Das ist kein Mobbing, wenn eine Zuweisung ungünstiger Urlaubstermine einmalig passiert oder im Wechsel alle Kollegen trifft.
- Angriffe gegen die Gesundheit und körperliche Unversehrtheit, beispielsweise durch offene körperliche oder sexuelle Übergriffe bis hin zu einem als Unfall oder Missgeschick getarnten absichtlichen verletzen. Eine Sabotage von Sicherheitsmaßnahmen, um einen Betroffenen zu schädigen, ist ebenso denkbar wie eine gezielte gesundheitliche Beeinträchtigung durch Manipulation von Speisen oder Getränken.

Der menschlichen Fantasie sind kaum Grenzen gesetzt, wenn es darum geht, andere Menschen zu schikanieren. Neben den aufgezählten Beispielen gibt es viele weitere Mobbinghandlungen und je nach Schwachstelle eines Menschen können sehr viele verschiedene Handlungen für Mobbing eingesetzt werden. Dabei sollte man sich außer für eine juristische Auseinandersetzung nicht so sehr auf einzelne Mobbinghandlungen konzentrieren, sondern auf die Gesamtheit der Handlungen, die sich gegen einen Betroffenen richten. Sehr belastend wird von Betroffenen erlebt, wenn sie keine Hilfe erhalten, obwohl sie darum bitten. Eine Vorstufe ist das Ignorieren einer Mobbingsituation durch Kollegen oder Führungskräfte

destruktive Fantasie

3

keine
überschneidungsfreien
Handlungsgruppen

sowie aktives Dulden von Mobbinghandlungen anderer Kollegen, beispielsweise durch Wegsehen oder Nichtreagieren. Für das Klima in einem Team ist nicht nur die jeweilige Führungskraft verantwortlich, sondern auch jeder einzelne Mitarbeiter. Wer bei Mobbing wegsieht, unterstützt Mobbing.

▪ **Grenzen der Kategorisierung von einzelnen Mobbinghandlungen**

Auch die gerade dargestellte Übersicht zu Handlungsgruppen bei Mobbing bietet keine überschneidungsfreie Einteilung einzelner Mobbinghandlungen. So ist beispielsweise Mobbing auf längere Sicht oft gesundheitsgefährdend, selbst wenn sich die einzelnen Mobbinghandlungen nicht direkt gegen die Gesundheit eines Betroffenen richten. Hauptzielrichtung von Mobbing sind Angriffe gegen einen Menschen und dessen soziales Gefüge, unabhängig davon, durch welche einzelnen Handlungen das erreicht wird. Welche Handlungen gegenüber einem Betroffenen gewählt werden, hängt auch von der jeweiligen Situation ab. Häufig ist das Verbreiten von Unwahrheiten und Gerüchten, durch die das persönliche und fachliche Ansehen des betroffenen Menschen beschädigt wird. Zum Beispiel wird einem Kollegen unterstellt, psychisch krank oder alkoholabhängig zu sein. Die Verursacher von Gerüchten lassen sich nur schwer identifizieren. Deshalb haben Betroffene es sehr schwer, sich wirksam zu wehren. Und wenn man doch einmal durch Zufall einen Verursacher von Gerüchten identifiziert, gibt es nur wenige Sanktionsmöglichkeiten. Das wäre schon anders, wenn beispielsweise etwas geklaut oder wenn Eigentum beschädigt würde. In solchen Fällen kann man juristisch gegen den oder die Täter vorgehen. Aber was will man gegen ein vages Gerücht unternehmen? Zunächst einmal wenig. Erst wenn noch andere Verhaltensweisen dazu kommen, wie den Kontakt öffentlich und brüsk verweigern, verbales Attackieren oder konkrete Drohungen, sich Mobbing also schon verhärtet hat, finden sich Ansatzpunkte für juristische Gegenmaßnahmen. Das ist kein Plädoyer dafür, Mobbing laufen zu lassen, sondern eher ein Hinweis darauf, dass Mobbing in einer frühen Phase nicht einfach festzustellen ist. Und dass man, selbst wenn man Mobbing festgestellt hat, Mobbing nicht so leicht abstellen kann.

▪ **Spezifische Mobbinghandlungen**

Unterschiede

Differenziert nach Geschlecht, Alter, beruflichem Status und Tätigkeitsniveau sind spezifische Mobbinghandlungen zu beobachten (Meschkutat et al., 2002, S. 42–48). Angriffe gegen Frauen spielen sich demnach überwiegend im sozialen und weniger im fachlichen Kontext ab. Bei Männern ist es umgekehrt. Männer sind häufiger von Mobbing betroffen, das im fachlichen Kontext stattfindet und weniger von feindseligen Handlungen, die auf der Ebene der sozialen Beziehungen angesiedelt sind. Allerdings sollte man bedenken, dass diese Studie rund 20 Jahre alt ist und dass sich mit einer Veränderung von Rollenbildern auch die Art und Weise geändert haben kann, mit der Frauen oder Männer bei Mobbing schikaniert werden. Letztlich zielt Mobbing gegen einen bestimmten Menschen und oft werden diejenigen Mobbinghandlungen gewählt, von denen die Mobber vermuten, dass sie diesen Menschen am stärksten treffen. Wenn einem Menschen die berufliche Karriere besonders wichtig ist, trifft ihn Verhalten stark, dass diese Ambitionen zerstört. Wenn einem anderen Menschen hingegen sehr wichtig ist, gut in ein Team integriert zu sein, trifft ihn Verhalten stark, das ihn isoliert. Im Kern werden Menschen dort getroffen, wo es besonders schmerzlich für sie ist. Deshalb sollte man die Befunde von Meschkutat et al. (2002) nicht einfach fortschreiben oder verallgemeinern. In dem Maße, wie Frauen in Führungspositionen aufgestiegen sind oder noch aufsteigen werden, könnten sich die Mobbinghandlungen ändern und unabhängig vom Geschlecht oder Alter gegen die fachliche Reputation, die soziale Einbindung oder die gesamte Lebensführung richten. Insgesamt sollten Variablen wie *Geschlecht* oder *Alter* nicht überbewertet werden. Und vor allem sollte man nicht vorschnell Mobbing verneinen, nur weil konkrete feindselige Handlungen nicht zur eigenen Vorstellung von Mobbing passen.

Da sich Mobbing sehr verschieden äußern kann, verliert man leicht den Überblick. Zudem werden Listen möglicher Mobbinghandlungen mit zunehmender Länge immer unpraktischer für eine Orientierung über Mobbing. Aus diesen Gründen ist die Zusammenfassung von Mobbinghandlungen in fünf Bereiche nach Zapf (1999) hilfreich, mit der man einzelne Mobbinghandlungen sortieren kann:

Groborientierung

- organisatorische Maßnahmen, die schwerpunktmäßig Arbeitsaufgaben und den Entzug von Entscheidungskompetenz betreffen
- soziale Isolierung
- Angriff auf einen Menschen und dessen Privatsphäre
- verbales Drohen oder verbale Aggressionen
- Androhung und Ausübung körperlicher Gewalt

Mit diesen fünf großen Bereichen deckt man viele einzelne Mobbinghandlungen ab. Bei Verdacht auf Mobbing kann es helfen, in jedem dieser Bereich zu prüfen, ob und wie viele einzelne Verhaltensweisen in jedem Bereich über einen

3

längeren Zeitraum vorliegen. Da viele Mobbinghandlungen im Verborgenen stattfinden, beispielsweise das Streuen bösartiger Gerüchte, sollte man nicht erwarten, dass man als Kollege oder als Führungskraft eines Betroffenen alle einzelnen Mobbinghandlungen bemerkt. Zudem ist Mobbing ein dynamischer Prozess. Mit einer Verschärfung von Mobbinghandlungen im Verlauf von Mobbing ist daher zu rechnen. Wegen der Dynamik von Mobbing kann man keine spezifischen Verhaltensweisen benennen, bei denen Mobbing zweifelsfrei vorliegt und auch nicht, bis zu welcher Schwelle noch kein Mobbing vorliegt.

▪ **Intensität**

chronischer Stress

Nach Meschkutat et al. (2002, S. 49–50) wird von den gemobbten Menschen jeder vierte Betroffene täglich und jeder dritte Betroffene mehrmals wöchentlich gemobbt – man muss sich vorstellen, welche Belastung das ist. Der Zeitraum, in dem die Gemobbten von feindseligen Handlungen betroffen waren, beträgt im Durchschnitt der abgeschlossenen Fälle 16 Monate. Am häufigsten dauert ein Mobbingprozess rund 12 Monate. In den meisten Mobbingfällen waren drei bis fünf Personen feindselig aktiv. Allerdings geben knapp drei Viertel der Betroffenen an, dass das Mobbing am Anfang nur von einer Person ausging und sich im Laufe der Zeit weitere Personen anschlossen. Man sollte im Auge behalten, dass Mobbing ein Prozess ist, also in frühen, mittleren oder späten Phasen unterschiedlich viele Mobber mit verschiedenen Handlungen beteiligt sein können und sich die Folgen für einen Betroffenen je nach Phase unterscheiden können. Das Risiko für Mobbing wächst, wenn Konflikte nicht mit derjenigen Person ausdiskutiert werden, mit der man ein Problem hat, sondern wenn man mit Dritten über die fragliche Person spricht. Insofern hat auch die jeweilige Kommunikationskultur einer Organisation oder in großen Organisationen die Kommunikationskultur der jeweiligen Abteilungen einen Einfluss auf die Entstehung von Mobbing.

3.4 **Verlauf**

Mobbing ist dynamisch

Je nach der emotionalen Stabilität und dem Selbstbewusstsein eines Betroffenen zeichnet sich stressbedingt mehr oder weniger rasch ein Leistungsabfall ab. Der Betroffene verbraucht viel Energie, um sich im sozialen Gefüge des Teams oder der Abteilung zu behaupten und den sozialen Status aufrechtzuerhalten – oder um es zumindest zu versuchen.

Soziale Isolation, das Fehlen positiver und geballte negative Rückmeldungen sowie das Vorenthalten von Informationen machen die Betroffenen hilflos und damit letztlich handlungsunfähig. Für einen Betroffenen sind die Mobbinghandlungen extreme Stressoren. Zu möglichen Stressfolgen siehe ▶ Kap. 1. Geplagt von Selbstzweifeln und Angst, kämpft ein Mobbingopfer um den Erhalt des eigenen Ansehens und verhält sich zunehmend unsicher, was dann dazu verwendet werden kann, weiteren Druck aufzubauen. Letztlich wird das Selbstbild destabilisiert, psychosomatische Stresssymptome wie beispielsweise Durchfall, Migräne, Schlafstörungen, Erkältungen können sich zu chronischen Krankheitsbildern verfestigen. Das ist ein möglicher Verlauf von Mobbing und der Wechselwirkung zwischen Mobbingfolgen und weiterem Mobbing. Irgendwann verhält sich ein gemobbter Mensch dann möglicherweise wirklich sozial auffällig, zumindest wenn man nicht in Rechnung stellt, was zuvor passiert ist und unter welchem Druck ein solcher Mensch aufgrund des Mobbing steht. Auf Dauer steht man als Einzelperson soziale Attacken durch Kollegen oder Führungskräfte nicht durch, auch deshalb nicht, weil durch Mobbing chronischer Stress aufgebaut wird, der die eigene Leistungsfähigkeit und die eigene Gesundheit beeinträchtigt.

Mobbing beginnt in der Regel nicht von einem auf den anderen Tag, sondern entwickelt sich. Mobbing wird deshalb immer wieder als Phasenverlauf beschrieben. Eine gute Mischung zwischen Prägnanz und Differenziertheit ist das nachfolgend vorgestellte Fünf-Phasen-Modell (Leymann, 1993, S. 59–68; Meschkutat et al., 2002, S. 53–55). Andere Phasenmodelle werden beispielsweise von Esser und Wolmerath (2008) sowie von Teuschel (2010) vorgeschlagen. Gemeinsam ist diesen Phasenmodellen eine zunehmende Verschärfung der Situation. Dabei gilt für das nachfolgende Modell dieselbe Einschränkung wie für alle anderen Phasenmodelle: Man kann im Einzelfall andere Verläufe und andere Handlungen beobachten. Es können Phasen übersprungen werden und der Mobbingprozess kann unterbrochen oder gestoppt werden. Der Wert von Phasenmodellen für die Beurteilung eines Einzelfalles sollte daher nicht überschätzt werden. Auch sollte man sich nicht erleichtert zurücklehnen, weil Mobbing vermeintlich erst in Phase 2 zu verorten ist. Mobbing ist ein dynamischer Prozess, der sich in der Regel verschlimmert, wenn man nicht eingreift. Nach Meschkutat et al. (2002, S. 55) erleben rund 60 % der Gemobbten alle Eskalationsstufen, auch gravierende Folgen wie arbeitsrechtliche Schritte oder Krankschreibungen. Wie alle

5-Phasen-Modell

3

die Anfänge – noch kann es gutgehen

Phasenmodelle ist auch das nachfolgend vorgestellte Modell nur als grobe Orientierung zu verstehen und nicht als eine verbindliche Aussage darüber, wie ein konkreter Mobbingfall tatsächlich verlaufen wird.

- **Phase 1 | Konflikte, einzelne Vorfälle (Vorphase)**

Konflikte gibt es an jedem Arbeitsplatz. Entscheidend ist, wie man mit Konflikten umgeht. Oft werden Konflikte nach kurzer Zeit beigelegt, beispielsweise entschuldigt man sich für eine missverständliche Äußerung oder ändert ein Verhalten, welches einen Kollegen sehr stört. Man spricht sich aus und arbeitet danach ohne Groll weiter. Problematisch werden kann ein Konflikt, der unbearbeitet bleibt. In solchen Fällen kann sich schleichend eine aggressive, gereizte Stimmung unter den Kollegen entwickeln. Dadurch erhöht sich die Wahrscheinlichkeit, dass ein Konflikt eskaliert und in Mobbing umschlägt. Das Verhalten ist dann zunehmend gekennzeichnet von Irritiertheit, Reizbarkeit und einseitigem Argumentieren für den eigenen Standpunkt. Im Vordergrund steht bei oberflächlicher Betrachtung noch das Bemühen um eine rationale Konfliktlösung, untergründig spielen aber schon Verunsicherung, Verärgerung oder Angst eine Rolle. Je weniger direkten Kontakt Mitarbeiter haben, also je weniger Gelegenheiten es gibt, einen Kollegen auch mal außerhalb des Konfliktthemas positiv zu erleben, desto größer ist das Risiko, dass verschleppte Konflikte zu Mobbing eskalieren. Wenn man nur wenig Gelegenheit hat, sich selbst ein Bild von einem Menschen zu machen, übernimmt man eher die Eindrücke und Wertungen von anderen Kollegen, die man schon lange kennt und die sich negativ über diesen Menschen äußern. Das beeinflusst die eigene Wahrnehmung und dieselben Verhaltensweisen, die man bei anderen Kollegen klaglos tolerieren würde, werden dem Betroffenen übel genommen.

Personifizierung von Konflikten

- **Phase 2 | Selbstverteidigungszwang**

Die Sachauseinandersetzung tritt zunehmend in den Hintergrund und der Konflikt wird personifiziert. Die eigene Machtposition oder die eigenen Interessen werden als bedroht erlebt. Die Bereitschaft, soziale Normen zur Absicherung der eigenen Position zu umgehen, wächst. Zunehmend werden die Regeln eines höflichen und respektvollen Umgangs verletzt. Ein erheblicher Teil der Arbeitszeit wird mit der Konfliktaustragung verschwendet. Bei einem Betroffenen stellen sich Stresssymptome ein, die im weiteren Verlauf noch zunehmen. Diese zweite Phase muss nicht zwingend durchlaufen werden, mitunter geht Phase 1 direkt in Phase 3 über. In der zweiten Phase nimmt der Druck auf den gemobbten Menschen zu. Mit der Zeit muss sich der von Mobbing betroffene Mensch immer mehr rechtfertigen – für vermeintliches Fehlverhalten, für unterstellte Fehler und so weiter. Das ist anstrengend und verschlechtert in der Regel die Leistungsfähigkeit einen Betroffenen. Für einen Betroffenen fühlt sich das oft so an, als ob er mit dem Rücken zur Wand steht. Kein Wunder, dass ein Betroffener zunehmend unsicher wird, wie er sich verhalten soll. So wäre es möglicherweise nicht zielführend, bei einem einfachen Konflikt unmittelbar den Betriebsrat oder eine andere Stelle in der Organisation einzuschalten. Umgekehrt wäre es bei Mobbing sinnvoll, unmittelbar einen Betriebsrat oder eine andere Stelle offiziell einzuschalten. Die Frage ist nur, wann die Grenze von einer Konfliktaustragung zu Mobbing überschritten wird und wann nicht. Im Verlauf der zweiten Phase wird zunehmend deutlich, dass es sich um Mobbing handelt und nicht um einen einmaligen Konflikt, der gelöst werden kann.

▪ **Phase 3 | Eskalation**

Kollegen respektieren und akzeptieren einen gemobbten Menschen nicht mehr und vermeiden eine Zusammenarbeit mit diesem Menschen. Dadurch wird das Mobbingopfer unsicher, macht Fehler, fällt negativ auf. Vermeintlich unangemessenes Verhalten, das erst durch Mobbing entstanden ist, dient zur Rechtfertigung fortschreitender Ausgrenzungen. Der reguläre Arbeitsablauf wird gestört, sodass Kollegen und möglicherweise auch Führungskräfte den gemobbten Menschen zunehmend als anstrengend und lästig empfinden. Dem Gemobbten wird nahegelegt, zu kündigen oder sich einen anderen Arbeitsplatz in der Organisation zu suchen. Der psychische und körperliche Zustand eines Mobbingopfers, hervorgerufen durch die soziale Isolation und die Zurückweisungen, verschlechtert sich bis hin zu körperlichen oder psychischen Erkrankungen. Die zu Beginn eines Mobbingprozesses eventuell noch gleich starken Konfliktparteien haben sich inzwischen zu *Täter* und *Opfer* verfestigt. Die Emotionen der Beteiligten wirken, von außen betrachtet, irrational. Spätestens in dieser Phase muss eine Organisation formal reagieren, weil der Arbeitsablauf erheblich gestört ist. Dadurch sinken die Chancen, die Situation ohne großes Aufsehen zu entschärfen. Die Gerüchteküche brodelt. Und ein unvoreingenommener Neustart in einer anderen Abteilung kann durch vorauseilende Negativinformationen erschwert werden, beispielsweise wenn die neue Abteilung schon mit Negativinformationen der Mobber über das Mobbingopfer versorgt wird. Je kleiner eine Organisation ist, desto höher ist das Risiko, dass ein

Respekt geht verloren

3

Gesundheitsgefährdung

schlechter Ruf ein Mobbingopfer in die neue Abteilung hinein verfolgt. Mit der Versetzung eines Mobbingopfers in eine andere Abteilung setzen sich die Mobber durch.

■ **Phase 4 | Diagnosen und Fehldiagnosen**

Der Gesundheitszustand eines Betroffenen hat sich so stark verschlechtert, dass spätestens jetzt Kontakt zu Ärzten oder Psychologen aufgenommen wird. Mitunter erkennen Ärzte und Psychologen nicht unmittelbar, dass die Arbeitsbedingungen die Hauptursache für die körperlichen oder psychischen Erkrankungen sind – das hängt auch davon ab, wie offen Betroffene mit Ärzten oder Psychologen sprechen. Durch die öffentliche Diskussion von Mobbing sowie durch die Arbeit von Mobbingberatungsstellen hat sich die Situation in den letzten Jahrzehnten verbessert. In vielen Städten kennen die Mobbingberatungsstellen spezialisierte Ärzte, Psychologen und Rechtsanwälte, die sich zu dem Thema qualifiziert haben und kompetent behandeln oder beraten. Zudem gilt es zu bedenken, dass Ärzte, Psychologen oder Rechtsanwälte eine Mobbingsituation nicht auflösen können, sondern nur beim Umgang mit der Situation, in der Behandlung gesundheitlicher Folgen oder bei juristischen Auseinandersetzungen helfen können. Erfahrungsgemäß finden Betroffene heute einfacher und schneller Hilfe als noch vor 10 Jahren. Das soll nicht heißen, dass es jedem Betroffenen leicht fällt, sich Hilfe zu holen und auch nicht, dass jeder Betroffene immer zeitnah kompetente Hilfe erhält. Auch durch die zunehmende juristische Aufarbeitung von Mobbing, bei aller Schwierigkeit Mobbing rechtssicher nachzuweisen, hat die Sensibilität gegenüber Mobbing zugenommen.

■ **Phase 5 | Endstation**

gravierende Folgen

Die Betroffenen werden aufs Abstellgleis geschoben. Manche verbleiben zwar in der Organisation, werden aber ausgegrenzt, erhalten sinnlose oder unterfordernde Arbeitsaufträge und werden räumlich und sozial isoliert. Am Ende schließt man Betroffene mitunter sogar ganz aus der Arbeitswelt aus, indem man sie langfristig krankschreibt, frühverrentet oder ihnen kündigt. Im Extremfall reagieren gemobbte Menschen selbst mit Gewalt gegen die Mobber oder begehen Selbstmord (Katzer, 2014, S. VI–VII). So wurde beispielsweise im Jahr 2007 von einer Selbstmordserie von Angestellten des Unternehmens *Renault* in Frankreich berichtet. In den Abschiedsbriefen von Mitarbeitern, die Selbstmord begangen hatten, wurden teils gravierende Vorwürfe gegen das Unternehmen erhoben. Ob es sich um das fatale Ende eines Mobbingprozesses handelt, ob sich private und berufliche Probleme aufgeschaukelt haben oder ob möglicherweise eine psychische Erkrankung wie eine depressive Störung vorlag, ist per Ferndiagnose und im Nachhinein nicht seriös zu beurteilen. Dennoch sollte man Selbstmord und auch gegen andere gerichtete Aggressionen als mögliche Folge von Mobbing im Auge behalten und Mobbing sehr ernst nehmen. Selbst wenn Mobbing nicht so drastisch endet wie in einem Selbstmord, ist auch eine vermeidbare Frühverrentung oder eine Kündigung eine sehr einschneidende Folge für einen Betroffenen. Das liegt auch daran, weil man durch Mobbing stigmatisiert wird und weil man die erlebten Kränkungen nicht so einfach abstreifen kann.

Stigmatisierung

>> **Wichtig**

Das Kernproblem von Mobbing ist die soziale Isolation und eine Stigmatisierung des Opfers. Ein von Mobbing betroffener Mensch wird erheblich unter Druck gesetzt und verbraucht viel Energie zur Abwehr von Angriffen und zur Selbststabilisierung.

Mit der Dauer von Mobbing schwinden die Möglichkeiten für Betroffene, etwas an der Situation zu ändern; auch deshalb, weil die Ressourcen eines Menschen endlich sind, siehe hierzu auch ▶ Kap. 4. Je länger man als Betroffener Mobbing still erträgt oder sich erfolglos wehrt, desto schwächer wird man. Sofern in einem konkreten Fall die Chancen sehr schlecht stehen, Mobbing zu beenden, beispielsweise weil die direkte Führungskraft sich an dem Mobbing beteiligt oder weil ein Betriebsratsmitglied zu den Mobbingtätern gehört, sollte man überlegen, den Arbeitsplatz zu wechseln. Am langen Ende ist die eigene Gesundheit wichtiger als ein konkretes Arbeitsverhältnis. Der Kampf eines Betroffenen gegen Mobbing ist dann sinnvoll, wenn es eine Chance gibt, etwas an der Mobbingsituation zu ändern.

je gefährlicher, je länger es dauert

Selbst wenn zunächst nur ein Kollege mobbt, kann sich durch die Angriffe auch das Verhalten des Umfelds verändern. Leymann (1993) hat festgestellt, dass die Mobbergruppe im Zeitverlauf wächst: Auch ursprünglich neutrale Kollegen schlagen sich mit der Zeit auf die Seite des Mobbers, vielleicht weil sie sich dem Mobber verbunden fühlen oder weil sie den gemobbten Menschen selbst gar nicht so gut kennen. Eine weitere Gruppe sind die sogenannten Möglichmacher (Leymann, 1993), die sich zwar nicht aktiv beteiligen, das Mobben aber registrieren und sich vom Opfer zurückziehen, eventuell aus Angst, selbst gemobbt zu werden. Damit

Mobbing ist ein sozialer Prozess

3

ist der Weg in die soziale Isolation vorgezeichnet. Gerüchte führen zu einer Parteinahme bisher unvoreingenommener Kollegen und immer mehr Kollegen ziehen sich von einem Betroffenen zurück. Hinzu kann kommen, dass ein Betroffener auf die Angriffe reagiert, möglicherweise nicht in jedem Einzelfall sozial geschickt. Oft denkt ein Mobbingopfer beispielsweise noch in Kategorien von Schuld oder Wiedergutmachung, während das Umfeld schon längst mit der Ausgrenzung begonnen hat. Das subjektiv aus Mobbingopfersicht verständliche Bestehen auf Wiedergutmachung wird oft als Halsstarrigkeit gedeutet und führt meist noch tiefer in die Isolation. Auch reagieren von Mobbing betroffene Menschen zunehmend mit Misstrauen und Unfreundlichkeit, eigentlich kein Wunder, wenn man von Kollegen systematisch feindselig behandelt wird. Daraufhin distanzieren sich möglicherweise auch anfänglich neutrale Kollegen, weil sie nicht verstehen, warum sich ein Betroffener vermeintlich seltsam verhält. Die fehlende soziale Unterstützung verschlechtert das Bewältigungsvermögen eines Betroffenen deutlich. Verhaltensweisen, die eigentlich der Entspannung der Situation dienen sollen, werden von den Mobbern umgedeutet, beispielsweise als unterwürfiges oder arrogantes Verhalten, sodass sich neue Ansatzpunkte für Mobbinghandlungen ergeben.

▪ Provokation von Fehlverhalten

Wirkung mit Ursache verwechseln

Das Verteidigungsverhalten eines von Mobbing betroffenen Menschen kann falsch interpretiert werden. Anstatt das Verhalten in Beziehung zur sozialen Situation zu setzen, das heißt das systematisch feindselige Verhalten der Kollegen zu bedenken, unterstellt man, das Verhalten sei in der Person des gemobbten Menschen begründet: Mutmaßungen über eine angeblich schwierige Persönlichkeit oder Charaktermängel bahnen den Weg zur Stigmatisierung. Je verzweifelter sich ein Mobbingopfer wehrt, desto enger zieht sich die Schlinge. Leymann (1995) geht davon aus, dass 5 bis 10 % der Mobbingopfer an schweren psychischen Störungen erkranken. Was mit Unwohlsein, Kopfschmerzen, Magenproblemen, Niedergeschlagenheit und Antriebslosigkeit beginnt, kann in einer depressiven Störung, in einer Angststörung oder in Substanzmissbrauch oder -abhängigkeit enden. Deshalb sind auch frühe Mobbingphasen ernst zu nehmen, sowohl von Betroffenen als auch von Beobachtern und von Führungskräften, die bei Mobbing einschreiten müssen – schon alleine aus Gründen der Fürsorge. Sobald eine Führungskraft von Mobbing erfährt, besteht eine Reaktionspflicht (Kolodej & Smutny, 2020, S. 27–31).

3.5 Mobbingtäter

Man kann trefflich streiten, ob unter sehr ungünstigen Be- Risikofaktoren
dingungen jeder Mensch zum Mobbingtäter werden kann
oder nicht. Allerdings kann man vermuten, dass bestimmte
Persönlichkeitsfacetten es wahrscheinlicher machen, selbst
zum Mobber zu werden. Wer beispielsweise sehr durchset-
zungsfähig und zugleich wenig verträglich ist sowie eine
schlechte Impulskontrolle hat, wird wahrscheinlicher mobben als sehr verträgliche Menschen mit exzellenter Impulskontrolle, die sich eher unterordnen als andere zu dominie-
ren oder ihnen feindselig zu begegnen. Siehe ▶ Abschn. 1.9
für eine Übersicht zu den verschiedenen Facetten von Persönlichkeit. Vorsicht: Es gibt keine Mobbingpersönlichkeit,
sondern die Wahrscheinlichkeit zu einer dysfunktionalen
Austragung von Konflikten steigt mit manchen Persönlichkeitsfacetten und sinkt mit anderen Persönlichkeitsfacetten. Neben der Persönlichkeit spielen auch die Werte, Motive, Einstellungen sowie die Interessen eine Rolle. Selbst der
Begriff *Täter* steht mitunter in der Kritik (Burfeind, 2020,
S. VIII), stattdessen wird dann sowohl für Täter wie Opfer der Begriff *Verursacher* verwendet. Hintergrund ist das
Verständnis von Mobbing als systemisches Geschehen. Aus
fachwissenschaftlicher Sicht ist das nachvollziehbar, ebenso
wie der Verzicht auf die wertenden Begriffe *Täter* und *Opfer*. Hier in diesem Buch wurden die Begriffe Mobbingtäter und Mobbingoper dennoch verwendet, um einerseits die
Lesbarkeit zu erhöhen und zum anderen, weil es hier in diesem Buch um Stress, im Kern um das subjektive Erleben
von gestressten Menschen geht. Ein Mobbingopfer leidet erheblich unter Mobbing, was hier im Mittelpunkt steht, und
weniger ein analytisches Betrachten von außen auf einen sozialen Prozess. Mobbingopfer ist derjenige Mensch, der isoliert wird und der sich systematisch feindseligem Verhalten
ausgesetzt sieht. Wenn sich zwei gleichstarke und jeweils in
eine andere Teilgruppe eingebundene Mitarbeiter gegenseitig beharken, wäre das nicht als Mobbing zu werten.

- **Mobbing durch oder unter Beteiligung von Führungskräften**

Mobbing kann durch ambivalentes Verhalten von Führungs-
kräften oder durch gezieltes Wegschauen erleichtert werden.
In manchen Fällen ist es noch schlimmer und Mobbing geht
direkt von einer Führungskraft aus. Mögliche Ursachen für
Übergriffe einer Führungskraft gegen Mitarbeiter sind (Esser
& Wolmerath, 2008; Heidenreich, 2007; Zuschlag, 2001):

Ursachen

- Angst der Führungskräfte, beispielsweise vor Autoritätsverlust oder. Manche Führungskräfte haben Angst vor Intrigen der Mitarbeiter oder davor, dass Mitarbeiter sie aus der Führungsposition verdrängen
- Disziplinierung von Mitarbeitern, die nicht so arbeiten, wie es sich die Führungskraft wünscht.
- Antipathie, wenn ein Mitarbeiter einer Führungskraft besonders unsympathisch und die Führungskraft nicht professionell genug ist, trotz persönlicher Antipathie angemessen mit einem Mitarbeiter umzugehen.
- Racheaktionen auf vermeintlich von einem Mitarbeiter verursachte Probleme oder verursachten Ärger, beispielsweise weil ein Mitarbeiter sich bei der Personalabteilung oder beim Betriebsrat über die Führungskraft beschwert hat.
- Mangelnde soziale Kompetenz, sodass eine Führungskraft ihre Rolle nicht sachgerecht ausfüllen kann, nicht mit unterschiedlichen Interessen umgehen kann, soziale Konflikte nicht oder erst spät erkennt oder nicht angemessen mit erkannten Konflikten umgeht. Statt einen Konflikt und das dahinterstehende Problem zu lösen, wird nach einem Schuldigen gesucht, möglicherweise auch um von eigenen Fehlern abzulenken.

Fairness

Eine Führungskraft muss nicht jeden Mitarbeiter in gleicher Weise sympathisch finden, aber fair behandeln muss eine Führungskraft alle Mitarbeiter. In gewisser Hinsicht ist Führen auch das Lösen von Problemen anderer Menschen, zumindest die Unterstützung bei der Suche nach einer Problemlösung. Zudem muss eine Führungskraft angemessen mit eigenen und fremden Emotionen umgehen können. Schafft eine Führungskraft das nicht oder sieht eine Führungskraft so etwas nicht als die eigene Aufgabe an, wächst das Risiko nicht wunschgemäß funktionierende Mitarbeiter unangemessen unter Druck zu setzen. Wenn eine Führungskraft einen Mitarbeiter systematisch feindselig behandelt, hat das Folgen für die Position des betroffenen Mitarbeiters im Team. Da Führungskräfte Macht haben, beurteilen und Karrieren fördern oder behindern können, achten Mitarbeiter sehr darauf, was Führungskräfte tun und orientieren sich an deren Verhalten – im Guten wie im Schlechten.

> ▶ **Beispiel: Konfliktscheue Führungskraft**
>
> Susanne Neuth weicht Konflikten eher aus. Damit ist sie nicht der einzige Mensch auf der Welt und das wäre an und für sich nicht berichtenswert, wenn Susanne Neuth nicht zugleich Führungskraft wäre und eine Abteilung leiten würde. Sie mag es,

wenn die Abteilung gut läuft und sie nicht mit Problemen der Mitarbeiter behelligt wird und wenn die Mitarbeiter potenziell konfliktbehaftete Themen unter sich klären, beispielsweise die Frage, wer wann in den Urlaub gehen darf oder wie die Spätbesetzung in der Abteilung geregelt wird. Mindestens ein Mitarbeiter muss bis 20 Uhr im Büro bleiben, um für Notfälle erreichbar zu sein. Letzten Montag kam dann aber einer ihrer Mitarbeiter, Bernd Zahn, zu ihr und beschwerte sich, dass er immer am Freitagabend die Spätbesetzung übernehmen müsse und er zudem bei der Urlaubsplanung die schlechteste Zeit bekommen habe. Innerlich rollte Susanne Neuth mit den Augen und dachte, mein Gott, jetzt muss ich mich mit so einem Kinderkram befassen. Und weil Herrn Zahn nicht locker ließ, setzte Frau Neuth die Themen Urlaubsplanung und Spätbesetzung auf die Agenda für die nächste Abteilungsbesprechung, direkt versehen mit dem Namen *Bernd Zahn*. Es kommt, wie Susanne Neuth es befürchtet hatte: Es kommt zum Streit unter den Mitarbeitern. Mehrere Mitarbeiter beharren auf der ursprünglichen Urlaubsplanung und es findet sich niemand, der freiwillig auch mal eine Spätschicht am Freitagabend einlegen würde. Gegen Ende der Abteilungsbesprechung rollt Susanne Neuth für alle erkennbar mit den Augen als sich Bernd Zahn noch einmal zu Wort meldet und brummt halblaut vor sich hin: „Nee, nicht noch ein Problem." Drei der anderen Mitarbeiter schauen sich vielsagend an und verdrehen ebenfalls die Augen. ◄

Bislang wird Bernd Zahn noch nicht gemobbt, aber heikel ist es bereits. Durch die abwertende Reaktion von Susanne Neuth in der Abteilungsbesprechung wird Herr Zahn als Störfaktor markiert. Wenn sich nun verschiedene Kollegen gegen Herrn Zahn zusammenschließen, weil sie selbst die Spätbesetzung nicht übernehmen wollen, schon gar nicht am Freitag, und den Eindruck haben, sie würden von Frau Neuth in ihrer Haltung unterstützt, kann sich feindseliges Verhalten gegen Bernd Zahn entwickeln. Wenn dann noch Susanne Neuth immer mal wieder gegen Bernd Zahn und dessen vermeintlich überzogene Ansprüche oder fehlende Einsatzbereitschaft stichelt, verhält sich Susanne Neuth systematisch feindselig gegenüber ihrem Mitarbeiter Bernd Zahn.

das wird eng

■   **Mobbing durch Führungskräfte und Kollegen**
Mobbing von oben durch Führungskräfte ist aber nur ein Teil des Problems. In der Studie von Meschkutat et al. (2002, S. 65–66) wurde gefragt, von wem die Mobbinghandlungen ausgehen. Dabei waren die Angreifer
- zu 38 % nur die Führungskraft
- zu 13 % Führungskraft und Kollegen

3

- zu 22 % nur ein Kollege
- zu 20 % mehrere Kollegen
- zu 2 % nur Mitarbeiter

manche Führungskräfte sind an Mobbing beteiligt

In der Hälfte aller Fälle waren demnach Führungskräfte am Mobbing beteiligt. Unter den mobbenden Führungskräften war der Anteil direkter Vorgesetzter doppelt so hoch wie der Anteil indirekter Vorgesetzter, also von Führungskräften mindestens eine Ebene oberhalb der eigenen Führungskraft. Allerdings waren auch in mehr als der Hälfte der Fälle Kollegen am Mobbing beteiligt. Demgegenüber war Mobbing von unten seltener. Je niedriger die hierarchische Position war, desto höher war die Wahrscheinlichkeit von Kollegenmobbing. Je höher die hierarchische Position war, desto höher war die Wahrscheinlichkeit von Vorgesetztenmobbing. Das ist wenig überraschend, weil man als Führungskraft oft keine Kollegen im engeren Sinne mehr hat. Die Attacken von Führungskräften konzentrieren sich auf die Arbeitsebene, die der Kollegen stärker auf die soziale Ebene. Männer sind etwas stärker vom Vorgesetztenmobbing, Frauen etwas stärker vom Kollegenmobbing betroffen (Meschkutat et al., 2002, S. 68–69). Dabei ist jedoch zu beachten, dass zum Befragungszeitpunkt mehr Männer in Führungspositionen arbeiteten als Frauen und dass in höheren hierarchischen Positionen das Risiko von Vorgesetztenmobbing erhöht ist. Insofern sollte man mögliche Drittvariableneffekte bedenken. Hier bedeutet das: Entscheidend dürfte die hierarchische Position sein und weniger das Geschlecht. Überraschen mag der Anteil von 22 % der Fälle, in denen nur ein Kollege mobbt. Allerdings bleibt unklar, ob während des gesamten Mobbings nur ein Kollege gemobbt hatte oder ob es sich in manchen Fällen um eine frühe Mobbingphase gehandelt hatte und später weitere Kollegen in das Mobbing eingestiegen sind.

- **Mobbing durch Kollegen**

Man findet im Alltag verschiedene Ursachen, warum Kollegen andere Kollegen mobben. Zuschlag (2001) nennt folgende mögliche Ursachen:

Ursachen

- Wichtige Informationen werden einem Kollegen vorenthalten, um durch einen Informationsvorsprung den eigenen Arbeitsplatz zu sichern oder die eigene Beförderung durchzusetzen. Das muss nicht zwingend Mobbing sein, wenn es einmaliges Handeln ist oder wenn sich das Verhalten auf einen engen Zeitraum beschränkt.
- Ärgerliche Reaktionen gegen tatsächliche oder vermeintliche Drückeberger, deren Arbeit mit erledigt werden und die man mitschleppen muss. Das Problem tritt vor allem dann

auf, wenn seitens der Führungskraft keine Maßnahmen ergriffen werden, um einer Überlastung vorzubeugen oder zumindest zeitnah abzustellen. In solchen Fällen lassen Kollegen den Ärger dann möglicherweise an einem tatsächlich oder vermeintlich leistungsschwachen Kollegen aus.

▬ Eine Gruppe versucht, ein Mitglied zur Anpassung an die von der Mehrheit geteilten Werte und Einstellungen zu zwingen. Das findet man besonders häufig in homogenen Gruppen und in Gruppen mit einem sehr starken Wirgefühl. Wenn ein neuer Kollege nicht die Werte und Einstellungen der Gruppe in vollem Umfang teilt, kann erheblicher Anpassungsdruck ausgeübt werden. In einer anderen Gruppe mit anderen Werten und Einstellungen oder in einer toleranten Gruppe kann derselbe Kollege gut integriert statt gemobbt werden.

Nicht in jedem Fall findet sich eine klar benennbar Ursache. Manchmal kann auch eine diffuse Unzufriedenheit mit der eigenen Situation dazu führen, dass andere Menschen gemobbt werden. In einem solchen Fall wird die eigene schlechte Stimmung an anderen Menschen ausgelassen. Oft werden bei einer derartigen Konstellation schwächere Menschen attackiert, beispielsweise jemand, der nur teilweise im Büro ist, jemand, der keine starke Lobby hat, jemand, der sich in irgendeiner Weise von der Mehrheit unterscheidet und so weiter.

diffuse Unzufriedenheit

Es sind noch mehr Ursachen denkbar, weshalb eine vollständige Liste kaum möglich und letztlich auch nicht hilfreich ist. Man muss sich bei Mobbingverdacht den Einzelfall ansehen, wissen, welcher Kollege mit welchem Kollegen gut kann und mit welchem nicht und auch, ob und welche Vorgeschichten es gibt. Die Ursachen für Mobbing werden einem nicht immer auf dem Silbertablett offeriert. Man muss schon aktiv danach suchen. Zudem sollte man mit einer Abwehrhaltung und auch mit einer Verschleierung von Mobbingtätern rechnen: Welcher Mitarbeiter würde zugeben, dass er einen Kollegen nicht ausstehen kann und er alles dafür tun würde, den Kollegen auszugrenzen, ganz gleich mit welchen Mitteln? Das würde kein Mitarbeiter tun, der zumindest halbwegs sozial intelligent ist. Statt dessen ist damit zu rechnen, dass andere Aspekte in den Vordergrund gestellt werden und die tatsächlichen Gründe für feindseliges Verhalten verschwiegen oder verschleiert werden. Mitarbeiter, die andere mobben, weil sie einen Konflikt nicht austragen können oder wollen, werden das in aller Regel nicht offen zugeben, sondern die Schuld dem Mobbingopfer geben. Wer gibt schon gerne zu, dass er nicht angemessen mit

Verschleierung

3

Konflikten umgehen kann? Da ist es schon leichter, einen Kollegen zum Sündenbock zu machen.

- **Fürsorgepflicht**

der richtige Zeitpunkt

Wenn Mobbing zwischen Kollegen entsteht, ist die Führungskraft gefordert. Eine Führungskraft hat nicht nur eine Weisungsbefugnis, sondern auch eine Fürsorgepflicht gegenüber den Mitarbeitern. Eine aufmerksame Führungskraft wird meist merken, wenn einzelne Kollegen gemobbt werden und wird eingreifen. Je früher eine Führungskraft bei beginnendem Mobbing eingreift, umso besser sind die Chancen, den Mobbingprozess im Ansatz zu stoppen. Dabei ist es für eine Führungskraft nicht immer einfach, den richtigen Zeitpunkt für ein Eingreifen zu finden. Greift man als Führungskraft zu früh ein, lernen Mitarbeiter nicht, Konflikte unter sich angemessen auszutragen und immer mehr Konfliktlösungen landen dann auf dem eigenen Schreibtisch. Greift man als Führungskraft zu spät ein, kann sich Mobbing schon so verhärtet haben, dass eine kooperative Lösung nicht mehr möglich ist.

- **Mobbing von Mitarbeitern gegen eine Führungskraft**

auch Führungskräfte können ins Visier geraten

Mobbing von unten nach oben ist zwar selten, aber es kommt vor. Eine mögliche Ursache für systematisch feindseliges Verhalten gegenüber einer Führungskraft (Mobbing von unten) ist beispielsweise das Austesten der Grenzen einer neuen Führungskraft. Andere Ursachen können Widerstand gegen Veränderungen sein, die eine Führungskraft umsetzen möchte oder wenn jemand aus der Abteilung selbst Führungskraft werden wollte und übergangen wurde. Mobbing gegen die eigene Führungskraft ist riskant, weil die Führungskraft mehr formale Macht hat als Kollegen. In der Regeln wird nur dann von unten nach oben gemobbt, wenn sich die Mobber sicher fühlen, beispielsweise weil sie sich lange untereinander kennen und die Führungskraft neu ist oder weil die Führungskraft keinen Rückhalt von der eigenen Führungskraft hat.

▶ **Beispiel: Neue Führungskraft wird gemobbt**

Steffen Taler ist seit 4 Monaten im Unternehmen. Er wurde von einem Headhunter aus seinem alten Unternehmen abgeworben. Steffen Taler war in seinem alten Unternehmen anerkannt und er war sehr zufrieden mit seinem Arbeitsplatz sowie dem Verhältnis zu seinen Kollegen und zu seiner damaligen Führungskraft. Steffen Taler galt als kompetenter und loyaler Mitarbeiter, der aus einem einzigen Grund nicht befördert wurde: Die Abteilung war sehr klein und es gab keine freie Beförderungsposition. Deshalb hatte Steffen Taler auch zunächst gezögert, als der Headhunter bei ihm anrief, getroffen hatte er sich schließlich doch mit dem Headhunter – aus reiner Neugier und ein wenig auch, weil er sich geschmeichelt fühlte. Nach zwei Monaten und drei Vorstellungsgesprächen hatte Steffen Taler den neuen Job angenommen: Eine Ebene höher als in seinem Unternehmen und viel besser bezahlt. Inzwischen würde Steffen Taler gerne wieder zurück in sein altes Unternehmen wechseln und auf die bessere Bezahlung würde er auch ohne Zögern verzichten. Am Anfang hatte er nur einen vagen Verdacht: Einer seiner Mitarbeiter, Herr Borgs, der erfahrenste von allen, hatte von Beginn an jede Entscheidung hinterfragt und schon aus Prinzip eine andere Meinung vertreten wie er selbst. Am Anfang dachte Steffen Taler noch, das würde sich legen. Aber inzwischen steht die halbe Abteilung gegen ihn. Vor einem Monat hat Steffen Taler erfahren, dass sich Herr Borgs selbst auf die Führungsposition beworben hatte und auch, dass Herrn Borgs zunächst auch Hoffnung gemacht wurde die Führungsposition zu erhalten. Letztlich hatte sich der Vorstand aber dann doch für einen externen Kandidaten entscheiden, nämlich für Steffen Taler. Gesagt hatte ihm das niemand, auch der Vorstand nicht. Inzwischen hat Steffen Taler eine Vorstellung davon, was passiert ist: Hinter seinem Rücken hat Herr Borgs systematisch Stimmung gegen ihn gemacht. Das hatte mir der Zeit Erfolg, auch weil während der COVID-19-Pandemie fast alle von zu Hause gearbeitet haben und viele Mitarbeiter Steffen Taler erst nach Wochen persönlich zu Gesicht bekommen haben und ihn nur selten persönlich erleben konnten. Da war der Brunnen schon von Herrn Borgs vergiftet worden, der gut in der Abteilung vernetzt ist. Steffen Taler hat schon mit dem Vorstand über das Problem gesprochen. Zwar ist Herr Taler noch in der Probezeit und hatte sich diesen Schritt gut überlegt, aber er kann sich nicht mehr helfen, schläft schlecht, wird immer unsicherer und letzte Woche ist ihm wirklich ein mittelschwerer Fehler unterlaufen. Sein Vorstand hat sich in Ruhe angehört, was Steffen Taler zu sagen hatte und dann geantwortet: *Ja, das ist kein Kindergeburtstag. Da müssen Sie sich durchsetzen, das schaffen Sie schon. Schließlich sind Sie die Führungskraft, Herr Taler, nicht wahr? Ich habe mich sehr für Sie eingesetzt, enttäuschen Sie mich nicht. Vielleicht wäre Herr Borgs ja doch keine so schlechte Wahl gewesen.* ◄

Wie mag es Steffen Taler nach diesem Gespräch wohl gehen? Seine direkte Führungskraft mobbt zwar nicht, aber stärkt ihm auch nicht den Rücken. Wenn Steffen Taler seinen Vorstand noch einmal nach Hilfe fragen oder Unterstützung bitte würde, könnte ihm das als Schwäche ausgelegt werden. Und an seine eigenen Mitarbeiter kommt er kaum mehr heran, jedenfalls an einen Teil der Mitarbeiter kommt er nicht mehr heran. Gut die Hälfte seiner eigenen Mitarbeiter sind schon negativ gegen ihn eingestellt. Dafür

das wird eng

hat Herr Borg gesorgt. Das Beispiel zeigt: Führungskräfte können nicht nur zu Mobbingtätern werden, sondern können auch ein Opfer von Mobbing werden.

▪ Narzissmus

unsicher und aggressiv

Stucke (2002) zeigt, dass hoch narzisstische Menschen mit geringer Selbstkonzeptklarheit die meisten Tätererfahrungen mit Mobbing haben. Hoch narzisstische Menschen zeichnen sich durch Selbstüberschätzung und eine geringe Selbstkonzeptklarheit aus. Ein überhöhter Selbstwert liegt vor, wenn der subjektive Selbstwert die realen Fähigkeiten eines Menschen übersteigt. Von geringer Selbstkonzeptklarheit spricht man, wenn das Selbstwertgefühl zeitlichen und situativen Schwankungen unterliegt. Solche Menschen sind unsicher. Wenn ein überzogen positives Selbstbild infrage gestellt wird, resultiert daraus aggressives Verhalten gegenüber der Bedrohung, beispielsweise gegenüber demjenigen Menschen, von dem man sich bzw. das eigene Selbstwertgefühl bedroht fühlt. So wird vermeintlich die eigene Überlegenheit demonstriert und das verletzte Selbstbild scheinbar wieder hergestellt. Aggression ist demnach eine Folge der Diskrepanz zwischen positiver Selbstbewertung und negativer Fremdbewertung (Stucke, 2002) oder vermuteter negativer Fremdbewertung. Die Diskrepanz ist bei Menschen mit überhöhtem und instabilem Selbstbild besonders groß. Tatsächlich zeigen Narzissten nach Misserfolg mehr Ärger (Stucke & Sporer, 2002). In solchen Fällen ist früher oder später mit Mobbinghandlungen zu rechnen, wenn eine Situation das erlaubt. Fraglich ist dann mitunter nur noch, wen das Mobbing treffen wird. Narzissten sollte man besten gar nicht einstellen. Das ist die Aufgabe eines guten Personalmanagements. Im Nachhinein, wenn es ein Narzisst erst einmal in ein Unternehmen geschafft und die Probezeit überstanden hat, ist es wegen der rechtlichen Rahmenbedingungen oft schwerer, etwas zu unternehmen.

▪ Motive für Mobbing

Die Ausführungen zeigen, wie unterschiedlich Motive für Mobbing sein können und auch, dass Führungskräfte, Kollegen und Mitarbeiter mobben können – oft aus unterschiedlichen Motiven. Auch wenn man wegen dieser Vielfalt Einzelfälle nicht zu schnell zu Typen verdichten sollte, kann man nach Zapf (1999) grob vier Motivgruppen bei Mobbingtätern konstatieren:

Groborientierung

▪ Mikropolitisches Mobbing, um einen missliebigen Mitarbeiter an den Rand oder aus der Organisation zu drängen, sogenannte inoffizielle Personalarbeit. Letztlich handelt es sich um eine Variante von Führungsversagen.

Jemand, der vermeintlich nicht ins System passt oder der viel Arbeit macht, wird hinausgedrängt.

▬ Mobbing zur Selbstwertstabilisierung: Basis ist das Gefühl des Bedrohtwerdens in einem selbstwertrelevanten Bereich. Angst davor, unterlegen oder nicht anerkannt zu sein, ferner Angst vor Autoritätsverlust und Machteinbuße. Angst davor, von anderen nicht ausreichend informiert oder für unfähig gehalten zu werden, was in der Angst münden kann, aus der eigenen Position verdrängt zu werden.

▬ Mobbing zur Statussicherung: Der Täter hat ein starkes Bedürfnis nach Anerkennung, Bewunderung und Machtausübung. Mängel und Fehler werden anderen Menschen zugeschrieben (Sündenbock). Häufig liegen mangelnde Empathie und geringe Delegationsfähigkeit vor. Dass andere Menschen den Eindruck gewinnen könnten, man sei seinen Aufgaben nicht gewachsen oder das Geschick und die Fähigkeit reichten nicht zur sachgerechten Anleitung, Kontrolle und Führung der zugeordneten Mitarbeiter aus, wird als Bedrohung wahrgenommen.

▬ Nicht bewusstes Mobbing: Unzureichend wahrgenommene Konflikte führen zu aufgestautem Ärger. Es kommt zu kränkenden und schädigenden Handlungen, deren Wirkungen sich der Täter nicht bewusst sein muss, weil er mit anderen vertrauen Kollegen über den Neuen spricht und sich beklagt. Ohne es von vornherein darauf anzulegen, bauen sich so Vorurteile gegen den neuen Kollegen auf, die sich verselbstständigen können und später nur noch mit viel Aufwand oder gar nicht mehr korrigiert werden können.

Nicht immer lassen sich die tatsächlichen Motive für Mobbing feststellen. Zudem können sich verschiedene Mobber aus unterschiedlichen Motiven am Mobbing beteiligen. Die Suche nach Motiven ist so lange sinnvoll, wie noch Hoffnung besteht, den Mobbingprozess mit gezielten Gegenmaßnahmen zu stoppen. Wenn man gegen Mobbing vorgeht, ist es hilfreich, die Motive der Mobber zu kennen, weil man dann zielgerichtet gegen Mobbing vorgehen kann.

Grenzen

▪ Mängel im System

Mobbing ist in der Regel kein Verhalten eines einzeln Täters, dessen destruktives Verhalten sich gegen ein einzelnes Opfer richtet, sondern ein dynamischer kommunikativer Prozess (Hoffmann, 2016, S. 6), der Folgen für eine Gruppe insgesamt hat. Zwar kann die Abneigung eines Menschen gegen einen ganz bestimmten anderen Menschen

Mobbing als Symptome

3

ein Startpunkt für Mobbing sein, insofern kann man schon zwischen Täter und Opfer unterscheiden. Allerdings bleibt es oft nicht bei einem Konflikt zwischen zwei Menschen, sondern der Konflikt weitet sich aus und wird unter Bildung von Allianzen ausgetragen. Insofern spielen auch die Rahmenbedingungen eine Rolle, beispielsweise können extremer Arbeitsdruck oder intransparente Führung Mobbing in einer Organisation wahrscheinlicher machen. Ungünstige Rahmenbedingungen erhöhen die Wahrscheinlichkeit einer destruktiven Konfliktaustragung, die wiederum die Wahrscheinlichkeit von Mobbing erhöht. Durch einen oder möglicherweise sogar mehrere Mobbingfälle werden auch Mängel im System offengelegt.

Risikofaktoren in der Situation

Oft resultieren Spannungen zwischen Menschen aus problematischen Rahmenbedingungen. Fehler und Defizite in der Arbeitsorganisation sowie schlechtes Führungsverhalten begünstigen die Entstehung von Mobbing. Faktoren, die zur Verunsicherung oder zu einem erhöhten Druck oder einer Bedrohung führen, begünstigen Mobbing: neue Mitglieder in einer homogenen Arbeitsgruppe, Umorganisation, Arbeitsplatzabbau, hoher Leistungsdruck, ungünstige Arbeitszeitregelungen, stark konkurrenzorientiertes Klima, Angst vor Arbeitsplatzverlust. Die Bedeutung des Faktors *Arbeitsklima* bestätigen Meschkutat et al. (2002, S. 124–126). In ihrer Studie gaben 65 % der Betroffenen an, zum Zeitpunkt des Mobbings sei das Arbeitsklima schlecht gewesen. Gut 60 % gaben an, die Führungskraft habe keine Gesprächsbereitschaft gezeigt. Mit 55 % folgen Termindruck, Stress und Hektik als prägende Faktoren des Arbeitsalltags. Gleichhäufig gab es Unklarheiten in der Arbeitsorganisation und unklare Zuständigkeiten. Umstrukturierungen lagen in 37 % der Fälle vor. Aktuelle Reorganisationen scheinen das Mobbingrisiko zu erhöhen. Je höher der Grundstress in einer Organisation ist, beispielsweise aufgrund einer Umstrukturierung, desto größer ist das Risiko für Mobbing. Das gilt umso mehr, je schlechter eine Umstrukturierung gemanagt wird.

3.6 Mobbingopfer

keine Schuldzuweisung

Mitunter wird die Diskussion darüber, welchen Anteil Mobbingopfer selbst haben könnten, giftig geführt. Dabei geht es weder darum, Mobbingopfern die Schuld am Fehlverhalten anderer in die Schuhe zu schieben, noch darum, mögliche eigene Anteile von Mobbingopfern, wie beispielsweise eine geringe emotionale Stabilität, von vornherein aus der Diskussion auszuschließen. Wer emotional instabil ist, reagiert sehr sensibel auf Stressoren, die andere Menschen nicht oder nur abgemildert wahrnehmen. Emotional instabile Menschen können auf andere Menschen anstrengend wirken. Deshalb sind diese Menschen nicht selbst schuld an einem gegen sie gerichteten Mobbing. Ähnlich verhält es sich mit Menschen, für die es besonders wichtig ist, dass die Welt absolut gerecht ist. Mit einer solchen Einstellung stört sich ein Mensch an vielen Dingen, die von anderen schulterzuckend hingenommen werden. Wie auch beim Thema *Stress* (▶ Kap. 1 und 2) oder beim Thema *Burn-out* (▶ Kap. 4) sollte man Personenfaktoren bei Mobbingtätern und bei Mobbingopfern, Situationsfaktoren wie starken Arbeitsdruck sowie die Wechselwirkung von Personenfaktoren und Situationsfaktoren (Interaktion) in den Blick nehmen. Vor diesem Hintergrund ist dieser Abschnitt zu Mobbingopfern zu verstehen.

■ **Anders sein**

Es kann vorkommen, dass Merkmale eines Menschen einen Mobbingprozess auslösen, beispielsweise weil ein Mensch anders ist als andere Gruppenmitglieder. Das heißt nicht, dass der vom Mobbing Betroffene selbst schuld ist. Wenn man überhaupt Schuld zuweisen will, aus psychologische Perspektive ist das in aller Regel sinnlos, könnte man eher mangelnde Toleranz für ein anders sein vermuten als die Ursache in demjenigen Menschen zu suchen, der anders ist. Anders sein kann ein homosexueller Fußballspieler oder ein Polizeibeamter, der sich stark für die Motive eines Täters interessiert, statt die Bestrafung in der Vordergrund zu stellen. Für die Entstehung einer Mobbingsituation kann es ausreichen, dass ein Mensch in einer bestimmten Gruppe aufgrund der Persönlichkeit, des Geschlechts, der Hautfarbe oder seines Kleidungsstils auffällt. Derselbe Mensch kann in einer anderen Gruppe akzeptiert und beliebt sein. Man sollte daher immer die Gruppenkonstellation im Auge behalten und sich nicht zu sehr auf das Mobbingopfer konzentrieren. Man sollte dabei bedenken, dass anders sein umso eher ein Mobbingrisiko darstellt, je homogener eine Gruppe ist und je stärker sich ein Mensch von einer Gruppe unterscheidet. Dabei geht es jedoch nicht um die Verschiebung der Verantwortung von dem Täter oder von den Tätern zum Opfer, sondern um die Frage, welche Eigenschaften und Merkmale die Wahrscheinlichkeit erhöhen, Mobbingopfer in einer bestimmten Gruppe zu werden.

Auslöser, nicht Ursache

■ **Risikomerkmale**

Mit Risikomerkmalen ist nicht gemeint, dass ein Mobbingopfer immer bestimmte Merkmale hat, sondern dass mit

3

Groborientierung

einem Vorliegen von Risikomerkmalen die Wahrscheinlichkeit steigt, Opfer von Mobbing zu werden. Nach Premper (2002), Rammsayer et al. (2006), Teuschel (2010) sowie Zuschlag (2001) sind folgende Faktoren Risikomerkmale:

- Leistungsprobleme: Erforderliche Kenntnisse oder Fähigkeiten fehlen. Oder es liegt eine geringe Anstrengungsbereitschaft oder eine hohe Fehlerquote vor, die von Kollegen aufgefangen werden müssen. Wenn Leistungsprobleme eines Menschen dauerhaft von Kollegen aufgefangen werden müssen und wenn die Kollegen keine Chance auf Veränderung sehen, steigt das Mobbingrisiko.

- Personenbedingte Probleme: Geringe soziale Kompetenz, niedriges Selbstwertgefühl, starke Stimmungsschwankungen, geringe Selbstwirksamkeitserwartung, Neigung, sich schnell angegriffen und gekränkt zu fühlen, starke Unsicherheit oder emotionale Instabilität sind Risikomerkmale. Personenbedingte Probleme können dazu führen, dass Menschen sich unsicher verhalten, aufkommende Konflikte zu spät wahrnehmen oder, wenn sie Konflikte wahrnehmen, eher vermeiden oder übermäßig aggressiv reagieren. Die Kombination von geringer *emotionaler Stabilität* und *hoher Offenheit* erhöht das Risiko, Mobbingopfer zu werden. Teuschel (2010) nennt solche Menschen *schwierige Kreative*. Ob man eine solche Kombination von geringer emotionaler Stabilität und hoher Offenheit tatsächlich überwiegend in sogenannten kreativen Berufen findet, sei mal dahingestellt. Für Details zu Persönlichkeitsdimensionen und Persönlichkeitsfacetten siehe ▶ Abschn. 1.9.

- Soziale Anpassungsprobleme: Der Betreffende gibt sich arrogant oder dominant, greift in Kompetenzen anderer ein oder bringt moralische oder leistungsmäßige Überlegenheit offensiv zum Ausdruck und stellt sich so ins Abseits. Oder er sondert sich ab, diffamiert andere und zeigt sich starr und rigide in seinen Haltungen. Der Betreffende verstößt gegen die betriebliche Ordnung, enthält Kollegen wichtige Informationen vor oder zeigt einen Minimalismus auf Kosten anderer. Menschen, die sich nicht auf verschiedene andere Menschen oder Situationen einstellen können, werden als schwierig wahrgenommen. Damit steigt das Risiko von Mobbing.

- Auffälligkeiten in der äußeren Erscheinung: groß, klein, dick oder dünn, Buckel, fehlende Gliedmaßen, affektierter Gang, auffällig moderne oder auffällig altmodische Kleidung. Jede Auffälligkeit kann Auslöser für Mobbing werden, oft noch stärker bei Kindern und Jugendlichen als im Beruf – ausgeschlossen ist das aber auch in Organisationen nicht. Entscheidend für eine Auffälligkeit ist die Gruppe, in der man sich bewegt. Was in einem Szeneviertel in Berlin, Boston oder London nicht auffällt, kann in einem Dorf in der Eifel oder im Harz auffallen und negativ ausgelegt werden.

▬ Behinderungen oder Krankheiten wie Epilepsie, Hautausschlag, Tics, Alkohol- oder Medikamentenabhängigkeit, penetranter Körpergeruch oder Mundgeruch sind Varianten von Auffälligkeiten. Nicht immer ist eine auffällige Erscheinung die Ursache von Mobbing, mitunter ist eine auffällige Erscheinung nur ein Ansatzpunkt für Mobbing.

Die Ausführungen zeigen, dass Mobbingopfer in manchen Punkten Anlass für Konflikte geben können. Wird mit Konflikten nicht angemessen umgegangen, kann es zu Mobbing kommen. Insofern ist Mobbing auch eine Art von destruktiver Konfliktaustragung, die vor allem diejenigen Menschen trifft, die sich in irgendeiner Weise von der Mehrheit in einer Gruppe unterscheiden. Deshalb kann ein einzelner Mensch in der einen Gruppe Mobbingopfer werden und in einer anderen Gruppe gut integriert werden.

destruktive Konfliktaustragung

■ **Opferperspektive**

Meschkutat et al. (2002, S. 110–113) haben Mobbingopfer gefragt, warum sie – aus ihrer Sicht – gemobbt wurden. Trotz der Problematik von Ursachenvermutungen zur eigenen Person – häufig wird die Situation stärker beachtet als eigene Anteile – geben die Ergebnisse Hinweise auf mögliche Ursachen. Rund 60 % der Betroffenen vermuten, dass sie gemobbt werden, weil sie unerwünschte Kritik geäußert haben, gefolgt von 58 %, die vermuten, dass sie als Konkurrenz empfunden werden. Alle anderen Motive folgen mit erheblichem Abstand. So gaben 37 % an, sie seien wegen starker Leistungsfähigkeit gemobbt worden, und 23 % äußerten, sie wären wegen angeblich zu schwacher Leistung gemobbt worden. Rund 40 % sehen Spannungen zwischen Führungskräften und Betroffenen als Ursache an. Dabei vermuten Frauen mit 18 % dreimal so häufig wie Männer, dass ihre Geschlechtszugehörigkeit von zentraler Bedeutung für das Mobbing sei. Ähnlich ist die Verteilung hinsichtlich des vermuteten Motivs Aussehen, das 12 % der Frauen als Ursache vermuten. Bei den unter 25-Jährigen spielen Spannungen mit der Führungskraft deutlich seltener eine Rolle als in allen anderen Altersgruppen. Überdurchschnittlich häufig geben die Befragten an, ihr Arbeitsstil, ihre unzureichende Leistungsfähigkeit und ihre erst kurze Anwesenheit in der Organisation spielten eine Rolle. Auffällig sind auch die Häufungen bei Lebensstil,

Vermutungen

3

Geschlecht, Aussehen und Nationalität. Das ist insofern plausibel, weil anders sein in einer Gruppe das Risiko erhöht, ausgegrenzt werden. Anders kann sich auf unterschiedliche Merkmale eines Menschen beziehen: Alter, Geschlecht, Aussehen, sexuelle Orientierung, Einstellungen, Werte und so weiter. Hilfreich wäre hier neben einer Befragung von Mobbingopfern eine ergänzende Befragung von Mobbingtätern, beispielsweise um zu erfahren, ob die von den Mobbingopfern vermuteten Ursachen auch von den Mobbingtätern genannt werden. Hierfür müssten die Mobbingtäter in Bezug zum jeweiligen Mobbingopfer befragt werden, was methodisch sehr schwer umsetzbar ist.

▪ Offene Fragen

Mobbing hat langfristige Folgen

Mehr als die Hälfte der Befragten waren häufiger als einmal von Mobbing betroffen. Zunächst mag man vermuteten, das könnte dann an dem jeweiligen Menschen liegen, weil es ja in mehreren Abteilungen oder Gruppen mit demselben Menschen Probleme gab. Das ist voreilig. Denn Mobbing hat Folgen, beispielsweise eine stärkere Unsicherheit wegen des erlebten Mobbings und solche Folgen könnten dann in der nächsten Abteilung Mobbing mitverursachen. In einem solchen Fall würden die Mobbingfolgen dem Mobbingopfer in die Schuhe geschoben, also Mobbingfolgen mit Mobbingursachen verwechselt. Zudem entwickeln möglicherweise Kollegen aus dem betrieblichen Umfeld ein Misstrauen gegen den gemobbten Menschen. Bei einem Wechsel innerhalb einer Organisation eilt den Betroffenen ein entsprechender Ruf mitunter schon voraus (Meschkutat et al., 2002, S. 121). Letztlich muss aufgrund der vorliegenden Daten offenbleiben, ob es bei mehrfachem Mobbing persönliche Ursachen bei den Betroffenen gibt oder ob Mobbingprozesse zu systematischen Veränderungen im Verhalten von Menschen führen, die das Risiko eines erneuten Mobbings steigen lassen. Denkbar sind beide Varianten. Aus einem mehrfachen Mobbing eines Menschen in verschiedenen Abteilungen oder Gruppen sollte man nicht voreilig auf Ursachen in der Persönlichkeit des Gemobbten schließen.

❯❯ Wichtig

Bei allen Unschärfen hinsichtlich der Datenlage: Für einen Betroffenen von Mobbing ist es eine extreme Belastung, gemobbt zu werden. Daher sollte man Hinweisen auf Mobbing frühzeitig nachgehen, gründlich nachfragen und nicht voreilig einem Mobbingopfer die Schuld für das Fehlverhalten von Kollegen oder Führungskräften in die Schuhe schieben.

Wenn beispielsweise vier Kollegen einen Kollegen mobben und man alle fünf Personen nach deren Sichtweise fragt, wird das vier zu eins ausgehen und könnte bei oberflächlichem Betrachten so aussehen, als hätten die vier mobbenden Kollegen recht. Bei der Analyse von Mobbing sollte man die Grundkonstellation beachten. Oft mobben mehrere Menschen und bestärken sich gegenseitig in ihrer Sichtweise. Vorsicht: Bloß, weil sich vier Kollegen einig sind und nur der gemobbte Kollege eine andere Meinung vertritt, müssen die vier Kollegen nicht recht haben.

Vorsicht!

3.7 Folgen – für den Einzelnen, die Organisation und die Gesellschaft

Die Mobbingfolgen hängen von Dauer und Intensität eines Mobbingprozesses und von den persönlichen Bewältigungsmöglichkeiten eines Betroffenen ab. Im Extremfall führt Mobbing zur Beeinträchtigung der beruflichen und privaten Lebensführung sowie der Gesundheit; Mobbing kann traumatisierend wirken (Kolodey, 2018, S. IX). In den meisten Studien überwiegt der Anteil der Frauen. Mit der Interpretation, dass Frauen häufiger Mobbingopfer werden, sollte man dennoch vorsichtig sein. So ist aus der Gesundheitsforschung bekannt, dass Frauen eher bereit sind, über Probleme zu reden und Hilfe in Anspruch zu nehmen als Männer. Es bleibt daher eine Restunsicherheit, ob Frauen tatsächlich mehr gemobbt werden oder ob Frauen eher als Männer bereit sind darüber zu sprechen, dass sie gemobbt werden. Neben den individuellen Folgen werden nachfolgend auch Folgen für die betroffene Organisation und die Gesellschaft insgesamt dargestellt.

gravierende Folgen

> ► **Beispiel: Schmerzender Funktionsverlust**
>
> Herr Gertz hat seine Funktion als Schichtleiter in der Produktion verloren, weil mit der Umstellung auf eine neue Produktgeneration mehr Fertigungsroboter eingesetzt wurden und man deswegen weniger Mitarbeiter benötigte und auch niemanden mehr, der die verbleibenden wenigen Mitarbeiter koordiniert. Die Arbeit von Herrn Gertz gab es nicht mehr, aber er hatte Glück und wechselte auf einen anderen Arbeitsplatz im Unternehmen. Obwohl Herr Gertz weiß, dass er noch Glück hatte, fühlt er sich dennoch überflüssig. Der Verlust der alten Funktion, das Steuern der Mitarbeiter in der Schicht und auch die informellen Gespräche fehlen ihm und lösen diffuse Angst und Wut aus. Immerhin wurde ihm nicht gekündigt, sondern er hat

3

einen vermeintlich bequemen Arbeitsplatz im Controlling erhalten. Allerdings sitzt er den ganzen Tag vor einem Bildschirm. Durch die Versetzung wird Herr Gertz aus dem vertrauten sozialen Gefüge gerissen und die in langen Jahren erworbene Anerkennung und der Respekt sind am neuen Arbeitsplatz nichts mehr wert. Das war Herrn Gertz klar und er hatte Angst vor der Veränderung. Wie eine sich selbst erfüllende Prophezeiung gestaltet sich sein beruflicher Alltag zunehmend schwierig. Das Bedürfnis, einen guten Eindruck zu machen, wirkt auf die Kollegen übertrieben, sodass er Skepsis hervorruft. Seine Angst, etwas falsch zu machen, führt zu vielen Nachfragen sowie zu tatsächlichen Fehlleistungen aus stressbedingter Hektik heraus und verschärft die Situation. Schließlich zeigen sich körperliche Folgen: Herr Gertz erleidet einen Zusammenbruch und meldet sich sechs Wochen krank. Als er nach seiner Erkrankung zurückkommt, meint er eine deutliche Zurückhaltung der Kollegen ihm gegenüber zu spüren. Allmählich wird sein berufliches Selbstwertgefühl und das damit verbundene Selbstbewusstsein unterhöhlt. Zunehmend mehr Kollegen meiden Herrn Gertz und arbeiten lieber mit anderen Kollegen zusammen. Auch zum gemeinsamen Mittagessen wir Herr Gertz erst nur sporadisch und irgendwann gar nicht mehr mitgenommen, weil er einfach anstrengend ist und sich ständig Sorgen darüber macht, wie er bei den Kollegen ankommt. ◄

verschiedene Perspektiven

Herr Gertz wird von den Kollegen in der neuen Abteilung als anstrengend erlebt. Ist er das wirklich oder muss er sich vielleicht erst an die neue Situation gewöhnen und ist letztlich stark gefordert bis überfordert? Die Wahrheit liegt wie so oft im Auge des Betrachters. Vermutlich würde es Herrn Gertz guttun, wenn er von den neuen Kollegen stärker anerkannt würde. Dann würde sich auch sein vermeintlich seltsames Verhalten legen. Die Frage ist nur, ob er diese Chance erhalten wird. Das hängt von den neuen Kollegen, der Führungskraft und auch davon ab, ob Herr Gertz lernfähig ist, sich also in die neue Situation einfinden kann oder nicht.

▪ Arbeitsverhalten und Leistung

Mobbing beeinträchtigt Leistung

Das Beispiel des Herrn Gertz zeigt: Mobbing verschlechtert die psychische Befindlichkeit und hat Auswirkungen auf das Arbeits- und Leistungsverhalten. Meschkutat et al. (2002, S. 77) haben Betroffene nach den Auswirkungen von Mobbing auf das Arbeits- und Leistungsverhalten befragt. Gut zwei Drittel der Betroffenen wurden durch Mobbing demotiviert und reagierten mit erhöhtem Misstrauen, Nervosität und Verunsicherung. Demotivation und Misstrauen wird

Folgen für die Bewertung durch andere Menschen haben. Bei über 50 % der Betroffenen führte Mobbing zu Konzentrationsmängeln sowie zu Leistungs- und Denkblockaden, zu Angstzuständen, zu Selbstzweifeln und zu sozialem Rückzug. In einem Viertel der Fälle entwickelten die Betroffenen Schuldgefühle. Nur in rund einem Prozent der Fälle haben die Betroffenen von keinen Auswirkungen berichtet. Insgesamt leidet die Leistungsfähigkeit der Betroffenen drastisch. (Meschkutat et al., 2002, S. 77) Eine Leistungsverschlechterung kann wiederum neue Ansatzpunkte für Mobbing oder für das Versagen von Anerkennung durch Kollegen liefern. Man kann man davon ausgehen, dass Mobbing umso wahrscheinlicher zu Gesundheitsschäden führt, je länger es dauert. Das ist schon deshalb zu vermuten, weil Mobbing einen Betroffenen stark belastet und chronische Belastungen ein Gesundheitsrisiko darstellen.

- **Krankheit**

Meschkutat et al. (2002, S. 79) befragten die Betroffenen zu Krankheitsfolgen von Mobbing: In rund 44 % der Fälle erkrankten die Betroffenen im Laufe des Mobbings, davon die Hälfte länger als sechs Wochen. Lediglich 13 % der Befragten gaben an, dass Mobbing bei ihnen zu keinen gesundheitlichen Schäden geführt hatte. Rund ein Drittel der Gemobbten nahm therapeutische Hilfe in Anspruch. Das Spektrum der Krankheitsbilder ist breit und reicht von Schlafstörungen, Kopfschmerzen und Migräneanfällen über Atemnot, Lähmungserscheinungen und Neurodermitis bis zu depressive Störungen, Erkrankungen des Magen-Darm-Bereichs, Herz-Kreislauf- und Krebserkrankungen, wobei diese Aufzählung nicht vollständig ist. Dieser Variantenreichtum gesundheitlicher Folgen ist wenig überraschend, weil je nach individueller Konstitution chronischer Stress an anderen Stellen zu körperlichen oder psychischen Schäden führt. Siehe zu diesem Thema ► Kap. 1. Dass Mobbing ein Gesundheitsrisiko darstellt, zeigt exemplarisch die Studie von Tuckey et al. (2010) bei australischen Polizeibeamten.

Mit zunehmender Häufigkeit und mit zunehmender Dauer eines Mobbingprozesses werden die Mobbingfolgen gravierender. Die Daten von Meschkutat et al. (2002) belegen, dass Mobbing die berufliche Integrität der Betroffenen infrage stellt und die persönliche und soziale Sicherheit gefährdet, vom Wohlbefinden ganz zu schweigen. Problematisch ist, dass die bei Mobbing entstehenden persönlichen Folgen als nachträgliche Begründung für eine Fortsetzung des Mobbingprozesses herangezogen werden können.

Mobbing ist ein Gesundheitsrisiko

3

■ **Arbeitsplatzverlust**

bis hin zur
Arbeitsunfähigkeit

Jeder dritte Betroffene gibt an, dass es zu einer freiwilligen Versetzung innerhalb der Organisation kam, über 20 % kündigten selbst, rund 15 % wurden vom Arbeitgeber gekündigt. Frauen reagierten häufiger als Männer mit Krankheit, freiwilliger Versetzung oder Kündigung. Voreilige Schlüsse hinsichtlich einer mangelnden Belastbarkeit von Frauen sollte man hieraus jedoch nicht ziehen. Möglicherweise standen Männer zum Befragungszeitpunkt häufiger in der Rolle eines Familienernährers, die Studie stammt aus dem Jahr 2002, sodass eine Aufgabe des Arbeitsplatzes für Männer seltener eine gangbare Alternative darstellte. Auch das tradierte männliche Ideal des Belastbaren und Durchsetzungsstarken kann dazu geführt haben, dass Männer eher in der Mobbingsituation verblieben (Meschkutat et al., 2002, S. 82), obwohl das nicht immer sinnvoll ist. Am Ende eines langen Mobbingverlaufes geht es oft vor allem darum, die Arbeitsfähigkeit eines Betroffenen wieder herzustellen und ein frühzeitiges Ausscheiden aus dem Arbeitsleben zu vermeiden. Der Verlust eines Arbeitsplatzes ist eine harte Folge von Mobbing. Noch gravierender ist, wenn ein Mobbingopfer dauerhaft arbeitsunfähig wird, also nicht nur an einem Arbeitsplatz nicht mehr arbeiten kann, sondern frühverrentet wird oder auf Dauer staatliche Unterstützungen in Anspruch nehmen muss.

■ **Wirkungen bis hinein ins Privatleben**

depressive Stimmungen –
obsessives Verhalten

Man geht davon aus, dass Mobbingfolgen vor dem Hintergrund stresstheoretischer Modelle erklärbar sind (Premper, 2002), wobei Mobbing erheblich über das hinausgeht, was man im Allgemeinen in psychologischen Studien an Stressoren findet. Nach Fischer und Riedesser (2009) sind depressive Stimmungen und obsessives Verhalten häufige Mobbingfolgen. Eine Obsession zeigt sich vor allem in der Tendenz, sich gedanklich fortwährend mit den belastenden Ereignissen zu beschäftigen und den Angehörigen und Freunden die eigene Mobbinggeschichte immer wieder zu erzählen, bis diese schließlich genervt sind und abweisend reagieren. So kann die soziale Unterstützung mit der Zeit abnehmen, was Gefühle und Gefühle von Hoffnungslosigkeit und von Hilflosigkeit verstärkt. Solche Veränderungen wirken hinein in das Privatleben, weil sich ein betroffener Mensch verändert und Familie sowie Freunde nicht immer wissen, wie sie mit einer solchen Veränderung umgehen sollen. Laut Zuschlag (2001) kann Mobbing sich folgendermaßen auf das Familienleben und die Freizeitaktivitäten auswirken:

- Das Mobbingopfer kommt schlecht gelaunt nach Hause und reagiert schon bei kleinen Anlässen überempfindlich, gereizt und aggressiv. Auf Dauer kann die Beziehungsqualität zum Partner und zu Kindern leiden. Nicht nur Eltern können Mobbingopfer werden, sondern auch Kinder, was Einfluss auf Geschwister und auf Eltern haben kann. Da Menschen, die gemobbt werden, leiden, hat das Folgen für diejenigen, die ihnen nahe stehen.

- Das Mobbingopfer wird depressiv, verzweifelt und antriebslos und kann sich weder zu Familienunternehmungen noch zu irgendwelchen Freizeitaktivitäten aufraffen. Das kann die anderen Familienmitglieder beeinträchtigen, die oft nicht so richtig wissen, wie sie sich verhalten sollen. Letztlich kann durch die Verzweiflung oder Antriebslosigkeit eines Mobbingopfers die Lebensführung anderer Familienmitglieder beeinträchtigt werden.

- Das Mobbingopfer verängstigt die Familienmitglieder durch die Schilderung der täglich von ihm am Arbeitsplatz erduldeten Feindseligkeiten. Beängstigend wirkt auch ein drohender Arbeitsplatzverlust einschließlich der Folgen für die Familie wie Ausgabeneinschränkung oder Umzug.

- Das Mobbingopfer wird arbeitsunfähig, muss krank zu Hause bleiben, belastet die Familie und erlebt möglicherweise auch zu Hause zunehmend Ablehnung, weil die Familienmitglieder überfordert sind. Gerade psychische Folgen wie eine depressive Störung, Gereiztheit und Antriebslosigkeit können zu Konflikten in der Partnerschaft oder im Umgang mit den Kindern führen.

Auswirkungen

Das muss nicht so kommen und welche Folgen Mobbing in das Privatleben hinein hat, hängt auch von der Beziehungsqualität und vielen anderen Einflussfaktoren ab. Aber: Mobbing wirkt mit zunehmender Dauer und Intensität bis in das Privatleben hinein und kann langfristig Schäden auch in der Familie sowie im Freundes- und Verwandtenkreis auslösen. Mobbing ist deshalb, selbst wenn der Ausgangspunkt im Beruf liegt, zugleich ein Risiko für das Privatleben.

Mobbing wirkt in das Privatleben hinein

▶ Beispiel: Laura, Jan und Tanja

Laura und Jan verstehen sich gut, auch nach 18 Jahren Ehe, und dennoch geht es ihnen in der letzten Zeit oft schlecht. Eines ihrer beider Kinder, Tanja, wird in der Schule gemobbt. Das Verhältnis von Tanja zu ihren Eltern ist sehr gut und Tanja hat zu Hause nicht verheimlicht, dass sie gemobbt wird – immerhin.

3

ernste Sorge

Trotz aller Bemühungen, vielen Gesprächen mit Lehrern, den Eltern einiger der Mobber und der Suche nach einem Kinder- und Jugendtherapeuten, Plätze sind rar und noch haben sie keinen Platz bekommen, geht es Tanja immer schlechter und damit auch Laura und Jan. Laura und Jan machen sich ernsthafte Sorgen um Tanja. ◄

Warum geht es Laura und Jan schlecht, immerhin werden nicht sie selbst gemobbt? Abgesehen davon, dass Eltern mit ihren Kindern mitleiden, machen sich Laura und Jan Sorgen und merken zunehmend, wie wenig sie ausrichten könnten. So ein Gefühl von Hilflosigkeit hatten Laura und Jan früher nicht gekannt. Es könnte an folgenden Gedanken und Gefühlen liegen (adaptiert nach Burger, 2020, S. 23), dass es Laura und Jan schlecht geht:

- Laura und Jan machen sich ernsthafte Sorgen um Tanja, die früher zuversichtlich und lebenslustig war. Wie weit wird das Mobbing gehen? Ist mit körperlichen Übergriffen zu rechnen? Laura und Jan wissen es nicht, machen sich aber Sorgen.
- Hinzu kommt die Angst davor, dass sich Tanja etwas antun könnte. Wie lange kann man so etwas ertragen? Noch erkennen Laura und Jan keine Anzeichen für einen drohenden Suizid, aber wer weiß schon, ob man das frühzeitig merkt? Tanja war früher ein so fröhliches Kind. Davon ist nichts mehr übrig.
- Immer mal wieder, aber nur an rabenschwarzen Tagen, schleicht sich nagender Zweifel bei Laura und Jan ein, ob sie wirklich alles richtig gemacht haben. Haben sie in der Erziehung Fehler gemacht? Sind sie irgendwie vielleicht mitverantwortlich? Auch wenn das in einer Draufsicht von außen irrational wirkt, oft machen sich Angehörige von Mobbingopfern fälschlicherweise Vorwürfe, sie könnten irgendwie mit verantwortlich für das Mobbing sein.
- Auch wenn Laura und Jan wissen, dass Tanja durch das Mobbing sehr belastet ist und sie dafür Verständnis haben, wundern sie sich schon über die allgemeine Interesselosigkeit von Tanja. Selbst die übliche Radtour am Samstag, bei der Tanja ansonsten immer begeistert mit Jan um die Wette radelt, hat sie neulich ausfallen lassen – mit dem etwas lahmen Hinweis, es gehe ihr gerade nicht so gut. Laura und Jan erwarten eigentlich, ohne dass ihnen das vollständig bewusst sein muss, dass Tanja in der Familie nach wie vor funktioniert. In der Familie wird Tanja schließlich unterstützt und zumindest in der Familie müsste es Tanja gut oder wenigstens besser gehen. Eine

solche Erwartung ist oft unrealistisch und kann ein Mobbingopfer zusätzlich unter Druck setzen.

Das Beispiel von Tanja, Laura und Jan zeigt: Mobbing hat Folgen über denjenigen Menschen hinaus, der gemobbt wird. Falls Sie die Schilderungen der Gedanken und Sorgen von Laura und Jan für übertrieben halten: Es hätte noch schlimmer kommen können. Tanja hätte den Eltern verschweigen können, dass sie gemobbt wird, sie hätte vermeintliche Hilfe in einer Sekte suchen können, könnte an vermeintlich neue Freunde geraten und in eine Drogensucht hineinrutschen. STOPP! Jetzt werden wir mal den in ▶ Kap. 2 vorgestellten Gedankenstopp anwenden (▶ Abschn. 2.3). Vielleicht haben Sie beim Lesen gemerkt, auch wenn das nicht ihre Familie ist, kann einen ein solcher Fall Mitgefühl auslösen oder einen erschüttern, vielleicht weil man an eigene Erlebnisse denkt oder sich plötzlich Sorgen um die eigenen Kinder macht. Aber Emotionen sind kein guter Ersatz für analytisches Denken.

über das Mobbingopfer hinaus

> **Wichtig**
> Mobbing schädigt nicht nur denjenigen Menschen, der gemobbt wird, sondern trifft oft auch diejenigen Menschen, die einem Mobbingopfer nahe stehen.

Die Wirkung in das Privatleben eines Mobbingsopfers hinein schwächt die soziale Unterstützung und manche Mobber zielen genau auf eine solche Wirkung ab. Das Opfer schwächt man dadurch, dass man die soziale Unterstützung für das Mobbingopfer schwächt. Mobbing wirkt aber nicht nur in das Privatleben eines Betroffenen hinein, sondern auch in die Organisation hinein, in der gemobbt wird. Im Falle von Tanja würde sich die Wirkung auf die Schulklasse beziehen.

- **Organisation**

Meschkutat et al. (2002, S. 103–105) fragten nach dem Hauptgrund für das Ende des Mobbings. In mehr als der Hälfte der Fälle konnte das Mobbing erst durch Kündigung oder Auflösung des Arbeitsvertrags beendet werden, also durch eine Trennung von Mobbingtäter(n) und Mobbingopfer. Eine vergleichsweise hohe Anzahl von Mobbingopfern nannte Versetzung als Grund für das Ende von Mobbing, was ebenfalls auf eine Trennung von Mobbingtäter(n) und Mobbingopfer hinausläuft. Alle anderen Gründe wie Krankheit, Arbeits- oder Erwerbsunfähigkeit, rechtliche Schritte, Aussprache oder Einschreiten des Betriebsrats waren im Vergleich dazu selten. Das heißt, Mobbingprozesse

Rückzug

3

Klima

verlaufen oft bis zum bitteren Ende und werden erst dadurch beendet, dass die Betroffenen weichen oder dass dem oder den Mobbern gekündigt wird. Weichere Interventionen wie Aussprachen haben hauptsächlich in frühen Phasen von Mobbing eine Chance, einen Mobbingprozess zu stoppen.

Mobbing wirkt sich sowohl negativ auf eine betroffene Organisation aus als auch zerstörerisch auf das innerbetriebliche Klima. Die durch Mobbing verursachten betriebswirtschaftlichen und hieraus resultierend die gesellschaftlichen Kosten sind beträchtlich. Für Organisationen resultieren Kosten aus (Zuschlag, 2001):

- verminderter Arbeitsproduktivität bei Mobbingtätern und Mobbingopfern
- höheren Fehlzeiten wegen Krankheit
- höherer Fluktuation, mehr Kündigungen und Versetzungen
- arbeitsorganisatorischen Problemen wie beispielsweise ungenügende Informationsweitergabe
- einer Verschlechterung des Betriebsklimas, was sich in einer zunehmenden Verweigerungshaltung oder als Dienst nach Vorschrift zeigen kann
- arbeitsrechtlichen Verfahren

Mobbing ist teuer

Exakte und wirklich überzeugende Kostenrechnungen liegen nicht vor. Nach Premper (2002) kann man aber grob davon ausgehen, dass Kosten in Höhe von 15.000 bis 50.000 € pro Jahr und Mobbingfall entstehen, umgerechnet auf die heutige Zeit liegen die Summen deutlich höher. Für die Kosten von Fehlzeiten liegen genauere Daten vor, sodass die Größenordnung dieser Schätzung plausibel wird (Resch, 1997). Aber nicht alle Folgen von Mobbing sind in Euro und Cent zu beziffern: Schlechtes Betriebsklima, gegenseitiges Misstrauen, Absicherungsverhalten, schlechter Ruf einer Abteilung und das Leiden eines Menschen, der noch lange an den Folgen von Mobbing zu tragen hat – wie soll man das angemessen in Euro und Cent umrechnen? Das geht nicht und in der Regel wird man deshalb nur eindeutig messbare Kosten addieren, beispielsweise die Kosten für eine Psychotherapie oder die Kosten für eine Neubesetzung. Trotz dieser Unschärfen bei der Berechnung der Mobbingfolgekosten kann man von erheblichen Kosten für eine Organisation ausgehen, in der gemobbt wird.

▪ Gesellschaft

Vergesellschaftung von Kosten

Darüber, welche Kosten Mobbing in einer Gesellschaft verursachen, kann man trefflich streiten. Alleine die direkt auf Mobbing rückführbaren Kosten sind hoch, beispielsweise durch Krankschreibungen oder Frühverrentungen – diese

Kosten sind noch halbwegs abschätzbar. Hinzu kommen mögliche Folgen für Partner oder Kinder des Mobbingopfers – solche indirekt verursachte Kosten sind kaum schätzbar. Dennoch gibt es immer wieder Versuche, die Kosten von Mobbing zu beziffern. Bereits im Jahr 1995 hat Hartmann (1995) in einer Diplomarbeit versucht, die Kosten zu schätzen und ist auf einen gesamtwirtschaftlichen Schaden von 15 bis 50 Mrd. EUR gekommen. Selbst wenn man konstatiert, dass eine Spanne zwischen 15 und 50 Mrd. EUR breit ist und auch, dass diese Schätzung schon einige Zeit zurückliegt, kann man davon ausgehen, dass Mobbing erhebliche Kosten verursacht. Unabhängig davon, wie viele Milliarden Mobbing eine Gesellschaft kostet, ist eine volkswirtschaftliche Schädigung weitgehend unstreitig, schon deshalb, weil potenzielle Leistungen und damit Beiträge zu den Sozialversicherungen wegfallen, wenn ein Mobbingopfer nicht mehr arbeitsfähig ist. Zu den betrieblichen Kosten, den Sozialversicherungsbeiträgen und den Steuerausfällen kommen partnerschaftliche und familiäre Probleme infolge psychischer und körperlicher Beschwerden und daraus resultierende Behandlungskosten hinzu (Heidenreich, 2007). Entscheidend für die Höhe der geschätzten Gesamtsumme ist, welche Kosten man einbezieht und auch wie weitreichend man die Mobbingfolgen nachverfolgt. Angenommen, ein Kind wird in der Schule gemobbt, geht deshalb von der Schule ab und lernt keinen Beruf und macht später auch keinen Abschluss. Liegt das an dem Mobbing in der Schule oder ist das zu weit gedacht? Und falls man das als Mobbingfolge einstuft, welchen Wert in Euro misst man einem Leben zu, das nicht so gut gelaufen ist, wie es unter besseren Bedingungen hätte laufen können? Weil man es mit mehr unbekannten als bekannten und berechenbaren Folgen zu tun hat, sollte man Berechnung von Mobbingfolgen in Euro und Cent eher als grobe Schätzungen verstehen. Auf der anderen Seite werden Schäden, die in Euro und Cent angegeben, bei sehr betriebswirtschaftlich denkenden Menschen mehr Eindruck hinterlassen und möglicherweise zu mehr Bereitschaft führen, in die Prävention von Mobbing Geld zu investieren.

3.8 Gegenmaßnahmen – konzertierte Aktion

Wenn man Mobbing erkennt, sollte man möglichst früh die Reißleine ziehen (Kolodey, 2018, S. 8). Bei Mobbing muss man oft Belege sammeln, dass es sich wirklich (schon) um Mobbing handelt und es nicht einfach um einen Konflikt, der mit einem Gespräch oder einer internen Moderationsveranstaltung lösbar ist. Leider bemerken viele Mobbing-

breit ansetzen

3

betroffene den systematischen und feindseligen Ansatz der Angriffe erst spät. Zu dem Zeitpunkt könnten Mobbingbetroffene in einer Gruppe bereits isoliert oder psychisch angeschlagen sein. Deshalb sollte man sich so rasch wie möglich um eine Stabilisierung bemühen sowie Beratungsangebote und auch eine Psychotherapie in Anspruch nehmen. Eine Psychotherapie kann zudem helfen, klug mit Mobbing umzugehen. Man muss nicht erst eine depressive Störung entwickelt haben, um in eine Therapie zu dürfen. Mobbing kann nur dann abgestellt werden, wenn sich in der Form der Zusammenarbeit und der Kommunikation etwas ändert. Wenn ein Mobbingopfer eine Psychotherapie beginnt und an sich arbeitet, ansonsten aber alle weitermachen wie zuvor, ist das keine Lösung und festigt letztlich nur den Opferstatus eines Betroffenen. In aller Regel muss die jeweilige Führungskraft in die Konfliktlösung einbezogen werden. Wenn die direkte Führungskraft das Mobbingopfer nicht unterstützt, empfiehlt es sich oft, den Bereich zu wechseln, statt sinnlos weiter zu kämpfen. Hat man erst einmal viele Krankheitstage aufgebaut, dann wird auch ein interner Wechsel in einer Organisation schwerer. Nach Kolodej und Smutny (2020, S. 1) sind Führung und die konkreten Rahmenbedingungen in einer Organisation entscheidend, um Mobbing unterbinden zu können. Wenn man alleine gegen die eigene Führungskraft und gegen mehrere Kollegen steht, ist das eine sehr ungünstige Ausgangslage.

sich auf einen langen Kampf einstellen

Wenn man selbst Opfer wird, sollte man sich deshalb rasch um Hilfe bemühen. Zugleich sollte man an denjenigen Stellen ansetzen, bei denen man es weitgehend selbst in der Hand hat etwas zu ändern, also an der eigenen Konfliktfähigkeit arbeiten, sich um soziale Unterstützung in der Arbeit bemühen, sich vom Betriebsrat beraten lassen und sich über die Rechtslage informieren. Das ist ein mühsamer Prozess und eine Gegenmaßnahme alleine reicht oft nicht aus.

■ **Eine Grenze setzen – gar nicht so leicht**

der richtige Zeitpunkt

Die verbreitete Ansicht, dass man keinesfalls die andere Wange hinhalten sollte und dass diejenigen, die sich nicht wehren, zu chronischen Opfern würden, ist empirisch nicht bestätigt. Dennoch liest man immer wieder Empfehlungen, dass man sich als mögliches Mobbingopfer sofort und ganz energisch wehren soll. Viele der Vorschläge lesen sich auf den ersten Blick plausibel, beispielsweise denjenigen Kollegen zur Rede stellen, der ein unwahres Gerücht verbreitet oder direkt den Betriebsrat einzuschalten. Viele der plausibel wirkenden Vorschläge sind aber im Einzelfall nicht leicht umsetzbar. Auch der richtige Zeitpunkt des Gegensteuerns spielt eine Rolle, also wann man mit wem spricht. Was, wenn die der oder Mobbingtäter so tun, als gäbe es keine Probleme und es sei nichts gewesen? Wie soll man sich gegen vage Gerüchte wehren, wenn alle Angesprochenen so tun, als wüssten sie von nichts? Man braucht Energie, um sich zu wehren, und man sollte sozial klug vorgehen. An beiden Voraussetzungen mangelt es umso stärker, je länger man Mobbing ausgesetzt ist. Insofern ist die Grundidee gut, sich eher früher als später zu wehren. Auf der anderen Seite sollte man bedenken, dass man einen Ansatzpunkt braucht, um sich erfolgreich wehren zu können. Klar, alles, was man als Betroffener tun kann, sollte man auch tun, schon um der eigenen Selbstwirksamkeit willen. Doch das wird in vielen Fällen nicht ausreichen. Über 80 % der Mobbingbetroffenen gaben an, dass Klärungsversuche unterdrückt oder blockiert worden seien (Meschkutat et al., 2002, S. 94–95). Das lässt vermuten, dass eine direkte Klärung oder Gegenwehr nicht immer erfolgreich ist. Hilfreicher ist eine möglichst frühe Suche nach Unterstützung – bei Kollegen, Führungskräften oder bei Mitgliedern von Interessenvertretungen. Mobbingbetroffene suchen oft zusätzliche Unterstützung außerhalb einer Organisation. Nicht immer finden das Führungskräfte oder Kollegen gut, weil so ein chronischer Konflikt nach außen getragen wird und die Außenwirkung einer Abteilung leiden kann. Im Zweifel sollte man sich alle Hilfe holen, die bekommen kann, sei es intern in einer Organisation oder sei es extern durch eine Beratungsstelle, eine Psychotherapie oder eine anwaltliche Beratung. Wie offen man in einer Organisation damit umgeht, dass man sich externe Hilfe geholt hat, ist eine andere Frage.

Meschkutat et al. (2002, S. 98) haben gefragt, welche Instanzen um Hilfe gebeten wurden und inwieweit die Betroffenen dies als hilfreich erlebten. Man kann Mobbingbetroffenen keine Empfehlung geben, die in allen Situationen hilft. Eine zentrale Rolle spielen Familie und Freunde. Die Familienmitglieder werden fast zwangsläufig (76 %) in den Mobbingprozess hineingezogen, zumindest müssen sie die Folgen aushalten. Auch der jeweilige Hausarzt wurde häufig einbezogen (52 %), gefolgt von Psychologen (39 %). In Relation zu allen anderen Bereichen wurde die Unterstützung von Psychologen am häufigsten als hilfreich erlebt (Meschkutat et al., 2002, S. 99). Besonders der Vergleich mit den Hausärzten zeigt, dass Mobbingbetroffenen eher psychologisch (57 %) als ausschließlich medizinisch (41 %) geholfen werden kann. Allerdings gab immerhin ein Drittel der Befragten an, dass keine der um Hilfe ersuchten Personen oder Institutionen helfen konnte. (Meschkutat et al., 2002, S. 99) Ob keine Hilfe geleistet wurde oder ob diese subjektiv als nicht hilfreich wahrgenommen wurde, bleibt offen.

wer eingeschalten wurde

3

Situationsanalyse

Bevor Betriebsrat oder Personalabteilung aktiv werden, sollte man genau prüfen, um welche Art von Konflikt oder Mobbingprozess es sich handelt – gefragt sind hier die direkten Führungskräfte. Vorschnelles Reagieren zugunsten eines vermeintlichen Opfers kann Schaden anrichten, wenn sich später herausstellt, dass der Sachverhalt komplizierter ist als angenommen. Das macht Mobbingfälle und Mobbingverdachtsfälle mitunter schwer für Führungskräfte, Betriebsrat oder Personalabteilung zu handhaben. Man muss sich selbst ein Bild machen, viele Gespräche führen und sich in das Thema hineinknien. Nicht alle Führungskräfte von Mobbingopfern gehen so vor. Manchen Führungskräften fehlt die Zeit und manchen fehlt der Wille, sich selbst ein umfassendes Bild zu machen. Laut Kolodej und Smutny (2020, S. 1) sind Führungskräfte entscheidend, um Mobbing durch Kollegen unterbinden zu können.

Isolierung vermeiden

Kolodey (2018, S. 8) empfiehlt Betroffenen, früh aktiv zu werden, wenn sich ein Konflikt entwickelt und möglichst rasch ein klärendes Gespräch zu führen. Das kann im Vorfeld Mobbing verhindern, in einem bereits laufenden Mobbingprozess sind klärende Gespräche nur noch eingeschränkt wirksam. Zudem sollte man als Betroffener den Mobbingprozess verstehen und die Situation analysieren (Kolodey, 2018, S. 8). Dafür sollte man sich Hilfe holen, weil man in eigener Sache oft weniger klar sieht als von außen und auch, weil man mit der Einbindung anderer Menschen eine Isolierung vermeidet. Man steht nicht alleine da, sondern hat Bündnispartner. Hauptziel ist der Erhalt der eigenen Leistungsfähigkeit und der eigenen Gesundheit.

- **Kommunikation mit Mobbingopfern: Tipps zum Gesprächsverhalten**

sich auf den Gesprächspartner einstellen

Menschen sind verschieden und entsprechend angepasstes Gesprächsverhalten ist hilfreich, wenn man mit Menschen spricht, die gemobbt werden oder bei denen der Verdacht besteht, dass sie gemobbt werden. Bei aller Unterschiedlichkeit und Differenzierung kann man dennoch einige allgemeine Empfehlungen geben, die oft, aber nicht immer, im Gespräch mit Mobbingopfern helfen. Der wichtigste Tipp vorweg: Hören Sie sich die Schilderungen mit Anteilnahme an, aber vermeiden Sie es vorschnell Partei zu ergreifen. Dass Mobbingopfer Unterstützung suchen und sich vergewissern möchte, dass jemand an ihrer Seite steht, ist verständlich. Dennoch sollte man einen möglichst neutralen Blick behalten und erst alle Seiten anhören, bevor man sich eine abschließende Meinung zu einem konkreten Fall bildet. Führungskräfte und Kollegen haben nicht dieselben Rollen wie Familienmitglieder, Psychologen oder Rechtsanwälte.

Während ein Psychologe oder ein Rechtsanwalt auf der Seite desjenigen steht, der um Rat fragt, sieht das bei Führungskräften und Kollegen schon anders aus.

Versuchen Sie zuerst, Maßnahmen zu finden, die ein Betroffener allein durchführen kann. Das gilt vor allem in frühen Phasen von Mobbing. Sichern Sie einem Betroffenen dabei Unterstützung zu, ohne dessen Position vollständig zu übernehmen, beispielsweise so: *Ich kann nicht beurteilen, was wirklich passiert ist, aber ich werde Sie dabei unterstützen, wenn Sie eine Klärung herbeiführen wollen.* Bevor Sie selbst als Führungskraft handeln, fragen Sie verschiedene Mitarbeiter und analysieren Sie die Situation gründlich. Sie werden etwas Zeit brauchen, um zugrunde liegende Konflikt gründlich zu analysieren und verschiedene Sichtweisen zu erfassen. Folgende Fragen sollten in einer Situationsanalyse geklärt werden:

Hilfe zur Selbsthilfe – in frühen Phasen

- Worum geht es in dem Konflikt? Gibt es einen Konflikt hinter dem offenkundigen Konflikt?
- Wie war der Verlauf des Konflikts? Wie lange dauert der Konflikt schon an? Nimmt die Dynamik zu oder nicht?
- Welche Personen sind direkt oder indirekt beteiligt? Und welche Rollen übernehmen die Beteiligten, beispielsweise Unterstützer, Verteidiger, Abwartende?
- Welche Machtpositionen haben die Beteiligten? Und welche Interessen haben die Beteiligen?
- Welche Beziehungen gibt es zwischen den Beteiligten? Sind manche der Beteiligten privat befreundet oder nicht?
- Welche Grundeinstellung zum Konflikt haben die Beteiligten? Wird der Grundkonflikt von den Beteiligten noch für lösbar gehalten oder nicht? Wie wird das begründet?
- Droht der Konflikt sich auszuweiten? Oder ist der Konflikt begrenzbar?

Je weiter ein Mobbingprozess fortgeschritten ist und je weniger man eine Bereitschaft der Beteiligten erkennt, sich miteinander offen und konstruktiv auseinanderzusetzen, desto eher sollte man als Führungskraft eingreifen. Als Führungskraft spielt man bei Mobbing eine zentrale Rolle (Hoffmann, 2016, S. 12–13), ob man das möchte oder nicht. Selbst wenn man als Führungskraft weder Täter noch Opfer ist, prägt man mit seinem Führungsverhalten das Grundklima in einer Abteilung und den Umgang mit einem Mobbingverdacht.

Eingreifen – in späten Phasen

- **Folgen für die Täter**

Rund 11 % der von Meschkutat et al. (2002, S. 23) Befragten gaben an, dass der Mobber im Betrieb versetzt wurde und 8 % der Mobber wurde aufgrund des Mobbings gekündigt.

wer weichen muss

3

Prävention

Allerdings gaben rund 60 % der Befragten an, dass das Mobbing keine Folgen für den oder die Mobber nach sich gezogen hat. Es scheint daher in der Regel so zu sein, dass eher das Mobbingopfer weichen muss als der oder die Mobbingtäter.

■ **Was eine Organisation tun kann**

Ideal ist es, Mobbing bereits im Vorfeld den Nährboden zu entziehen. Hierfür kommen mehrere Ansatzpunkte in Betracht (Heidenreich, 2007; Hoffmann, 2016; Meschkutat et al., 2002, S. 105–108; Premper, 2002), die eher Vorfeld und damit präventiv einzuordnen sind:

- Arbeitsorganisation: Für größere Handlungs- und Entscheidungsspielräume der Mitarbeiter sorgen, betriebliche Entscheidungsprozesse transparent machen sowie generell die Kommunikation verbessern und Zuständigkeiten klar regeln. Je schlechter Arbeit organisiert ist, desto mehr Konflikte entstehen.

- Aufklärung und Schulung: Gut zwei Drittel der Betroffenen sprechen sich dafür aus, Führungskräfte und andere Beschäftigte zum Thema Mobbing zu schulen. Gute Führung wirkt präventiv gegen Mobbing. Ein Betriebsklima, in dem gegenseitige Unterstützung geschätzt wird und Intrigen als unsozial und unerwünscht gelten, macht Mobbing unwahrscheinlicher. Regelmäßige gemeinsame Besprechungen in Arbeitsgruppen können dem Aufstauen und Verschleppen von Konflikten entgegenwirken. Die Möglichkeit, sich informell auszusprechen, beispielsweise in der Kaffeeküche oder beim Mittagessen, kann Konflikte vergleichsweise früh und niederschwellig entschärfen.

- Konfliktbeauftragte: In größeren Organisationen besteht die Möglichkeit, eine Anlaufstelle zur Konfliktregelung bzw. für Mobbingbetroffene einzurichten. Idealerweise ist der Konfliktbeauftragte weder der Organisationsleitung noch der Arbeitnehmervertretung verpflichtet und kann Kontakt zu einschlägig qualifizierten Psychologen, Ärzten, Rechtsanwälten herstellen.

- Betriebsvereinbarung: In vielen größeren Organisationen wurden Betriebsvereinbarungen zur Mobbingprävention und zum Umgang mit Mobbing geschlossen. Ausgehend von einer Mobbingdefinition wird ein Verhaltenskodex festgelegt. Ferner wird festgelegt, wie bei Verdachtsfällen und bei Verstößen gegen den Verhaltenskodex zu verfahren ist. Meist wird nicht nur Mobbing in solchen Vereinbarungen aufgegriffen, sondern allgemein unethisches oder destruktives Verhalten.

■ Diversity-Management: Das Fördern personeller Vielfalt (Diversity) in Organisationen kann helfen, Unterschiede nicht negativ, sondern positiv oder zumindest neutral zu bewerten. Eine Organisation, die sich glaubhaft für Vielfalt einsetzt, kann Mobbing den Nährboden entziehen. Diversity bezieht sich dabei nicht nur auf das Geschlecht, sondern auf auch die Herkunft, das Alter oder auf Werthaltung und Einstellungen. Das setzt allerdings in manchen Organisationen einen kulturellen Wandel voraus, der viel Zeit benötigt und der nicht einfach von oben angeordnet werden kann.

Schlechtes Organisationsklima ist ein wichtiger Einflussfaktor bei der Entstehung von Mobbing. Nach Resch (1997) gibt es eine Reihe von Anzeichen für ein schlechtes Organisationsklima: Häufige Beschwerden einzelner Mitarbeiter; Nachlassen gemeinsamer sozialer Aktivitäten wie Geburtstagsfeiern und Betriebsausflüge; Lieblosigkeit im Umgang mit gemeinsam genutzten Einrichtungen; Nach-außen-Tragen von Konflikten; Hochkochen von Gerüchten, vor allem über einzelne Kollegen, ohne dass die Betreffenden direkt angesprochen werden.

Letztlich gibt es keine verlässlichen Daten zur Wirksamkeit organisationsbezogener Handlungsempfehlungen (Willingstorfer et al., 2002), sodass es letztlich vom Willen und der Überzeugung der Beteiligten abhängt, ob beispielsweise eine Vereinbarung gegen unethisches Verhalten abgeschlossen und im Alltag umgesetzt wird oder nicht. Solche Vereinbarungen schaffen zumindest einen Rahmen und eine abgesicherte Vorgehensweise im Umgang mit Mobbingfällen und mit Mobbingverdachtsfällen.

Wirksamkeit unklar

■ **Rechtsberatung und psychologische Hilfen**

Wenn man sich gegen Mobbing wehrt, sollte man rechtliche und psychologische Aspekte im Auge behalten. Klar, es kann um die berufliche Existenz, das Einkommen und eine gute Position gehen. Man sollte versuchen, seine Rechte durchzusetzen, sei es gegen die Mobber, eine Führungskraft, die untätig bleibt oder eine Organisation, die einen in der Not im Stich lässt. Hierfür sollte man einen Fachanwalt für Arbeitsrecht einschalten, je nach Mobbinghandlung auch einen Fachanwalt für Strafrecht, und sich frühzeitig beraten lassen. Aber unabhängig vom juristischen Kampf gegen Mobbing sollte man sich selbst möglichst stabilisieren oder stabil halten und hierfür psychologische Hilfen in Anspruch nehmen – von Beratungs- bis Therapieangeboten. Denn die beste Abfin-

abwägen

3

dung vom Arbeitgeber hilft einem nur wenig, wenn man aufgrund von Mobbing arbeitsunfähig wird und man nicht wieder auf die Füße kommt. Deshalb sollte man nicht auf eine juristische Auseinandersetzung oder eine Abfindung verzichten. Aber man sollte auch prüfen, wie viel Energie man als Betroffener hat, eine juristische Auseinandersetzung erfolgversprechend zu führen. Die destruktive Wirkung von Mobbing reicht über die Zeit hinaus, in der man gemobbt wurde. Letztlich geht es darum, seine Arbeitsfähigkeit und seine Lebensfreude zu erhalten oder zurückzugewinnen. Ob ein längerer Rechtsstreit einem hilft, weil man sich besser fühlt, wenn man die Stirn bietet, oder ob einen das zusätzlich belastet, hängt von einem selbst ab – der eigenen Persönlichkeit, von Werten, von Motiven und von den eigenen Einstellungen. Wie so oft in diesem Buch kann auch in diesem Punkt kein Vorgehen pauschal empfohlen werden.

Zusammenfassung

Mobbing ist ein extremer sozialer Stressor. Je länger Mobbing dauert und je intensiver es ist, desto drastischer sind die Folgen. Die eine typische Mobbinghandlung gibt es nicht. Im Kern geht es um feindselige und systematische Angriffe gegen einen Menschen – in der Regel setzt Mobbing an solchen Stellen an, an denen ein Mensch verwundbar wirkt. Da Mobbing gravierende Folgen hat, für einen Betroffenen, eine Abteilung, eine Organisation und letztlich die Gesellschaft insgesamt, gilt es Mobbing frühzeitig entgegenzuwirken. Welche Gegenmaßnahmen im Einzelfall hilfreich sind, lässt sich nicht pauschal beantworten. Meist muss man mehrere Gegenmaßnahmen einleiten. Wenn man selbst Opfer von Mobbing wird, sollte man sich früh um Hilfe bemühen und sich beraten lassen, wie man vorgeht. Wenn man Mobbing beobachtet, sollte man einschreiten und nicht zu einem Mitläufer werden, der Mobbing durch seine passive Haltung indirekt ermöglicht. Auf der anderen Seite sollt man als Führungskraft oder als Kollege nicht bei jedem Konflikt in einer Gruppe oder zwischen zwei Kollegen einschreiten. Gruppen können auch lernen, konstruktiv mit Konflikten umzugehen. Es gilt den schmalen Grat zu treffen zwischen voreiliger Einmischung bei einer normalen Konfliktaustragung auf der einen Seite und einem Laufenlassen von Mobbing auf der anderen Seite.

Literatur

Burfeind, C. (2020). *Mobbing am Arbeitsplatz erkennen und verstehen.* Springer Fachmedien.

Burger, M. (2020). *Lernwelt Mobbing. Auswirkungen von Mobbing auf das System Familie.* Springer VS.

Destatis (2012). *1. Quartal 2012: Zahl der Erwerbstätigen steigt um 1,5 %.* Statistisches Bundesamt. ► https://www.destatis.de/DE/PresseService/Presse/Pressemitteilungen/2012/05/PD12_169_13321pdf.pdf?__blob=publicationFile. Zugegriffen: 20. Mai 2012.

Esser, A., & Wolmerath, M. (2008). *Mobbing. Der Ratgeber für Betroffene und ihre Interessenvertretung* (7. Aufl.). Bund.

Fischer, G., & Riedesser, P. (2009). *Lehrbuch der Psychotraumatologie* (4. Aufl.). UTB.

Fischer, S. M., John, N., Melzer, W., Kaman, A., Winter, K., & Bilz, L. (2020). Mobbing und Cybermobbing bei Kindern und Jugendlichen in Deutschland – Querschnittsergebnisse der HBSC-Studie 2017/18 und Trends. *Journal of Health Monitoring, 5*(3), 56–72. ► https://doi.org/10.25646/6894. ► file:///C:/Users/06k-xx8-u1/Documents/JoHM_03_2020_HBSC_Mobbing.pdf. Zugegriffen: 4. Okt. 2021.

Hartmann, C. (1995). *Angst, Kosten und Controlling – Eine Analyse des Angstphänomens als betriebswirtschaftlicher Kostenfaktor und als Herausforderung für ein ganzheitlich orientiertes Controlling.* Diplomarbeit. Fachhochschule Köln.

Heidenreich, J. (2007). *Kostenfaktor Mobbing. Wie Manager Ursachen erkennen und erfolgreich vorbeugen.* Wiley-VCH.

Hoffmann, G. P. (2016). *Führungsherausforderung Mobbing.* Springer Fachmedien.

Holz, M., Zapf, D., & Dormann, C. (2004). Soziale Stressoren in der Arbeitswelt: Kollegen, Vorgesetzte und Kunden. *Arbeit, 13*(3), 278–291.

Katzer, C. (2014). *Cybermobbing – Wenn das Internet zur W@ffe wird.* Springer Spektrum.

Kolodey, C. (2018). *Psychologische Selbsthilfe bei Mobbing.* Springer Fachmedien.

Kolodey, C., & Smutny, P. (2020). *Führungs- und Organisationsverantwortung bei Mobbing.* Springer Gabler.

Leymann, H. (1993). *Mobbing. Psychoterror am Arbeitsplatz und wie man sich dagegen wehren kann.* Rowohlt.

Leymann, H. (1995). Einführung: Mobbing. Das Konzept und seine Resonanz in Deutschland. In H. Leymann (Hrsg.), *Der neue Mobbing-Bericht. Erfahrungen und Initiativen, Auswege und Hilfsangebote* (S. 13–26). Rowohlt.

Merk, K. (2014). *Mobbing. Praxisleitfaden für Betriebe und Organisationen.* Springer Gabler.

Meschkutat, B., Stackelbeck, M., & Langenhoff, G. (2002). *Der Mobbing-Report. Repräsentativstudie für die Bundesrepublik Deutschland. Schriftenreihe der Bundesanstalt für Arbeitsschutz und Arbeitsmedizin – Forschung, Fb 951* (2. Aufl.). Wirtschaftsverlag NM.

Peters, B. (2012). Mobbing im Internet – Wer hilft? *Der Tagesspiegel.* ► https://www.tagesspiegel.de/themen/digitalisierung-ki/nach-dem-tod-von-amanda-todd-mobbing-im-internet-wer-hilft/7285750.html. Zugegriffen: 5. Okt. 2021.

Premper, V. (2002). Mobbing am Arbeitsplatz – Eine Folge ungeklärter Konflikte. *Report Psychologie, 27*(3), 182–190.

Rammsayer, T., Stahl, J., & Schmiga, K. (2006). Grundlegende Persönlichkeitsmerkmale und individuelle Stressverarbeitungsstrategien als Determinanten der Mobbing-Betroffenheit. *Zeitschrift für Personalpsychologie, 5*(2), 41–52.

3

Resch, M. (1997). Mobbing und Konflikte am Arbeitsplatz. In Deutscher Gewerkschaftsbund Bundesvorstand (Hrsg.), *Informationen zur Angestelltenpolitik* (Bd. 3). Deutscher Gewerkschaftsbund.

Sancini, A., Tomei, F., Ciarrocca, M., Di Pastena, C., et al. (2013). Mobbing: A meta-analysis. *Prevention & Research, 2*(1), 9–21.

Spieß, E., & Reif, J. A. M. (2018). Quellen von Stressoren. In J. A. M. Reif, E. Spieß, & P. Stadler (Hrsg.), *Effektiver Umgang mit Stress* (S. 13–31). Springer.

Stucke, T. S. (2002). Persönlichkeitskorrelate von Mobbing. Narzissmus und Selbstkonzeptklarheit als Persönlichkeitskorrelate bei Mobbingtätern. *Zeitschrift für Arbeits- und Organisationspsychologie, 46,* 216–221.

Stucke, T. S., & Sporer, S. (2002). When a grandiose self-image is threatened: Narcissism and self-concept clarity as predictors of negative emotions and aggressions following ego-threat. *Journal of Personality, 70*(4), 509–532.

Suhr, F. (2021). *Mobbing am Arbeitsplatz ist kein Einzelphänomen.* Statista. ► https://de.statista.com/infografik/24543/befragte-zu-ihren-erfahrungen-mit-mobbing-bei-der-arbeit/. Zugegriffen: 4. Okt. 2020.

Teuschel, P. (2010). *Mobbing. Dynamik – Verlauf – gesundheitliche und soziale Folgen.* Schattauer.

Tuckey, M. R., Dollard, M. R., Saebel, J., & Berry, N. M. (2010). Negative workplace behaviour: Temporal associations with cardiovascular outcomes and psychological health problems in Australien police. *Stress and Health, 26*(5), 372–381.

Willingstorfer, B., Schaper, N., & Sonntag, K. (2002). Mobbingmaße und -faktoren sowie bestehende Zusammenhänge mit sozialen Arbeitsplatzbedingungen. *Zeitschrift für Arbeits- und Organisationspsychologie, 46*(3), 111–125.

Zapf, D. (1999). Mobbing in Organisationen. Überblick zum Stand der Forschung. *Zeitschrift für Arbeits- und Organisationspsychologie, 43*(1), 1–25.

Zuschlag, B. (2001). *Mobbing. Schikane am Arbeitsplatz* (3. Aufl.). Verlag für Angewandte Psychologie.

Burn-out – eine extreme Stressfolge

Inhaltsverzeichnis

© Der/die Autor(en), exklusiv lizenziert durch Springer-Verlag GmbH, DE, ein Teil von Springer Nature 2022
S. Seibold, *Stress, Mobbing und Burn-out*,
https://doi.org/10.1007/978-3-662-64190-3_4

4

In diesem Kapitel wird erläutert, was man unter Burn-out versteht und inwiefern sich Burn-out von innerer Kündigung und von chronischer Erschöpfung in klinisch-psychologischem Sinne abgrenzt. Ferner werden Risikofaktoren für Burn-out vorgestellt. Abschließend wird auf Gegenmaßnahmen eingegangen und es werden mögliche Wege aus einem Burn-out hinaus beschrieben. Burn-out wird in diesem Kapitel als mögliche Folge von chronischem Stress verstanden. Wenn man erlebt, sich chronischem Stress nicht entziehen zu können oder chronischen Stress trotz Bemühens nicht bewältigen zu können, kann sich ein Gefühl von Kontrollverlust oder Hoffnungslosigkeit ausbreiten. Burn-out sollte man ernst nehmen und möglichst frühzeitig etwas unternehmen. Weil das aus eigener Kraft oft nicht mehr geht, zumindest nicht in späten Phasen von Burn-out, empfiehlt es sich, Hilfe zu suchen und in Anspruch zu nehmen. Auf der anderen Seite ist nicht jede Müdigkeit gleich ein Burn-out, sondern kann auch die nötige Regenerationsphase nach einer größeren Anstrengung sein.

■ **Gescheiterte Stressbewältigung erhöht das Burn-out-Risiko**

Grenzen der Regenerationsfähigkeit

Wenn man sich angestrengt hat, wird man müde. Das ist ein Zeichen dafür, dass man Ruhe und Erholung braucht (Keel, 2014, S. 1). Müdigkeit lässt sich im Normalfall durch ausreichenden Schlaf und genügend Pausen beheben (Keel, 2014, S. 3). Dennoch sind die Energie und die Regenerationsfähigkeit endlich – physisch und psychisch. Wenn man zu lange stark belastenden Situationen ausgesetzt ist, wird das zunehmend ungesund, weil wir man sich mit der Zeit langsamer und irgendwann gar nicht mehr erholt. Besonders gefährlich ist eine subjektive Ausweglosigkeit, wenn man keine Lösung für ein Problem oder keine Besserung bei einem Stressor erkennen kann. Subjektive Ausweglosigkeit führt in der Regel zu chronischem Stress (Burisch, 2014, S. 3). Chronischer Stress ähnelt in vielen Aspekten den körperlichen Anzeichen von Burn-out.

❯❯ **Wichtig**

Menschen mit unterschiedlicher Persönlichkeit, unterschiedlichen Werten, Motiven und Einstellungen reagieren unter gleichen äußeren Umständen unterschiedlich. Das bedeutet, dass auch für eine Entstehung von Burn-out das subjektive Erleben eines Menschen eine zentrale Rolle spielt, ähnlich Spieß, Reif und Stadler (2018, S. 90).

ein Weckruf

Über das subjektive Erleben hinaus beeinflussen auch die objektiven Arbeitsbedingungen Burn-out. Das könnte man so auf den Punkt formulieren: Es gibt Menschen, die sensibler reagieren und eher einen Burn-out entwickeln als andere Menschen in vergleichbaren Situationen. Und es gibt Arbeitsbedingungen, die so ungünstig sind, dass viele Menschen einen Burn-out entwickeln. Erlebt beispielsweise ein Mensch seine Umwelt zu oft als bedrohlich, erlebt er Bedrohungen durch die Umwelt sehr intensiv oder werden wichtige Bedürfnisse dauerhaft nicht befriedigt, entsteht chronischer Stress. Scheitern die Versuche, solchen chronischen Stress zu bewältigen, kann Burn-out eine Folge sein (Burisch, 2014, S. 19). Das passiert allmählich und nicht auf einen Schlag. Manche Menschen befinden sich beispielsweise beruflich oder privat in einem Zustand permanenter Bewährung, können also nie richtig abschalten. Insofern kann man Burn-out auch als einen Weckruf verstehen, seine eigenen Bedürfnisse ernst zu nehmen und seine eigenen physischen oder psychischen Grenzen zu beachten (König, 2020, S. 10).

> **Wichtig**
>
> Neben Überlastung kann auch erlebte Sinnlosigkeit des eigenen Tuns einen Burn-out begünstigen. Erlebt man die eigene Arbeit als sinnlos, kann das stark belasten, selbst wenn der zeitliche Umfang der Arbeit unproblematisch ist.

Burn-out erhöht langfristig das Risiko für psychische Erkrankungen (Scharnhorst, 2019, S. 17, 40–42; Toppinen-Tanner et al., 2009) und körperliche Erkrankungen (Honkonen et al., 2006; Peterson et al., 2008). Burn-out führt daher wenig überraschend zu krankheitsbedingten Abwesenheitszeiten vom Arbeitsplatz bis hin zu Frühpensionierungen (Ahola et al., 2008, Ahola et al., Ahola, et al., 2009, Ahola et al., Ahola, et al., 2009). Neben einer Beeinträchtigung des Arbeitsklimas verursacht Burn-out deshalb auch erhebliche Kosten bei Krankenkassen und bei der Rentenversicherung. Nach einer Studie des Robert Koch-Instituts (2012, S. 31) tritt Burn-out vorwiegend im mittleren Alter auf und bei Frauen häufiger als bei Männern. Burn-out ist nicht nur ein individuelles Gesundheitsrisiko, sondern hat auch für die betroffene Organisation und für die Gesellschaft insgesamt gravierende Negativfolgen. Die Prävention gegen Burn-out ist deshalb eine lohnende Investition in die Zukunft, auch wenn das, wie bei Investitionen unvermeidlich, zunächst Aufwand verursacht und Geld kostet.

Gesundheitsrisiko

- **Niemand scheint gefeit**

Immer wieder wurden Befunde berichtet, dass diese oder jene Gruppe besonders gefährdet sei, Burn-out zu erleiden.

es kann jeden treffen

4

Zunächst war das die Gruppe der helfenden Bereiche, was vor allem daran lag, dass Burn-out zunächst in diesen Berufsgruppen untersucht wurde. Später wurde festgestellt, dass Burn-out unter Jüngeren verbreiteter ist als unter Älteren (Maslach & Jackson, 1984; Maslach et al., 2001; Schaufeli und Enzmann, 1998). Möglicherweise handelt es sich dabei jedoch um einen Selektionseffekt, weil nur gegen Burn-out resistente Menschen bis zu einem höheren Alter arbeiten. Und: Ledige weisen höhere Burn-out-Werte auf als Verheiratete. Also schnell heiraten? So einfach ist es leider nicht, da Burn-out auch die Gesundheit des Intimpartners negativ beeinflussen kann (Bakker, 2009). Wenn man jemanden heiratet, der unter Burn-out leidet, belastet das einen selbst. Hinsichtlich anderer soziodemografischer Variablen wurden keine substanziellen Unterschiede gefunden. So fanden beispielsweise Maslach und Jackson (1984) keine Unterschiede hinsichtlich des Bildungsstandes. Die Ausführungen zeigen: Die Suche nach Unterschieden im Burn-out-Risiko in Abhängigkeit von soziodemografischen Variablen ist nur eingeschränkt sinnvoll. Bei genauer Betrachtung kann man festhalten, dass keine Gruppe gegen Burn-out gefeit ist. Und letztlich hilft es einem Betroffenen 60-Jährigen Mann nicht weiter, wenn er liest, dass eher jüngere und eher Frauen gefährdet seien. Am Ende stellt sich die Frage für jeden einzelnen potenziell betroffenen Menschen konkret in dessen Lebenssituation: Bin ich selbst von Burn-out betroffen oder nicht? Falls ja, was kann oder sollte ich tun, um den Zustand zu ändern? Aus dieser Perspektive heraus wurde dieses Kapitel geschrieben. Trotz aller Unterschiede von einem Fall zum anderen, zeichnen sich Einflussfaktoren ab, die das Risiko eines Burn-out erhöhen. Zwei dieser Faktoren werden nachfolgend exemplarisch vorgestellt: *Perfektionismus* als Personenfaktor und *Veränderung* als Situationsfaktor. Weitere Details zu Personenfaktoren siehe ► Abschn. 4.5 und zu Situationsfaktoren ► Abschn. 4.6.

▪ Risiko Perfektionismus

negativer Perfektionismus

Menschen, die sich keinerlei Fehler oder Schwächen zugestehen, nicht einmal in Nebensächlichkeiten (Hansch, 2021, S. 13), leben gefährlich. Wenn Spitzenleistungen selbstverständlich werden und wenn alle Leistungen, die auch nur ein wenig von Spitzenleistungen abweichen als unzureichend bewertet werden, befindet man sich in einem Zustand dauernder Bewährung. Im besten Fall erreicht man hin und wieder den Mindeststandard Höchstleistung. In allen anderen Fällen ist man enttäuscht und muss sich künftig noch mehr anstrengen. Da Perfektionismus in aller Regel nicht erreichbar werden kann, ist man häufig unzufrieden. Die Metaanalyse von Hill und Curran (2016, S. 277–281) zeigt, dass vor allem *negativer Perfektionismus* das Risiko von Burn-out erhöht, beispielsweise wenn man sich Sorgen macht, Fehler zu begehen, negative soziale Bewertungen fürchtet, negative Reaktionen auf Nichtperfektionismus erlebt oder wenn man Unterschiede zwischen den eigenen Erwartungen und tatsächlicher Leistung wahrnimmt. Demgegenüber hat das Setzen hoher persönlicher Leistungsstandards alleine einen nur schwachen Effekt, der verschwindet, wenn man den Zusammenhang hoher persönlicher Leistungsstandards mit negativem Perfektionismus statistisch herausrechnet. Perfektionismus wirkt vor allem dann als Risikofaktor, wenn man sich selbst negativ bewertet oder Sorge vor negativen Bewertungen durch andere Menschen hat (Hill & Curran, 2016, S. 282). Die Wirkung eines negativen Perfektionismus auf Burn-out liegt in der Größenordnung der Wirkung einer geringen emotionalen Stabilität (Hill & Curran, 2016, S. 282–282). Negativer Perfektionismus stellt ein erhebliches Burn-out-Risiko dar.

> **Definition: Perfektionismus**
>
> Perfektionismus ist das Streben nach Vollkommenheit. Letztlich haben Perfektionisten überhöhte Standards – hinsichtlich eigener und fremder Leistungen oder hinsichtlich des sozialen Verhaltens, dass sie von sich und von anderen Menschen erwarten.

Zum Problem kann das werden, wenn die überhöhten Standards wichtig für den eigenen Selbstwert sind und in vielen verschiedenen Situationen angelegt werden (Ortmann, 2016, S. 28–29), man also beispielsweise nicht nur im Sport oder nur im Beruf perfektionistisch ist. Perfektionismus schadet umso eher, je mehr Lebensbereiche umspannt werden, wobei extremer Perfektionismus auch dann schaden kann, wenn er sich nur auf einen einzigen Lebensbereich bezieht – vor allem wenn Fähigkeiten fehlen, dem perfektionistischen Anspruch gerecht zu werden. Wer unbedingt den nächsten Nobelpreis gewinnen will, wird sich schwertun mit irgendeiner anderen Leistung zufrieden zu sein. Auch wer unbedingt einen Marathon unten drei Stunden laufen will, könnte sich unnötig unter Druck setzen. Warum reicht es nicht, regelmäßig Ausdauersport zu treiben, unabhängig davon, ob irgendein persönliches Leistungsziel erreicht wird oder nicht?

unrealistische Lebensziele

    Perfektionismus kann zur Überbewertung von Fehlern und zu überstarken Zweifeln an der eigenen Leistungsfähigkeit führen, weil man überhöhte Standards als vermeintlich normalen Vergleichsmaßstab anlegt (Ortmann, 2016, S. 30).

Perfektionismusfalle

4

Wegen der Unzufriedenheit mit der eigenen Leistung strengt man sich immer mehr an bis hin zu einer übersteigerten Verausgabung. Man versucht dann selbst um den Preis einer Selbstschädigung eigene oder fremde überhöhte Standards zu erfüllen – koste es, was es wolle. Wenn man überhöhte Standards hat, kann man ein Rennen nicht gewinnen. Stattdessen muss man die eigenen Leistungsstandards ändern, auch wenn viele Betroffene das zunächst nicht wahrhaben wollen. Die Änderung überhöhter Standards geht in Regel mit einer Einstellungsänderung einher (siehe ▶ Abschn. 2.8 *Einstellungsänderung*). Häufig braucht man therapeutische Hilfe, um einen eingeschliffenen Perfektionismus abzulegen (Ortmann, 2016, S. 35–37). Perfektionismus entwickelt sich oft über eine längere Zeit und birgt auch subjektive Vorteile für die Betroffenen. Deshalb muss man sich anstrengen, um Perfektionismus wieder loszuwerden. Ganz alleine oder nur mit einem Buch oder mit einem zweitägigen Seminar schaffen das die wenigsten Menschen.

positives Selbstkonzept

Ein positives Selbstkonzept bietet zwar selbst Perfektionisten einen gewissen Schutz vor Burn-out (Schmieta, 2001), da Menschen mit positivem Selbstkonzept weniger abhängig von äußerer Bestätigung sind und sich deshalb weniger vereinnahmen lassen. In vielen Berufen ist man aber nie wirklich mit der Arbeit fertig. Immer könnte man noch ein Projekt mehr stemmen, noch einen Kunden mehr anwerben, noch einen Klienten mehr betreuen, noch ein Buch schreiben oder ein besseres Buch schreiben. Wenn man es von seinem eigenen Perfektionismus angetrieben nicht schafft, auch einmal eigene Ansprüche herunterzuschrauben, verbaut man sich Handlungsmöglichkeiten. Also vielleicht einmal die Wohnung nicht perfekt putzen, die Freundin nicht gleich zurückrufen oder sich für eine Sonderschicht ausnahmsweise nicht freiwillig melden. Menschen, die gut funktionieren und die immer perfekte Arbeitsergebnisse abliefern, sind angenehm für diejenigen, die Aufgaben verteilen und deshalb wird stärker auf reibungslos funktionierende Menschen zurückgegriffen als auf andere Menschen. Für das konstante Abliefern sehr guter Leistungen bekommt man dann als Belohnung noch mehr Arbeit aufgehalst. Aber Burn-out ist kein ausschließlich auf den Beruf bezogenes Thema. Burn-out wirkt erheblich in das Privatleben hinein (Bakker et al., 2004). Wobei Burn-out nicht immer aus beruflichen Belastungen resultiert, die dann in das Privatleben hineinwirken. Es kann auch umgekehrt sein, beispielsweise, wenn einen die Pflege von Angehörigen überfordert oder erhebliche Probleme der eigenen Kinder einem sehr viel Kraft abverlangen. In solchen privaten Überlastungssituationen ist man auch nie mit der Arbeit fertig, macht sich ständig Sorgen und kann nicht abschalten.

Da Perfektionismus, zumindest zu einem Teil, eine Einstellung ist, breitet er sich allmählich in verschiedene Lebensbereiche aus, wenn man nicht sehr aufpasst. Nur wenige Menschen schaffen es, Perfektionismus eng begrenzt auf einen Lebensbereich zu beziehen. Wer perfektionistisch im Beruf ist, ist das oft auch im Privaten und überträgt seine eigenen sehr hohen Ansprüche auf andere Menschen. Damit verstärkt ein solcher Mensch perfektionistische Tendenzen bei anderen Menschen. Wenn vier von fünf Mitarbeiter einer Abteilung außerordentlich perfektionistisch sind, muss sich der fünfte Mitarbeiter wohl oder übel anpassen, wenn er in das Team integriert werden möchte. Die perfektionistische Abteilung schafft dann ein perfektionistisches Klima, und man muss selbst dann perfektionistisch arbeiten, wenn es gar keinen sachlichen Grund dafür gibt.

Tendenz zur Ausweitung

▶ Beispiel: Ein fast perfektes Leben

Stephanie absolvierte das Studium in Rekordzeit und gründete schon mit 25 Jahren ihr eigenes Unternehmen. Es lief außerordentlich gut und sie konnte nach 2 Jahren Investorengelder im mittleren einstelligen Millionenbereich einwerben. Mit den Investorengeldern wurde das Unternehmen weiter ausgebaut, was ebenfalls sehr erfolgreich gelang. Als Stephanie 30 Jahre alt wurde, war das Unternehmen schon auf 60 Mitarbeiter angewachsen und sie eine erfolgreiche Unternehmerin. Nur machte ihr die Arbeit nicht mehr ganz so viel Freude wie früher. Wie hatte sie die Anfänge genossen, als sie einfach entscheiden und am nächsten Tag umsetzen konnte. Heute ist das mühsamer. Nicht alle Mitarbeiter ziehen genauso mit, wie sie sich das wünscht, obwohl sie immer viel Energie in die Personalauswahl steckt und sich um eine persönliche Beziehung zu jedem einzelnen Mitarbeiter bemüht. Immer öfter fühlt sie sich wie ein Prellbock zwischen den Interessen der Investoren, die Wachstum und steigende Margen sehen wollen, den Kunden, die einen perfekten Service erwarten sowie den Wünschen von Mitarbeiten auch mal kürzertreten zu dürfen. Die Mitarbeiter können sich da leichter abgrenzen als Stephanie, es ist ja nicht deren Unternehmen. Stephanies Eltern brauchen inzwischen mehr Unterstützung als früher, gerade bei Papierkram, und ihre Schwester, die früher die meisten dieser Aufgaben übernommen hatte, ist jetzt mit den beiden letztes Jahr überraschend geborenen Zwillingen ziemlich ausgelastet. Und nun noch das. Sie hatte schon gemerkt, dass ihr Partner in den letzten Monaten immer häufiger verschnupft reagiert hatte, wenn sie mal wieder eine Nachtschicht einlegen musste, um noch eine Investorenpräsentation

4

oder ein extrem wichtiges Kundengespräch vorzubereiten. Früher war er verständnisvoller. Am letzten Wochenende, das erste freie Wochenende seit zwei Monaten, an dem sie einen Kurzausflug an die Ostsee geplant hatten, musste sie den Laptop mitnehmen, obwohl sie ihm versprochen hatte, das nicht zu tun. Eine ihrer wichtigsten Mitarbeiterinnen war kurzfristig ausgefallen und für Montag musste einfach noch etwas fertig werden. Sie hatte innerlich geflucht, aber was sollte sie tun. Die Distanz zwischen ihrem Partner schien in den letzten Wochen größer geworden zu sein – deshalb auch der Ausflug an die Ostsee, um wieder einmal mehr Zeit füreinander zu haben.

Als Stephanie am Samstagmorgen um 6 Uhr aufgestanden war, um am Laptop zu arbeiten, hatte er eine Augenbraue hochgezogen und noch nichts gesagt. Aber als sie das geplante Abendessen am Samstagabend absagte und stattdessen etwas beim Hotelservice bestellte und ihn fragte, ob er lieber Pizza oder Burger wolle, war ihm der Kragen geplatzt. Er hatte sie vor die Wahl gestellt, entweder wie seit Wochen geplant mit ihm zu Abend zu essen oder er würde direkt nach Hause fahren. Eine bestellte Pizza könne er auch zu Hause vor dem Fernseher essen. Irgendwie konnte sie seine Enttäuschung sogar verstehen, aber der Montagtermin war so unfassbar wichtig. Sie konnte einfach nicht anders und der Versuch, ihn auf einen schönen Sonntag zu vertrösten, machte ihn noch ärgerlicher. Wutentbrannt war er noch am frühen Samstagabend nach Hause gefahren, mit dem Zug, obwohl er Zugfahren hasste. Jetzt, am Samstagabend um 22 Uhr, saß Stephanie auf der Kante des Hotelbetts und fühlte sich total ausgelaugt. Sie saß da schon seit 2 h und konnte sich einfach nicht dazu zwingen, den Montagtermin weiter vorzubereiten. Sie fühlte sich nur noch müde, sehr müde. ◄

Regeneration als wichtiges Ziel

Schwer zu sagen, ob die beiden wieder zueinanderfinden werden. Auch schwer zu sagen, ob Stephanie kurz vor einem Burn-out steht oder schon mittendrin. Wie es weitergehen wird, hängt auch davon ab, wie Stephanie mit ihrem Perfektionismus umgehen wird. Klar, ein eigenes Unternehmen ist etwas anderes als irgendein Job. Dennoch dürfte das Unternehmen nicht gleich untergehen, wenn Stephanie sich das eine Wochenende gegönnt hätte. Auf Dauer wird ein Wochenende nicht reichen, um für die nötige Regeneration zu sorgen, aber ein erster Schritt wäre es schon gewesen.

▪ **Risiko Veränderung**

zu viel in zu kurzer Zeit

Neben physischen Beanspruchungen wie beispielsweise durch lange Arbeitszeiten wirken auch psychische Faktoren negativ, wie Streit oder Enttäuschung durch wichtige Menschen oder wie bei Stephanie die Entfremdung von einem wichtigen Menschen. Für Menschen, die viel Arbeitszeit in zwischenmenschlichen Beziehungen und mit Kommunikation verbringen, sind häufige Konflikte und Frustrationen eine mögliche Ursache für Überlastung. Neben solchen spezifischen Risiken kann ein allgemein steigender Veränderungsdruck zur Überforderung führen, weil Veränderungen Anpassungen erfordern und damit Energie kosten. Zu viele Veränderungen in kurzer Zeit sind ein Risikofaktor für Burn-out.

Der Begriff *Burn-out* hat sich aus der ursprünglichen Fokussierung auf psychosoziale Berufe gelöst und wurde bei vielen Berufsgruppen beschrieben, beispielsweise bei Anwälten, Bestattern, Stewardessen, Fluglotsen, Journalisten, Verwaltungsbeamten und IT-Personal (Gerlmaier & Latniak, 2011). Von Dienstleistungsberufen als Risikoberufen für Burn-out spricht man nicht mehr und ebenso wenig von Burn-out als Managerkrankheit (Becker, 2011). Die ursprüngliche Vermutung, dass Burn-out speziell bei Menschen mit emotionalem Kontakt zu Patienten oder Klienten zu finden sei, wurde folgerichtig mit der Zeit fallen gelassen (Maslach et al., 2001; Schaufeli & Enzmann, 1998; Zapf, 2002). Burn-out kann man in jedem Beruf finden (Gerlmaier, 2011) und Burn-out kann auch die Folge einer privaten Belastung sein, beispielsweise einer langjährigen und aufwändigen Pflege von Angehörigen. Emotional belastende Kontakte mit Kunden oder Klienten sind ein Risikofaktor für Burn-out, aber nicht der einzige. Dennoch wird vermutet, dass das Burn-out-Risiko in manchen Berufsgruppen höher ist als in anderen, beispielsweise bei Ärzten, Lehrern und Pflegekräften auf Intensiv- und Krebsstationen (Scharnhorst, 2019, S. 48). Für einen einzelnen Menschen sind solche Aussagen bei aller Plausibilität nur einschränkt hilfreich. Am Ende geht es um den konkreten Einzelfall. Auch ein Landwirt kann an Burn-out erkranken und nicht jeder Arzt und nicht jede Pflegekraft trägt ein individuell erhöhtes Risiko an Burn-out zu erkranken.

Letztlich kann man festhalten, dass unerwünschte Veränderungen, teilweise sogar erwünscht Veränderungen, das Burn-out-Risiko erhöhen. Veränderungen erfordern eine Anpassung und das kann anstrengen. Veränderungen sind beispielsweise eine neue Führungskraft, Wechsel in ein anderes Team, ein Umzug, die Trennung vom Partner, ein neuer Partner, die Umstellung auf die Einschränkungen der Covid-19-Pandemie oder die Rückkehr zum normalen Leben nach der Covid-19-Pandemie. Solange wir mehr oder weniger automatisiert handeln können, das ist ein positiver Effekt von Routine, können wir auch vergleichsweise große Arbeitsmengen bewältigen. Bei Veränderungen ist das nicht möglich, weil wir bewusst denken und handeln müssen, manche Dinge

genau hinsehen – der Einfall zählt

Veränderungen kosten Kraft

4

erst noch lernen und uns aktiv bemühen müssen, uns an eine neue Situation anzupassen. Das kostet sehr viel mehr Energie als Routinehandlungen. Ein Burn-out wird in aller Regel jedoch nicht durch eine einzige Veränderung ausgelöst, sondern durch zu viele Veränderungen in zu kurzer Zeit, oder durch eine kritische Veränderung zu viel, wenn man es vor der kritischen Veränderung gerade noch mit letzter Kraft geschafft hatte, sein Leben in der Bahn zu halten – beispielsweise mittels Routinehandlungen. Wenn dann noch eine weitere Veränderung hinzukommt, kann das System zusammenbrechen. Die Energie zur Bewältigung der einen weiteren Veränderung hat man dann einfach nicht mehr. Die eine kritische Veränderung ist dann zwar der Auslöser, aber nicht die eigentliche Ursache von Burn-out. Aus Sicht von Betroffen wird oft zu stark auf eine einzige kritische Veränderung abgestellt, weil Betroffene oft verstehen wollen, wie es zu einem Burn-out gekommen ist. Klar, eine kritische Veränderung kann gravierend sein, sollte aber nicht den Blick auf die Zeit davor verstellen. Achtet man zu sehr auf die eine kritische Veränderung unmittelbar vor einem Burn-out, übersieht man möglicherweise den langen Weg davor und auch mögliche eigene Anteile auf dem Weg in einen Burn-out.

4.1 Definitionen und Phänomen

Burn-out kommt nicht über Nacht

In der Umgangssprache beschreibt der Begriff *Burn-out* einen Zustand vollständiger Erschöpfung: Man ist derart erschöpft, dass man nichts mehr tun kann, nichts mehr geben kann, an nichts mehr Freude empfindet. Der Psychoanalytiker Freudenberger (1974) führte den Begriff *Burn-out* in die Psychologie ein. Er stellte bei ursprünglich hoch motivierten Sozialarbeitern fest, dass sie auffällig oft etwa ein Jahr nach Arbeitsaufnahme psychisch geradezu zusammenbrachen. Der Begriff Burn-out hat sich umgangssprachlich durchgesetzt, obwohl Burn-out, wie Burisch (2014, S. 9) zurecht schreibt, eigentlich eine unpassende Metapher ist. Ein Burn-olut ist ein schneller und einmaliger Vorgang. Beispielsweise brennt eine Sicherung mit einem Schlag durch und man braucht eine neue. Übertragen in die Psychologie meint Burn-out demgegenüber eine zu hohe Anstrengung über einen zu langen Zeitraum ohne ausreichende Phasen der Regeneration (Bursch 2014, S. 10). Burn-out ist ein schleichender Prozess, den man irgendwann bemerkt, oft genug sehr spät oder sogar zu spät. Burn-out ist kein Phänomen, das einen über Nacht anfällt.

Definition: Burn-out nach Burisch (2014)

In diesem Buch wird der Definition von Burisch (2014, S. 19) gefolgt, der sich seinerseits auf eine Definition einschlägiger niederländischer Berufsverbände bezieht. Burn-out liegt demnach vor, wenn man drei Symptome feststellt:

- Fehlbelastung
- Beschwerden über einen Zeitraum von mehr als 6 Monaten
- Müdigkeit und Erschöpfung

Von *Fehlbelastung* spricht man, wenn Kontrollverlust in der Stressbewältigung auftritt, wenn Betroffene den Eindruck haben, die Alltagsanforderungen nicht mehr in den Griff zu bekommen und beruflich oder sozial nicht mehr funktionieren (Burisch, 2014, S. 18). Wenn man mal eine Woche sehr viel zu tun und sich deshalb ausgelaugt fühlt, ist das kein Burn-out, sondern normale Müdigkeit. Die Dauer von *6 Monaten* zieht eine Grenze zu vorübergehenden Beschwerden. Zwar gibt es eine Vielzahl von Symptomen, dazu nachfolgend mehr, aber im Kern handelt es sich bei Burn-out um *Müdigkeit* und *Erschöpfung*, die über einen längeren Zeitraum andauert und die auf Fehlbelastungen zurückgeht. An den 6 Monaten sollte man nicht zu akribisch festhalten. Wer sich seit 4 Monaten sehr müde und erschöpft fühlt, sollte nicht noch 2 Monate warten, sondern direkt etwas ändern oder sich direkt Hilfe holen.

Symptome

Alltagsbegriff Burn-out – erfolgreich vage

Im Gegensatz zu der klaren Definition von Burn-out (siehe oben) nach Burisch (2014, S. 19) hat der Begriff *Burn-out* als vage Bezeichnung für verschiedene Arten von Erschöpfung eine beachtliche Verbreitung bis in den alltäglichen Sprachgebrauch hinein gefunden. Allerdings wurde umgangssprachlich kein geteiltes Verständnis entwickelt, was genau Burn-out ist und inwiefern es von benachbarten Phänomenen abzugrenzen ist, wie beispielsweise von einer depressiven Störung (▶ Abschn. 1.11.4 *Depressive Störung*) oder von normaler Müdigkeit nach einem anstrengenden Arbeitstag. Für viele Menschen ist der Gedanke, an Burn-out zu leiden, leichter zu ertragen als die Diagnose einer depressiven Störung. Burn-out ist im Gegensatz zu einer depressiven Störung kein Tabubruch, ähnlich Knieps und Pfaff (2020, S. 96), wonach Burn-out in einer leistungsorientierten Gesellschaft eher akzeptiert wird als eine depressive Störung. Burn-out wird in der klinischen Praxis diagnostiziert, obwohl es kein standardisiertes und gesichertes Vorgehen zur Klassifikation gibt.

Abgrenzung

Tatsächlich muss zur Abrechnung mit den Krankenkassen regelmäßig eine andere Hauptdiagnose eingetragen werden, beispielsweise eine depressive Störung (Korczak et al., 2010). *Burn-out* kann derzeit nur als Zusatzbezeichnung zu einer Grunderkrankung vergeben werden.

■ **Klassifikationssysteme der klinischen Psychologie**

Vorsicht mit Selbstdiagnosen

Da man mit den Symptomen von Burn-out klinischen Störungen sehr nahekommen kann, ist es bei Verdacht auf Burn-out geboten, sich professioneller psychotherapeutischer Hilfen zu bedienen (Scharnhorst, 2019, S. 127). Von einer Selbstdiagnose wird abgeraten (ähnlich Sisolefsky et al., 2017, S. 12), weil man in einem Zustand von Burn-out mit Einschränkungen in der Wahrnehmung rechnen sollte und man mit einer rationalen Durchdringung seiner aktuellen Lebenssituation überfordert sein kann. Am besten geht man so vor, wie wenn einem der Fuß nach wenigen Schritten schmerzen würde. Man geht zum Hausarzt oder zu einem Facharzt und bittet um eine Diagnose sowie um eine entsprechende Behandlung. Je nachdem, ob die Schmerzen von einer Bänderverletzung, einem Ermüdungsbruch oder einer eingewachsenen Warze herrühren, ist eine andere Behandlung hilfreich. Entscheidend ist, dass man sich rechtzeitig Hilfe holt.

> **Wichtig**
>
> Je früher man sich Hilfe sucht, desto besser sind die Heilungschancen – auch bei Burn-out. Bei einem Verdacht auf Burn-out sind Psychotherapeuten eine sinnvolle Anlaufstelle.

Neurasthenie

Nach Auffassung von Schaufeli und Enzmann (1998) ist die Diagnose einer *Neurasthenie* nach dem internationalen Diagnosesystem ICD-10 (International Classification of Diseases) diejenige formale Klassifikation, die Burn-out am besten kennzeichnet, zumindest wenn die Neurasthenie berufs- oder arbeitsbezogen ist. Neurasthenie geht mit der Klage über vermehrte Müdigkeit nach geistigen Anstrengungen einher, häufig verbunden mit abnehmender Arbeitsleistung oder Effektivität bei der Bewältigung täglicher Aufgaben. Bei einer anderen Form von Neurasthenie liegt der Schwerpunkt auf Gefühlen körperlicher Schwäche und Erschöpfung nach nur geringer Anstrengung, begleitet von muskulären und anderen Schmerzen. Bei weiteren Formen stellen sich begleitend Reizbarkeit, Freudlosigkeit und Angstgefühle ein. Nach Hillert und Marwitz (2006) entspricht *Neurasthenie* praktisch einem *Chronic Fatigue Syndrome,* siehe hierzu den ▶ Abschn. 4.4

Zusatzdiagnose

Gemäß BKK-Gesundheitsreport 2020 (Knieps & Pfaff, 2020, S. 96) wird Burn-out häufig unter der Diagnose *Z73:*

Probleme mit Bezug auf Schwierigkeiten bei der Lebensbe-wältigung eingeordnet, setzt also letztlich eine psychische Störung als Hauptdiagnose voraus, oft ist das eine depressive Störung. Formal gesehen zählt Burn-out damit nicht zu den psychischen Störungen, wird aber dennoch im Alltag oft als psychische Störung interpretiert, obwohl es sich eher um einen Symptomkomplex handelt (Keel, 2014, S. 25). Während die Arbeitsunfähigkeitstage bei psychischen Störungen zugenommen haben, bleiben die Zahlen bei Burn-out weitgehend konstant (Knieps & Pfaff, 2020, S. 96). Daraus kann man nicht schlussfolgern, dass die Häufigkeit von Burn-out konstant bleibt, übrigens auch nicht, dass Burn-out zunimmt oder abnimmt. Solange Burn-out nicht eindeutig klassifizierbar ist und nur als Zusatzdiagnose vergeben wird, sind Aussagen zur tatsächlichen Verbreitung von Burn-out mit erheblichen Unsicherheiten behaftet.

■ **Die Welt ist nicht genug – unrealistische Belohnungserwartungen**

Auch wenn in diesem Buch der Definition von Burisch (2014, S. 19) gefolgt wird, kann ein Blick auf weitere Definitionen hilfreich sein, weniger um der reinen Begriffsklärung willen als vielmehr um einen umfassenden Eindruck vom Phänomen Burn-out zu erhalten und davon, was man unter Burn-out verstehen kann. Auch in ► Abschn. 4.2 werden verschiedene Perspektiven berücksichtigt.

andere Sichtweisen

Definition: Burn-out nach Freudenberger und North (2002)

Freudenberger und North (2002) definieren Burn-out als einen Zustand, der sich langsam aus andauerndem Stress und Energieeinsatz entwickelt und schließlich Motivation, Einstellung und Verhalten beeinträchtigt.

Nach Freudenberger entsteht Burn-out überwiegend durch eine narzisstische Helferpersönlichkeit, man merkt, dass Freudenberger Psychoanalytiker war und er Symptome entsprechend seiner psychoanalytischen Perspektive verortete. Weil Freudenberger den Startpunkt für den Begriff *Burn-out* in der Psychologie gesetzt hat, erhält er hier einen besonderen Platz. Symptombezogene Einteilungen sind letztlich sinnvoller als kausal interpretierende (narzisstische Helferpersönlichkeit), weil einem die eigene Theorie den Blick mitunter zu sehr verstellt, vor allem wenn es andere konkurrierende Theorien gibt, die möglicherweise hilfreicher sind als die eigene Theorie. Daher folgt dieses Buch dem allgemeinen klinischen Klassifikationssystem des Diagnostischen und Statisti-

narzisstische Helferpersönlichkeit

4

schen Manuals Psychischer Störungen DSM-5® (Falkai und Wittchen, 2015), in dem Symptome beschrieben werden, aber keine Ursachenvermutungen zur Entstehung von psychischen Störungen aufgestellt werden.

unrealistische
Belohnungserwartungen

Zurück zur narzisstischen Helferpersönlichkeit von Freudenberger. Solche Menschen zeichnen sich durch sehr hohe Belohnungserwartungen aus, die im Alltag enttäuscht werden (müssen) (Lauck, 2003). Wer aufgrund sehr hoher Belohnungserwartungen sehr viel leistet, handelt sich oft ein Problem ein, weil er regelmäßig über seine Leistungsgrenzen hinausgeht. Belohnungserwartungen können sich auch auf die Dankbarkeit von Klienten beziehen. Es muss sich nicht um materielle Belohnungserwartungen handeln. Wenn schließlich klar wird, dass die erwartete sagenhafte Belohnung nicht erreicht werden wird, sackt die Motivation ab und man spürt die eigene Erschöpfung, die sich bereits zuvor aufbaute, die man aber wegen der Hoffnung auf Belohnung verdrängt hatte. Dennoch ist Burn-out nicht in diesem einen Moment der Erkenntnis entstanden, dass man die erhoffte sagenhafte Belohnung doch nicht bekommen wird, sondern in der Zeit davor. Nur hat man das möglicherweise selbst gar nicht gemerkt. Auch wenn es Menschen mit narzisstischer Helferpersönlichkeit gibt, ist das nicht die einzige Ursache von Burn-out und manchmal sind es ganz andere Ursachen – nicht jeder Mensch, der unter einem Burn-out leidet, hat eine narzisstische Helferpersönlichkeit. Sobald man in anderen Berufen nachprüfte, entdeckt man auch dort Burn-out. Letztlich wird man Burn-out überall dort finden, wo Anforderungen, seien es eigene oder die der Umwelt, nur mit einer dauerhaften Überanstrengung erreicht werden können. Insofern ist der konkrete Beruf weniger wichtig wie die konkreten Arbeitsbedingungen.

- **Hochgefährlich – emotionaler Stress**

schleichende Auszehrung

Auch die Perspektive von Aronson et al. (1983) ist interessant. Aronson et al. (1983) verstehen unter *Ausbrennen* einen seelischen Zustand, der häufig bei Menschen auftritt, die mit anderen Menschen arbeiten und die in Beziehungen zu Patienten, Klienten, Vorgesetzten oder Kollegen die Gebenden sind. Somit wäre Burn-out eine Erschöpfung durch chronischen emotionalen Stress. Ein Ausbrennen tritt weniger als Folge vereinzelter traumatischer Ereignisse auf, sondern als schleichende Auszehrung. Dieser Ansatz ist prozessorientiert und interindividuell, da er an den Interaktionen mit anderen Menschen ansetzt. Kernursachen sind nach Aronson et al. (1983) sowie nach Pines und Aronson (1988) *Überlastung*, *Autonomiemangel* und *Mangel an Belohnungen*. Mangelnde Autonomie wird besonders dann als belastend erlebt,

wenn dieser Mangel durch häufiges Ändern von Vorschriften sowie durch kurzfristige und schlecht geplante organisatorische Umstellungen verursacht wird und wenn man nichts
dagegen tun kann. Ungünstig wirken auch unklare Ziele,
fehlende Zeitsouveränität und ungenügende Kommunikation – alles typische Probleme von Großorganisationen. Der
Mangel an erlebten Belohnungen bezieht sich nicht speziell
auf die Bezahlung, sondern stärker auf die soziale Anerkennung von Leistung. Hier findet sich der Ansatz von Freudenberger (1974) wieder. Für Jüngere kann ein möglicher Rea-
litätsschock nach Eintritt in eine Organisation und der hier-
mit einhergehenden Veränderungen besonders risikoreich
sein. Nach Pines (1993) findet sich Desillusionierung, die
wiederum zu Burn-out führen kann, häufiger bei Menschen,
die hochmotiviert sind. Letztlich ist Burn-out aber nicht auf
die Berufseintrittsphase begrenzt, sondern kann in allen Be-
rufsphasen auftreten. Zudem kann Burn-out auch durch eine
chronische private Überlastung entstehen.

- **Selbstgefährdung**

Nicht nur zu viele Ansprüche oder Forderungen von außen [Präsentismus]
können zu Burn-out führen, auch eine zu lange in Kauf ge-
nommene Selbstgefährdung sollte man im Auge behalten.
Badura und Steinke (2011, S. 20) verstehen darunter, beispielsweise krank zur Arbeit gehen (Präsentismus), auf Erholungspausen verzichten, auch am Wochenende oder im Urlaub arbeiten, länger als 10 h am Tag arbeiten oder unbezahlte Überstunden leisten. Warum tun Menschen so etwas?
Badura und Steinke (2011, S. 20–21) nennen folgende Aspekte (adaptiert):

- Leistungssteuerung durch Kennzahlen: Mitarbeiter wer- [Ursachen]
  den umso eher befördert und desto besser bezahlt, je umfassender sie Ziele erreichen – am besten natürlich übererf-
  üllen. Dagegen wäre wenig einzuwenden. Heikel wird es,
  wenn mit jeder Zielerreichung die Ziele für das nächste
  Jahr angehoben werden und wenn als Standardmaßstab
  die Bestleistung anderer gilt (Benchmarking). Irgendwann
  kann man die Leistung nicht mehr steigern, erhält aber
  wegen der stetig steigenden Ziele die Rückmeldung, dass
  die eigene Leistung nicht (mehr) ausreicht. Dahinter steckt
  die irrige Idee dauerhafter Höchstleistungen sowie die irrige Annahme, solche Höchstleistungen mit einer ständigen Anhebung von Zielvorgaben erreichen zu können.
- Sich vergleichen: Menschen neigen, je nach Erziehung und
  Sozialisation etwas mehr oder etwas weniger, zum sozialen Vergleich: Wo stehe ich mit meinen Leistungen in der
  Gruppe? Bin ich der Beste, der Schlechteste oder irgendwo

4

in der Mitte? Das tun viele Menschen von sich aus, nicht nur, weil Ziele von einer Führungskraft vorgegeben werden. Gefördert wird das soziale Vergleichen durch organisationsinterne oder -externe Wettbewerbe: Das beste Team des Monats, des Jahres, im Vertrieb, im Einkauf und so weiter. Durch solche Wettbewerbe fördert man soziale Vergleiche. Wer möchte schon zum Verliererteam des Jahres gehören? Klar, das sagt so meist niemand, aber wenn von fünf Teams drei ausgezeichnet werden, was ist dann mit den anderen beiden Teams? Zur Leistungsspitze gehören diese beiden Teams jedenfalls nicht. Es spricht wenig dagegen, nach Leistung zu bezahlen und nach Leistung zu befördern. Aber der Wettbewerbsgedanke muss nicht bis in jede Ritze des Berufslebens dringen und man muss sich nicht permanent mit anderen vergleichen.

- Euphorie blendet: Es kann Spaß machen, in einem Team zu arbeiten, in dem alle an einem Strang ziehen, jeden Tag 11 h arbeiten, um 18 Uhr noch Pizza bestellen, um bis 22 Uhr noch ein Projekt zu Ende zu bringen oder zumindest so zu tun, als könnte man das noch nach 11 h harter Arbeit. Mitunter wird eine solche auf Dauer selbstschädigende Arbeitsweise als Start-up-Mentalität verklärt, meist verbunden mit einer Selbstüberschätzung. *Wir sind die Besten! Wir schaffen das! Wer, wenn nicht wir!* So etwas kann tatsächlich Spaß machen und es kann auch eine Zeit lang gut gehen. Warum nicht direkt nach der Ausbildung oder dem Studium mal so richtig ranklotzen? Wenn jemand dieses Tempo nicht mitgehen kann (emotionale Instabilität) oder will (Partner, Freunde, Familie) fällt er aus dem Team heraus. Nicht nur einzelne Menschen kommen bei einer solchen Arbeitsweise auf Dauer an persönliche Grenzen, auch ganze Teams können von übermäßiger Euphorie abstürzen, wenn extremer Arbeitseinsatz nicht durch extreme Erfolge gerechtfertigt wird.

- Vermeintliche Selbstoptimierung: Um maximale Leistung zeigen zu können, nimmt man leistungssteigernde Medikamente, verschiebt Arztbesuche oder Treffen mit Freunden. Man optimiert sein Leben mit dem Fokus auf maximaler Leistung. Das ist keine gute Idee, weil man so nur ein wenig mehr Zeit oder Leistung gewinnen kann, allerdings um den Preis einer Verschlechterung der eigenen Gesundheit oder zulasten des Freundeskreises. Am langen Ende betreibt man Raubbau an sich selbst. Es ist sinnvoller und gesünder, seine Leistungsfähigkeit dauerhaft auf einem guten Niveau zu erhalten, statt für einen begrenzten Zeitraum extrem zu leisten.

Die Ausführungen zeigen: Es ist gar nicht so leicht, Einflüsse der Person von solchen des Umfeldes (Situation) zu trennen, ganz zu schweigen von den Wechselwirkungen zwischen Person und Situation (Interaktion). Zudem ist es nicht einfach so, dass ein Mensch ausschließlich selbst schuld ist, wenn er in selbstgefährdendes Verhalten rutscht. Man kann Teams oder Organisationen nicht von einer Mitverantwortung freisprechen. Auch Teams oder Führungskräfte können selbstgefährdendes Verhalten wahrscheinlich machen und im Extremfall sogar erwarten oder einfordern, beispielsweise wenn einen die Führungskraft im Urlaub anruft und ganz selbstverständlich erwartet, dass man gleich zu einer Videokonferenz hinzuschaltet. Erkennen kann man solche Tendenzen in Teams oder Organisationen, wenn man auf die Art der Selbstdarstellung achtet, beispielsweise in Besprechungen oder bei einer Präsentation. Ein Warnzeichen können Selbstdarstellungen sein, in denen höchste Ansprüche sehr deutlich herausgestellt werden (Badura & Steinke, 2011, S. 21), möglicherweise mit einer impliziten Abwertung von Mitarbeitern, Kollegen oder anderen Teams, die diesen Ansprüchen tatsächlich oder vermeintlich nicht gerecht werden.

Person – Situation – Interaktion

- **Burn-out messen**

Mit den Burnout-Screening-Skalen (BOSS) von Geuenich und Hagemann (2014) liegt ein verlässliches Messinstrument für die Altersgruppe von 18 bis 65 Jahren und für alle Berufsgruppen vor. Die BOSS kann nur von Fachpersonal durchgeführt werden, es handelt sich nicht um einen Selbsttest. Daher erfordert es etwas Aufwand, sich testen zu lassen. Das geht beispielsweise bei Psychotherapeuten. Mit dem BOSS werden erfasst: physische, psychische und soziale Beschwerden in verschiedenen Lebensbereichen; Zufriedenheit und Ressourcen in verschiedenen Lebensbereichen wie Beruf, eigene Person, Freunde. Der Vorteil einer solchen Messung ist: Man kann den eigenen Wert mit Durchschnittswerten vergleichen, hat also eine Art Einordnung, und man geht systematisch vor. Wissenschaftlich entwickelte und geprüfte Verfahren wie die BOSS sind den vielen im Internet kostenfrei verfügbaren Selbsttests vorzuziehen. Mit der Durchführung eines Tests sollte zugleich ein Gespräch mit einem Psychotherapeuten verbunden sein, um die Ergebnisse zu besprechen und auch um über die Testergebnisse hinaus die eigene Lage schildern zu können. Sollten Sie einen Test wie den BOSS bei einem Psychotherapeuten oder möglicherweise bei einer Beratungsstelle absolvieren, nehmen Sie sich die Zeit für ein persönliches Beratungsgespräch.

Burnout-Screening-Skalen (BOSS)

4

┌─ **Arbeitsdefinition Burn-out** ─────────────────

Aus den verschiedenen dargestellten Definitionen lässt sich
extrahieren, dass *Burn-out* einen Zustand von Frustration
und Erschöpfung bezeichnet, in dessen Folge Betroffene
keine Kraft und Motivation mehr haben, die Arbeit in der
bisher durchgeführten Intensität oder Qualität fortzusetzen
(Buchka & Hackenberg, 1987; für weitere Definitionen siehe
Burisch, 2014).

└──

ein altes Phänomen mit neuem Namen

Im Übrigen sollte man sich davor hüten, Burn-out als neues
Phänomen zu bewerten. Der Ausdruck *Burn-out* mag vergleichsweise jung sein, das dahinter liegende Phänomen ist
es nicht. Scharnhorst (2019, S. 22) beschreibt zurecht, dass
man früher nur andere Bezeichnungen verwendet hat, beispielsweise den Ausdruck *Nervenzusammenbruch.*

4.2 Erschöpfung – Gleichgültigkeit – Leistungsabfall

Maslach Burn-out Inventory (MBI)

Die Forschung zu Burn-out wurde lange Zeit von einem einzigen Messinstrument geprägt. Das *Maslach Burn-out Inventory MBI* (Maslach et al., 1996) konnte in Studien vergleichsweise einfach zur Messung von Burn-out eingesetzt
werden, was auch passierte. Daher lohnt ein näherer Blick
auf die Inhalte, weil das Verständnis von Burn-out im Sinne
des MBI Folgen für die Interpretation solcher Studien hat.
Im MBI wird die von Aronson et al. (1983) angesprochene
Erschöpfung abgebildet, zudem aber noch zwei weitere Dimensionen. Burn-out besteht nach dem MBI aus drei Subdimensionen (Maslach & Leitner, 2001):

- emotionale Erschöpfung, man ermüdet rasch
- Depersonalisierung, man ist gleichgültig im sozialen Kontakt
- reduzierte persönliche Leistungsfähigkeit im Beruf, man
ist unzufrieden mit der eigenen Leistung

Subdimensionen

Emotionale Erschöpfung heißt an dieser Stelle durch den
Kontakt zu anderen Menschen emotional überfordert und
ausgelaugt zu werden sowie die Fähigkeit zur Regeneration
verloren zu haben. *Depersonalisierung* meint eine gefühl-
lose, zynische und gleichgültige Reaktionsweise sowie das
Vermeiden von Kontakt zu Empfängern einer Hilfsleistung,
hier schimmert die anfängliche Fokussierung auf helfende
Berufe durch. Burisch (2014, S. 36) bezeichnet diese Subs-
kala mit dem Begriff *Dehumanisierung.* Die *reduzierte per-*

sönliche Leistungsfähigkeit und die *Unzufriedenheit mit der eigenen Leistung* bezieht sich auf die Neigung, sich in seiner Arbeit als nicht kompetent und als nicht erfolgreich zu erleben. Das schließt eine negative Selbsteinschätzung ein (Maslach, 1985).

Auch der MBI-Ansatz ist interindividuell, da die Hauptursache für Burn-out in den Interaktionen zwischen den an Burn-out leidenden und anderen Menschen liegt. Besonders belastend wirken eine Fokussierung auf Probleme, das Fehlen positiver Rückmeldungen, starker emotionaler Stress sowie die wahrgenommene Unwahrscheinlichkeit einer Veränderung zum Positiven. Verschärfend kommen organisatorische Bedingungen hinzu, unter denen die Interaktionen stattfinden. Organisationen legen Ziele, Ressourcen und Einschränkungen fest, die unmittelbar Folgen für den Arbeitsalltag der Mitarbeiter haben. Das Risiko eines Burn-out nimmt zu bei geringen Spielräumen der Mitarbeiter, bei einer quantitativen Arbeitsüberlastung, bei einem schlechten Organisationsklima, durch konfliktbehaftete Beziehungen zwischen Führungskräften und Mitarbeitern (Lauck, 2003) sowie durch ein schlechtes Klima unter Kollegen. Die Studie von Bakker et al. (2004) stützt die Vermutung einer spezifischen Wirkung. So wirken *Berufsanforderungen* wie Arbeitsdruck spezifisch auf die Erschöpfungskomponente von Burn-out. Hingegen wirken fehlende *Berufsressourcen* wie fehlende Autonomie und fehlende soziale Unterstützung spezifisch auf die Depersonalisierungskomponente von Burn-out. Neubach und Schmidt (2008) zeigen ferner, dass zwischen verstärkter Selbstkontrolle, speziell der Komponente *Überwinden innerer Widerstände,* und psychischer Belastung ein Zusammenhang besteht. Solche Arbeitsanforderungen, beispielsweise durch die Pflicht als unangemessen empfundene Kundenwünsche zu erfüllen, sind Belastungsfaktoren, die das Entstehen von Burn-out begünstigen.

Interaktionen

■ Stressoren

In späteren Veröffentlichungen definiert Maslach (beispielsweise Maslach et al., 2001) Burn-out ausdrücklich als Reaktion auf chronische emotionale und zwischenmenschliche Stressoren am Arbeitsplatz; dies gilt besonders für die Dimension *Erschöpfung.* Der Ansatz von Maslach dominierte die Forschung lange Zeit wegen des von ihr (mit) entwickelten Messinstruments, dem Maslach Burnout Inventory (MBI; Maslach & Jackson, 1981; Maslach et al., 1996). Das MBI besteht in einer späteren, für Berufstätige allgemein konstruierten Version (MBI-GS), aus den drei Skalen *Erschöpfung, Zynismus* (früher: Depersonalisierung) und *berufliche Wirk-*

Burn-out als Reaktion auf chronischen Stress

samkeit (früher: reduzierte berufliche Leistungsfähigkeit). Die Dimension *Zynismus* ersetzt die Dimension *Depersonalisierung* und umfasst eine gleichgültige und distanzierte Einstellung zur Arbeit. Damit wird die ursprünglich auf die Empfänger von Dienstleistungen (beispielsweise Patienten) bezogene Dimension *Depersonalisierung* auf alle Berufe erweitert (Demerouti, 1999). Alternative Messinstrumente sind beispielsweise das *Oldenburger Burnout-Inventar* (Halbesleben & Demerouti, 2005), das *Kopenhagener Burnout-Inventar* (Kristensen et al., 2005) sowie die *Burnout-Screening-Skalen (BOSS)* von Geuenich und Hagemann (2014). Wichtig ist: Wie man ein Konstrukt misst, beeinflusst welche Ergebnisse man erhält. Sofern man Burn-out in anderer Weise misst als mit dem MBI, kann man zu anderen Ergebnissen gelangen.

- **Ursache oder Folge**

Reihenfolge der
Subdimensionen

Es wurde kontrovers diskutiert, ob die drei Skalen *Erschöpfung, Zynismus* und *berufliche Wirksamkeit* in einer bestimmten Reihenfolge auftreten und, wenn ja, in welcher. Burn-out könnte mit Erschöpfung beginnen, gefolgt von Depersonalisierung und reduzierter persönlicher Leistungsfähigkeit. Erschöpfung führt zu negativen Gefühlen, auf die man mit Depersonalisierung reagiert. Diese Auffassung wird durch die Studie von Lee und Ashforth (1993) unterstützt. Wegen der als Distanzierung erlebten Depersonalisierung erreichen von Burn-out Betroffene andere Menschen schlechter, was ihnen den Eindruck vermittelt, nicht mehr leistungsfähig zu sein. Hier ist zu berücksichtigen, dass Burn-out zunächst bei psychosozialen Berufen erforscht wurde und eine überstarke Distanzierung in diesen Berufsfeldern tatsächlich zu schlechteren Leistungen führt. Das ist nicht in allen Berufen so. Wer beispielsweise alleine vor einem Bildschirm sitzt und dort vor sich hinarbeitet, dessen überstarke Distanzierung muss nicht direkt zu einer schlechteren Arbeitsleistung führen.

Demerouti (1999) gibt hingegen zu bedenken, dass reduzierte Leistungsfähigkeit eine Folge von Erschöpfung und Depersonalisierung sein könnte. Damit wäre die reduzierte Leistungsfähigkeit kein Symptom von Burn-out, sondern dessen Folge. Insofern wären nur die beiden Dimensionen *Erschöpfung* und *Distanzierung* (Depersonalisierung) Subdimensionen von Burn-out. Anderer Ansicht ist Enzmann (1996), für den gerade die reduzierte Leistungsfähigkeit besonders eng mit Burn-out verbunden ist. Demerouti (1999) fand Hinweise darauf, dass belastende Arbeitsbedingungen zu *Erschöpfung*, uninteressante oder mangelhaft belohnte Arbeit zu *Depersonalisierung* führen. Enzmann (1996) hingegen fand in seiner Studie keine direkten Wirkungen der Burn-out-Dimensionen untereinander, sodass offenbleiben muss, ob und in welcher Reihenfolge die Burn-out-Dimensionen aufeinander wirken. Gäbe es bei der Entstehung von Burn-out eine eindeutige Reihenfolge der Subdimensionen, hätte man einen Anhaltspunkt dafür, wie weit ein Burn-out im konkreten Fall fortgeschritten wäre. Hier könnte auch die Lösung für die diskutierten Fragen liegen: Je nach Phase eines Burn-out könnten andere Subdimensionen im Vordergrund stehen.

Cherniss (1980a) definiert Burn-out unter Bezug auf das transaktionale Stressmodell von Lazarus und Launier (1981) als einen Prozess und nicht über eine Auflistung von Symptomen. Der Ansatz von Cherniss (1980a) ist hilfreich für das Verständnis von Burn-out: Demnach würden sich die Symptome von Burn-out im Verlauf ändern. In frühen Burn-out-Phasen könnte man andere oder weniger Symptome finden wie in späten Phasen, ähnlich argumentiert Bursch (2014, S. 16). Definitionen und nachfolgend auch klinische Diagnosen sollten sich nicht nur an Spätsymptomen von Burn-out orientieren, weil ansonsten ein Burn-out zu lange unentdeckt bleiben kann und erst ab einer späten Phase behandelt würde. Folgt man der Idee von Cherniss (1980a), steigt die Burn-out-Wahrscheinlichkeit mit der Stärke und Dauer von Stressoren sowie mit der Hilflosigkeit betroffener Menschen im Hinblick auf eine Veränderung der unbefriedigenden Situation. Burn-out ist nach Cherniss (1980a) eine spezifische Reaktion auf Stressoren, die zu folgenden Veränderungen führt:

- Ziel werden herabgesetzt
- Gleichgültigkeit wächst
- emotionale Distanzierung nimmt zu
- Idealismus geht verloren
- Entfremdung von der Arbeit
- starkes Selbstinteresse

Am Anfang eines Burn-out-Prozesses steht ein Ungleichgewicht von Anforderungen der Arbeitssituation oder der privaten Situation sowie den Möglichkeiten eines Menschen, diese Anforderungen zu erfüllen. Anforderungen können von außen oder von der Person selbst gestellt werden. Wenn ein Mensch beispielsweise unbedingt einen bestimmten Beruf ausüben will, aber nicht über die erforderlichen Talente verfügt, nimmt das Burn-out-Risiko zu. Scharnhorst (2019, S. 34–35) veranschaulicht das am Beispiel eines sehr ehrlichen Menschen mit hohen moralischen Wertvorstellungen: Mit einer solchen Ausstattung wird man sich in vielen Berufstätigkeiten im Vertrieb oder im Verkauf schwertun, weil man dort vor allem an seiner Verkaufsleistung gemessen wird. Wenn

transaktionales Stressmodell

Ungleichgewicht

4

man ein Produkt oder eine Dienstleistung immer nur dann verkauft, wenn man ganz sicher ist, dass ein Kunde das Produkt oder die Dienstleistung auch wirklich benötigt, wird man weniger verkaufen als Kollegen, die keine solchen Skrupel haben. Damit ist nicht gemeint, unsinnige Produkte oder Dienstleistungen zu verkaufen, wie beispielsweise eine Auslandskrankenversicherung an jemanden, der gar nicht ins Ausland fährt. Vielmehr geht es um den Graubereich zwischen zwar nicht absurd, aber auch nicht hilfreich für einen Kunden. Solche Grauzonen gibt es in vielen Berufen und viele Menschen kommen damit ganz gut klar. Nur das hilft dem einen Menschen nicht, der mit seiner ehrlichen Moralausstattung plötzlich mehr Versicherungen verkaufen muss, als er vor sich selbst rechtfertigen kann. Entweder verkauft er weniger Versicherungen, dann wird es eher früher als später ein unangenehmes Gespräch mit der Vertriebsleitung geben oder er verkauft so viel Versicherungen wie einem gutgläubige Kunden abnehmen und hat ein chronisch schlechtes Gewissen. Eine solche Konstellation muss nicht zu Burn-out führen, aber das Risiko ist erhöht.

▪ Burn-out als Einstellungsänderung

Burn-out als dauerhafte Einstellungsänderung entsteht nach Cherniss (1980a) bei defensiven Bewältigungsmechanismen und im Schwerpunkt bei folgenden Stressoren:

- Kompetenzängste (man stresst sich selbst)
- Probleme mit unmotivierten oder unfähigen Klienten
- bürokratische Hindernisse und Monotonie
- mangelnde kollegiale Unterstützung

fehlende kollegiale Unterstützung

Das Fehlen kollegialer Unterstützung wirkt zweifach. Zum einen wirkt schlechtes Klima als Stressor, zum anderen fehlt die bei Stress besonders wichtige Entlastung durch kollegiale Unterstützung (Lauck, 2003). Insofern kann umgekehrt ein gutes Arbeitsklima präventiv wirken. Hilfreich ist die Perspektive auf Burn-out als eine Veränderung der Einstellung. Hier liegt zugleich ein Ansatzpunkt für den Weg aus einem Burn-out heraus. Einstellungen kann man auch wieder zurück verändern. Siehe dazu ▶ Abschn. 2.8 *Einstellungsänderung* in ▶ Kap. 2 *Stress bewältigen*.

ein langer Prozess voller Misserfolgserlebnisse

Insgesamt ist Burn-out ein Prozess, der sich nach einer langen und erfolglosen Auseinandersetzung eines Menschen mit seiner Umwelt ergibt. Dabei wird die Bezeichnung *Burn-out* erst dann vergeben, wenn der Burn-out-Prozess eine bestimmte Phase erreicht, mithin, wenn hinreichend viele Symptome vorliegen und Leidensdruck entstanden ist. Das ist bei vielen psychischen Störungen so, hier wird die Frage ausgeklammert, ob Burn-out eine psychische Störung ist oder nicht – nach offizieller Lesart des *Diagnostischen und Statistischen Manuals Psychischer Störungen* (DSM-5®) ist Burn-out keine psychische Störung. Häufige Burn-out-Symptome sind (Demerouti, 1999; Schaufeli & Enzmann, 1998; Shirom et al., 2005; Wolpin et al., 1991): Erschöpfung, Hilflosigkeit, Hoffnungslosigkeit, reduzierte Leistung und Kreativität, negative bis zynische Einstellung gegenüber sich selbst und der Arbeit sowie der Verlust von Arbeitszufriedenheit, Motivation und Verpflichtung (Commitment) gegenüber der Beschäftigungsorganisation bis hin zu dem Wunsch, die Organisation zu verlassen.

In Zusammenhang mit Burn-out findet man häufig Absentismus, einen tatsächlich verschlechterten Gesundheitszustand, psychosomatische Beschwerden, depressive Störungen und Angststörungen; auch gibt es Hinweise darauf, dass Burn-out die Mortalität erhöht (Ahola et al., 2010). Wie van der Linden et al. (2005) aufzeigen, beeinflusst Burn-out sogar einen solch elementaren kognitiven Prozess wie die Aufmerksamkeitssteuerung. Das belegt die Bedeutung von Burn-out sowohl für die Betroffenen als auch für Organisationen sowie für die Gesellschaft insgesamt, nicht zuletzt wegen der resultierenden volkswirtschaftlichen Kosten. Nach Schätzungen der Betriebskrankenkassen sind rund neun Millionen Deutsche von Burn-out betroffen (Korczak, Kister & Huber, 2010).

Folgen

■ **Erschöpfung – der Kern von Burn-out**

Erschöpfungssymptome sind ein zentrales Merkmal von Burn-out, daher lohnt ein vertiefter Blick. Die in Anlehnung an Buchka und Hackenberg (1987) erstellte Merkmalsliste wurde auch um einer inflationären Verwendung des Begriffs Burn-out zu begegnen, nach dem zentralen Merkmal *Erschöpfung* (Maslach et al., 2001) und den drei Unterkategorien *körperliche, emotionale* und *geistige Erschöpfung* (Aronson et al., 1983) strukturiert. Bündelung und Stärke der einzelnen Symptome können individuell wie situativ bei Betroffenen unterschiedlich ausfallen (Aronson et al., 1983; Buchka & Hackenberg, 1987). *Erschöpfung* (nach Aronson et al., 1983; Buchka & Hackenberg, 1987) kann man aufschlüsseln in:

körperliche, emotionale und geistige Erschöpfung

▬ körperliche Erschöpfung
  – Energiemangel und chronische Müdigkeit
  – Verspannungen der Hals- und Schultermuskulatur sowie der Rückenschmerzen
  – Veränderung der Essgewohnheiten und resultierend Veränderung des Körpergewichts
  – Anfälligkeit für Erkältungen
  – Schlafstörungen und Albträume
  – erhöhte Einnahme von Medikamenten oder erhöhter Konsum von Alkohol

4

- emotionale Erschöpfung
  - Niedergeschlagenheit
  - Hilflosigkeit
  - Hoffnungslosigkeit
  - schlechte Impuskontrolle
  - Reizbarkeit
  - Verzweiflung
  - Vereinsamung
  - Entmutigung
  - Lustlosigkeit
- geistige Erschöpfung
  - negative Einstellung zu sich selbst, zur Arbeit oder zum Leben insgesamt
  - entwertende Einstellung gegenüber anderen wie Zynismus oder Verachtung, was sich in entsprechendem Verhalten niederschlagen kann
  - Verlust der Selbstachtung
  - Gefühl der Unzulänglichkeit oder der Minderwertigkeit
  - Abnahme oder Verlust der Kontaktbereitschaft

Burn-out ist noch mehr als Erschöpfung

Erschöpfung ist eine gravierende Symptomgruppe, bildet aber für sich alleine genommen, Burn-out noch nicht vollständig ab. Auch deshalb ist der Vorschlag von Burisch (2014) hilfreich, der im nächsten Abschnitt vorgestellt wird und bei dem die Symptome von Burn-out breiter gefasst werden als ausschließlich auf *Erschöpfung* bezogen.

■ **Burn-out-Symptomklassifikation**

sieben Kategorien

Burisch (2014, S. 26–29) bildet sieben Kategorien, nach denen er die Vielzahl berichteter Symptome von Burn-out sortiert (gekürzte Darstellung):
- Warnsymptome der Anfangsphase
  - überhöhter Energieeinsatz, beispielsweise Hyperaktivität, Verleugnung eigener Bedürfnisse, freiwillige und unbezahlte Mehrarbeit, nicht abschalten können
  - Erschöpfung und unmittelbare Folgen, beispielsweise Müdigkeit oder Energiemangel
- reduziertes Engagement
  - für Klienten, Patienten, Kunden, beispielsweise erkennbar an übergroßer innerer Distanz, Stereotypisierung von Klienten, Patienten oder Kunden, Meidung von Kontakt oder Beschränkung des Kontakts auf ein unvermeidliches Mindestmaß
  - für andere Menschen im Allgemeinen, beispielsweise erkennbar Empathieverlust, Zynismus oder die Schwierigkeit zuzuhören

- für die Arbeit, beispielsweise erkennbar am Verlust von Idealismus, Widerwille oder Überdruss, an höheren Fehlzeiten, an Absentismus
- emotionale Reaktionen
  - depressive Richtung, beispielsweise Schuldgefühle, Verlust von Selbstachtung, Selbstmitleid, verringerte emotionale Belastbarkeit, Apathie
  - aggressive Richtung, beispielsweise Schuldzuweisung an andere, Vorwürfe an andere, Kompromissunfähigkeit, Reizbarkeit, Misstrauen
- Abbau
  - der kognitiven Leistungsfähigkeit, beispielsweise Konzentrationsschwäche, Gedächtnisschwäche, Entscheidungsunfähigkeit, Ungenauigkeit und Flüchtigkeitsfehler
  - der Motivation, beispielsweise erkennbar an zurückgehendem Engagement
- Verflachung
  - des emotionalen Lebens, beispielweise Entwicklung einer starken Gleichgültigkeit
  - des sozialen Lebens, beispielsweise dem Meiden informeller Kontakte, Folge: Einsamkeit
  - des geistigen Lebens, beispielsweise dem Aufgeben von Hobbys, Desinteresse an Aktivitäten, die früher einmal Freude bereit haben
- Psychosomatische Reaktionen, beispielsweise Schlafstörungen, erhöhter Blutdruck, Muskelverspannungen, Rückenschmerzen, Verdauungsstörungen, Übelkeit
- Verzweiflung, beispielsweise Hoffnungslosigkeit, Sinnlosigkeit, Verzweiflung bis hin zu Selbstmordabsichten

Wenn man sich die (gekürzte) Symptomliste durchliest, fällt auf, dass manche Symptome eher in einer frühen und andere eher in einer späteren Phase von Burn-out vorkommen. Die erste Kategorie wird sogar explizit *Warnsymptome der Anfangsphase* genannt. Insofern sind Symptomlisten nur eingeschränkt für eine Selbstdiagnose geeignet. Aspekte wie *freiwillige und unbezahlte Mehrarbeit* für sich alleine führt beispielsweise nicht zwingend zu Burn-out, sondern kann auch Ausdruck eines besonderen Engagements sein und Freude bereiten. Entscheidend ist, in welchem Umfang und für eine wie lange Zeit mit welchen Folgen freiwillige und unbezahlte Mehrarbeit geleistet wird. Entscheidend für eine Prophylaxe gegen Burn-out sind ausreichend lange und häufige Regenerationsphasen. Hansch (2021, S. 193–194) rät dazu, Regenerationszeiten als absolut zu setzen, also mit der höchsten Priorität zu versehen. Insofern ist Burisch (2014, S. 30) zuzustimmen, für den nicht mehr

verschiedene Symptome in verschiedenen Phasen

4

jede Symptomklassfikation
hat Mängel

abschalten zu können ein ernstes Warnsignal ist, selbst wenn noch keine körperlichen Symptome feststellbar sind. Ergänzend sind chronische Schlafstörungen als gefährlich einzustufen, weil sie zu reduzierter Leistungsfähigkeit führen und auf Dauer körperliche Symptome hervorrufen werden, übrigens auch emotionale Symptome. Nach einer Studie des Robert Koch-Instituts (2012, S. 30–31) berichten Befragte mit ausgeprägtem Stress oft zugleich von gestörtem Schlaf, depressiven Symptomen oder Burn-out.

Neben den vorgestellten Vorschlägen gibt es noch weitere Symptomklassifikationen. Alle Klassifikationen, auch die hier exemplarisch vorgestellten Klassifikationen, sind letztlich angreifbar. Man könnte die Symptome nach Phasen ordnen, nach Häufigkeit des Auftretens, man könnte mögliche Ursachen wie beispielsweise Mehrarbeit strikter von den Folgen trennen und einige Dinge mehr. Letztlich ist der Ansatz des *Diagnostisches und Statistisches Manual Psychischer Störungen* (DSM-5®) nach Falkai und Wittchen (2015) zielführender. Dort werden die angrenzenden psychischen Störungen wie beispielsweise *Depressive Störungen* präzise erfasst, für Details siehe ▶ Abschn. 1.11 *Gesundheitsrisiko – chronischer Stress kann krank machen*. Entscheidend sind nicht so sehr einzelne Symptome, sondern die Gesamtheit der Symptome, die Stärke und Dauer des Leidensdrucks und mit welchem weiteren Verlauf zu rechnen ist.

4.3 Innere Kündigung – nicht wollen, statt nicht können

absichtliche
Leistungsrücknahme

Der Begriff *innere Kündigung* hat seinen Ursprung nicht wie der Begriff *Burn-out* in der Psychologie, sondern in der Managementlehre, einer angewandten Disziplin an der Nahtstelle zwischen Betriebswirtschaftslehre und Organisationspsychologie. Im Zentrum einer inneren Kündigung steht der bewusste Verzicht auf Engagement und Initiative in einer und für eine Organisation. Dabei distanziert sich die betroffene Person innerlich vom Organisationsgeschehen und verhält sich passiv (Höhn, 1983), tut nur noch das, was unbedingt sein muss. Häufig markiert eine innere Kündigung das Ende eines langwierigen Prozesses, bei dem enttäuschte Erwartungen hinsichtlich der Arbeitssituation eine zentrale Rolle spielen (Brinkmann & Stapf, 2005, S. 9–10). Mitunter legen solche Mitarbeiter ein ganz außergewöhnliches Engagement an den Tag – nur eben in der Freizeit und nicht am Arbeitsplatz (Burisch, 2014, S. 32) – arbeiten als Vereinsvorstand oder engagieren sich in der Freiwilligen Feuerwehr. Mitarbeiter, die innerlich gekündigt haben, sind nicht erschöpft, sondern frustriert und haben es aufgegeben, auf eine Änderung in der Organisation zu hoffen, in der und für die sie arbeiten.

Definition: Innere Kündigung

Innere Kündigung ist der Endpunkt eines Prozesses einer bewussten Rücknahme von Einsatz über ein Mindestmaß hinaus sowie einer Distanzierung gegenüber der eigenen Tätigkeit (Brinkmann & Stapf, 2005, S. 27).

Statt formaljuristisch zu kündigen, kündigen die Betroffenen innerlich, etwa weil sie Angst haben vor Veränderung, vor dem Verlust eines sicheren Arbeitsplatzes, vor Einkommens- oder Ansehensverlust, aber auch wenn sie beispielsweise aufgrund hoher lokaler Arbeitslosigkeit oder aufgrund des Alters keine realistische Alternative haben. Eine innere Kündigung soll vor drohenden Hilflosigkeits- und Ohnmachtsgefühlen schützen (Brinkmann & Stapf, 2005, S. 19). Wenn man schon an der Situation nichts ändern kann, ändert man zumindest sein Engagement sowie sein Verhalten und zieht sich zurück. Mögliche Auslöser einer inneren Kündigung können sein (Brinkmann & Stapf, 2005, S. 75–76):

Schutz vor Kontrollverlust

- starre und unzweckmäßige Arbeitsabläufe
- fehlende Möglichkeiten, sich einzubringen und etwas zu ändern
- fehlende Vorbildfunktion der Führungskräfte
- starre und bürokratische Organisations- und Führungsstrukturen
- autoritäres Führungsverständnis mit Geringschätzung oder Bevormundung von Mitarbeitern
- unbefriedigende Arbeitsbedingungen
- gegenseitiges Misstrauen unter Kollegen

Auslöser

Die Mehrzahl der beschriebenen Auslöser kann man zugleich als Stressoren interpretieren. Auch bei einer inneren Kündigung zeigt sich die enge Verbindung zum Thema Stress. Kollegen, die sich kaum für die Arbeit engagieren, können zum Stressor für andere Kollegen werden, die mit ihnen zusammenarbeiten müssen oder die Mehrarbeit übernehmen müssen. Insofern sind Menschen, die innerlich gekündigt haben, nicht nur Opfer, sondern werden in gewisser Weise auch zum Täter für andere Menschen. Beispielsweise kann ein innerlich gekündigter Lehrer, Professor oder Sozialarbeiter erheblichen Schaden nicht nur bei Schülern, Studierenden oder Klienten anrichten, sondern auch bei anderen Lehrern, Professoren

Folgen

oder Sozialarbeitern, die mit innerliche gekündigten Kollegen umgehen müssen. Insofern haben Organisationen ein großes Interesse daran oder sollten es zumindest haben, eine innere Kündigung von Mitarbeitern zu vermeiden oder wieder rückgängig zu machen.

■ **Mehr als ein schlechter Tag – Merkmale innerer Kündigung**

Einstellungsänderung

Wenn man einmal einen Tag oder auch eine Woche keine Freude an der Arbeit verspürt und sich nur schwer motivieren kann, ist das noch keine innere Kündigung. Innere Kündigung ist eine Veränderung der Einstellung zur Arbeit, die zu einer dauerhaften Änderungen des Verhaltens führt. Nach Brinkmann und Stapf (2005, S. 42–44) sind mögliche Merkmale einer inneren Kündigung:

- Man setzt sich deutlich weniger mit Vorgesetzten, Kollegen und Mitarbeitern auseinander als früher einmal.
- Man zeigt eine Tendenz zum Jasagen, die von autoritären Führungskräften irrtümlich mitunter sogar als Zeichen von Loyalität begrüßt wird.
- Man äußert seltener als früher oder gar keine Kritik und macht keine Verbesserungsvorschläge.
- An Betriebsfeiern und anderen nicht offiziellen Treffen mit Kollegen hat man kein Interesse mehr und nimmt nur noch teil, wenn es gar nicht anders geht und bleibt so kurz wie unbedingt nötig.
- Man nimmt Eingriffe in den eigenen Zuständigkeitsbereich klaglos hin.

■ **Psychologischer Vertrag**

unausgesprochene gegenseitige Erwartungen

Bei einer inneren Kündigung wird der *psychologische Vertrag* – das sind unausgesprochene, aber als verbindlich erlebte gegenseitige Erwartungen von Arbeitnehmer und Arbeitgeber – gebrochen. Zu einem solchen psychologischen Vertrag gehören aus Sicht der Arbeitnehmer beispielsweise die konkreten Arbeitsbedingungen, Möglichkeiten des Einflusses auf die Organisation, Fürsorge, Förderung und Unterstützung durch den Arbeitgeber, beispielsweise durch Personalentwicklung, der Schutz vor Unter- und Überforderung sowie die Berechenbarkeit des Arbeitgeberverhaltens. (Brinkmann & Stapf, 2005, S. 22–23) Werden Mitarbeitererwartungen über eine längere Zeit enttäuscht, verlassen Mitarbeiter entweder die Organisation oder bleiben, wobei in diesem Fall das Risiko einer inneren Kündigung wächst. Insofern ist eine innere Kündigung für eine Organisation eigentlich die schlechtere Variante im Vergleich zu einer tatsächlichen Kündigung. Wenn ein Mitarbeiter tatsächlich kündigt, geht zwar dessen Wissen verloren, aber die Organisation kann stattdessen einen neuen Mitarbeiter einstellen. Wenn ein Mitarbeiter nicht tatsächlich kündigt, sondern nur innerlich, erhält er zwar sein Gehalt, erbringt aber nur eine eingeschränkte Leistung und kann negativen Einfluss auf Kollegen oder Kunden ausüben.

> **Wichtig**
>
> Bei einer inneren Kündigung resultiert ein Leistungsrück-gang aus einer bewussten Entscheidung, die nach außen möglichst unauffällig vollzogen wird (Brinkmann & Stapf, 2005, S. 13, 19–21). Die Leistungsbereitschaft sinkt und infolge dessen auch die Leistung.

Wesentliche Merkmale einer inneren Kündigung sind nach Brinkmann und Stapf (2005, S. 11–13) ein lautloser Verlauf und das Bemühen der Betroffenen, nicht aufzufallen. Im Gegensatz zu einem Burn-out wäre ein innerlich gekündigter Mitarbeiter noch leistungsfähig. Oft wird eine innere Kündigung durch Führungsfehler ausgelöst (Brinkmann & Stapf, 2005, S. 79–80).

Lautlosigkeit

4.4 Chronisches Fatigue Syndrom

Erschöpfung ist ein zentrales Symptom von Burn-out. Allerdings hängt nicht jede Erschöpfung mit einem Burn-out zusammen. Andere Ursachen für Erschöpfung können Schlafprobleme oder eine Mangelernährung sein. Erschöpfung kann allerdings auch im Zusammenhang mit anderen Erkrankungen stehen, man spricht dann von *Fatigue.* Wegen der Verwechslungsgefahr von chronischem Stress und von Burn-out mit einem *Chronischen Fatigue Syndrom (CFS)* wird nachfolgend auf das CFS eingegangen. Ein CFS ist eine Krankheit, die schwer zu fassen ist, weil die Symptome nicht sehr spezifisch sind und die Störung sehr komplex ist (Reith, 2018, S. 9). Starke Erschöpfung geht mit zwar mit einem CFS einher, ist aber kein sicherer Hinweis auf ein CFS. Zudem ist starke Erschöpfung nicht das einzige Symptom eines CFS. Deshalb hält Reith (2018, S. 9) den Begriff *CFS* für irreführend und verwendet stattdessen die Doppelbezeichnung *Myalgische Enzephalomyelitis/Chronic Fatigue Syndrome (ME/CFS).* Die Bezeichnung *ME* wird im englischsprachigen Raum wegen der neuro-kognitiven Symptome verwendet, wie beispielsweise Wortfindungsstörungen, Artikulationsstörungen, sensorische Überempfindlichkeit gegenüber Licht oder Gerüchen, psychomotorische Verlangsamung (Scheibenbogen et al., 2019, S. 26). Laut Scheibenbogen et al. (2019, S. 26) gilt ein CFS als

nicht jede Erschöpfung ist Burn-out

4

eigenständige und komplexe Erkrankung, bei der es nach einem Infekt zu schwerer Erschöpfung und Belastungsintoleranz kommt. Ein CFS ist mit ausgeprägten körperlichen und kognitiven Symptomen verbunden (Scheibenbogen et al. 2019, S. 26), wobei eine erst am Tag nach einer Anstrengung auftretende Verschlechterung des Zustands typisch ist (Fatigue Centrum der Charité, 2021), die tage- oder wochenlang andauern kann.

Definition: Chronisches Fatigue Syndrom

Patienten mit einem *Chronischen Fatigue Syndrom* sind chronisch, stark und beeinträchtigend erschöpft und beschreiben den eigenen Zustand ähnlich wie eine starke Grippe.

Merkmale

Ein CFS ist von chronischer Müdigkeit abzugrenzen, wie sie beispielsweise infolge einer Krebs- oder bei Autoimmunerkrankungen vorkommen kann (Scheibenbogen et al. 2019, S. 26). Von einer CFS spricht man bei einer auf den ersten Blick unerklärlichen chronischen Erschöpfung, es finden sich keine eindeutigen medizinischen Ursachen, mit den Merkmalen (Fukuda et al., 1994; Gaab & Ehlert, 2005; Keel, 2014, S. 9–10):

- Mindestdauer von sechs Monaten
- nicht eindeutig festzulegender Beginn/nicht lebenslang vorhanden
- nicht Ergebnis aktueller Belastungen; das ist eine Abgrenzung zu Burn-out
- substanzielle Beeinträchtigung in verschiedenen Lebensbereichen

Zur Erschöpfung hinzu kommen weitere Symptome wie beispielsweise (Fukuda et al., 1994; Keel, 2014, S. 9–10) Gedächtnis- und Konzentrationsprobleme, Wahrnehmungs- oder Sinnesstörungen, empfindliche oder schmerzhafte Lymphknoten im Hals- und Nackenbereich oder im Achselbereich, Muskel-, Gelenk- oder Kopfschmerzen, Schlafstörungen.

Unspezifität

Ein CFS ist unspezifisch, das heißt, die Erschöpfung ist kein Hinweis auf eine bestimmte Erkrankung. Nach Scheibenbogen et al. (2019, S. 28) ist die Diagnose eines CFS mitunter schwer zu stellen. Es findet sich, in der Regel trotz längerer und umfassender Suche, keine eindeutige medizinische Ursache für die Symptome. Der Altersschwerpunkt für ein CFS liegt zwischen 15 und 40 Jahren, Frauen erkranken doppelt so häufig wie Männer (Scheibenbogen et al., 2019, S. 26). Ein möglicher Auslöser für ein CFS sind

Infektionen, aber auch andere Auslöser werden diskutiert. Beispielsweise steht das Epstein-Barr-Virus, das Pfeiffersches Drüsenfieber auslöst, im Verdacht, ein CFS auslösen zu können (Reith, 2018, S. 96). Eine Virusinfektion hinterlässt latente (schlafende) Viren, die von einem funktionsfähigen Immunsystem kontrolliert werden können (Reith, 2018, S. 97). Schlafende Viren können zum Problem werden, wenn das Immunsystem geschwächt ist, wenn quasi nicht alle schlafenden Viren in Schach gehalten werden können. Die Ausführungen zeigen: Man weiß noch nicht besonders viel über das CFS. Bislang gibt es keine Möglichkeit, ein CFS zu heilen.

Nach Scheibenbogen et al. (2019, S. 26) fällt in manchen Fällen eine Phase von körperlicher oder psychischer Belastung mit dem Krankheitsbeginn eines CFS zusammen; hier könnte es zu einer Verwechslung mit Burn-out kommen. Da es keinen Marker oder Test gibt (Reith, 2018, S. 14), mit dem man ein CFS eindeutig diagnostizieren oder ausschließen könnte, ist CFS oft diejenige Diagnose, die übrig bleibt, nachdem man andere mögliche Ursachen für die beschriebenen Symptome systematisch ausgeschlossen hat (Keel, 2014, S. 13–14). Letztlich ähnelt das Symptombild eines CFS teilweise den Folgen einer chronischen Stressreaktion, ähnlich auch Keel (2014, S. 11). Immundefekte erhöhen das Erkrankungsrisiko (Reith, 2018, S. 32).

Restkategorie

- **CFS ist kein Burn-out**

Ein CFS ist nicht zwingend mit dem Arbeitsleben verbunden. Zudem ist ein CFS im Unterschied zu Burn-out nicht durch chronische Überlastung erklärbar (Reith, 2018, S. 32). Während ein CFS ein verhärtetes klinisches Bild von Erschöpfung nach vergleichsweise geringer körperlicher oder geistiger Anstrengung darstellt, ist Burn-out spezifischer und klarer mit chronischer und starker Belastung verbunden. Zudem stehen bei Burn-out physiologische oder neurologische Symptome weniger im Vordergrund als bei einem CFS. Leone et al. (2009) zeigen, dass sich Burn-out und CFS gegenseitig – im Sinne einer Negativspirale – beeinflussen können. Letztlich ist die Abgrenzung von Burn-out und CFS nicht ganz einfach, weil sich das zentrale Symptom *Erschöpfung* bei beiden Diagnosen findet. Zudem führt ein CFS zu einer verminderten Stressresistenz (Reith, 2018, S. 31). Erschöpfung ist auch bei depressiven Störungen ein wichtiges Symptom, sodass auch eine Überlappung zwischen Burn-out und depressiven Störungen besteht (Falkai & Wittchen, 2015, S. 217). In Abgrenzung zu depressiven Störungen ist Burn-out stärker arbeitsplatzbezogen und situationsspezifischer (Maslach et al.,

nicht durch chronische Überlastung erklärbar

2001), ferner weist Burn-out soziale Symptome und Einstellungsänderungen auf, die nicht mit depressiven Störungen einhergehen müssen. Während sich hinsichtlich der Subdimension *Erschöpfung* in Teilen Überschneidungen zwischen Burn-out und depressiven Störungen ergeben, bestehen bezüglich der Subdimensionen *Depersonalisierung* und *geringe Leistungsfähigkeit* weniger Überschneidungen (Schaufeli & Enzmann, 1998). Zu depressiven Störungen siehe ▶ Abschn. 1.11.4 *Depressive Störungen* in ▶ Kap. 1 *Stress verstehen*. Die Ausführungen zeigen, wie wenig spezifisch das Symptom *Erschöpfung* ist.

4

Abgrenzung

Im Vergleich zu Menschen mit depressiven Störungen möchten Menschen mit einem CFS aktiv sein, sind dazu aber körperlich nicht in der Lage (Reith, 2018, S. 33). Allerdings kann ein CFS wegen der erheblichen Beeinträchtigungen in der Lebensqualität zu psychischen Belastungen und im ungünstigen Fall auch zu einer depressiven Störung führen (Reith, 2018, S. 33). Wer sich näher zu CFS informieren möchte, dem sei das Buch von Reith (2018), die Homepage des Fatigue Centrum der Charité (Link: ▶ https://cfc.charite.de/) sowie die Homepage der *Deutschen Gesellschaft für ME/CFS* (Link: ▶ https://www.mecfs.de/) oder der *Fatigatio e. V.* (Link: ▶ https://www.fatigatio.de/) zum Einstieg empfohlen.

4.5 Personenfaktoren

Missverhältnis von
Fähigkeiten und
Anforderungen

Für einen Überblick zu Personenfaktoren siehe ▶ Abschn. 1.9 *Der eigene Anteil – Persönlichkeit, Werte, Motive, Einstellungen* in ▶ Kap. 1 *Stress verstehen*. Nachfolgend wird spezifisch auf solche Personenfaktoren eingegangen, die mit Burn-out in Verbindung gebracht werden. Eine mögliche Ursache von Burn-out ist eine Nichtpassung zwischen den Fähigkeiten und Talenten eines Menschen sowie den beruflichen oder privaten Anforderungen an diesen Menschen. Bei einer Nichtpassung können die Anforderungen nur unter dauerhafter sehr starker Anstrengung erreicht werden. Manche Menschen können bei einer solchen Nichtpassung die Situation ändern, sich anpassen oder finden einen anderen Weg, ein chronisches Missverhältnis zwischen Fähigkeiten und Talenten auf der einen sowie Anforderungen auf der anderen Seite abzubauen. Die Anforderungen können von außen kommen, beispielsweise durch die eigene Mutter, den eigenen Vater, einen Kollegen, die Führungskraft oder den Partner. Anforderungen können aber auch von innen kommen, beispielsweise durch überhöhte Erwartungen an sich selbst, beispielsweise in der Kindererziehung, bei der Pflege der Eltern oder an die eigene Karriere.

- **Chronische Nichtpassung**

Nicht nur der konfliktbeladene Kontakt mit Patienten, Klienten oder Kunden kann überlasten, sondern auch eine Nichtpassung zwischen persönlichen Leistungserwartungen und Arbeitsbedingungen (Siebecke, 2010). Nach Siebecke (2010) besteht beispielsweise bei leistungsorientierten Menschen ein erhöhtes Burn-out-Risiko, wenn sie in der Zielerreichung behindert werden oder ihre Leistung unzureichend gewürdigt wird. Führt man diesen Gedanken weiter, so sind Leistungsträger besonders gefährdet, wenn sie in der Arbeit behindert werden oder wenn sie die Arbeitsbedingungen als dysfunktional empfinden. Wer nicht stark leistungsorientiert ist, mag sich an eine ungünstige Situation anpassen können und akzeptieren, dass in einer Organisation zu einer bestimmten Zeit manche Ziele einfach nicht erreichbar sind, selbst wenn das offiziell propagiert wird. Wer sehr stark leistungsorientiert ist, wird solche Situationen nicht akzeptieren können und möglicherweise versuchen, durch besondere Anstrengungen doch noch etwas zu erreichen. Das ist in bei ungünstigen Rahmenbedingungen riskant, weil Misserfolge vorprogrammiert sind. Wenn man unfähig ist, eigene Erwartungen und Ansprüche an die tatsächlichen Möglichkeiten anzupassen (Schmitz et al., 2002), setzt man sich einer dauerhaften Überlastung aus. Häufig führen unrealistische Erwartungen und Ansprüche zu herben Enttäuschungen. Schmitz et al. (2002) zeigen dies am Beispiel dienstunfähiger Lehrer. Dienstunfähig gewordene Lehrer hatten bei Berufsbeginn eher unrealistische Ansprüche und stellten überhöhte Leistungsanforderungen an sich selbst im Vergleich zu Lehrern, die mit Erreichen des gesetzlichen Pensionsalters in den Ruhestand gingen. Mit dem Kopf durch die Wand zu wollen, strengt sehr an.

unrealistische Erwartungen

- **Wenn man auf dem Holzweg unterwegs ist**

Kann man erkennen, ob man auf einem solchen Holzweg unterwegs ist? Ob man also mit zu viel Anstrengung etwas Unerreichbares anstrebt? Das ist nicht so leicht zu beantworten, weil man vorher leider nicht weiß, ob man ein wichtiges Ziel mit einer extra Portion Anstrengung vielleicht doch erreichen könnte oder ob das aussichtslos ist. Das weiß man immer erst hinterher. An dieser Stelle kommt man als Betroffener in der Regel nicht weiter. Hilfreicher ist das Ernstnehmen von Warnsymptomen, beispielsweise nach der Arbeit nicht mehr abschalten zu können oder chronische Schlafstörungen zu entwickeln. Solche Symptome sind vergleichsweise gut erkennbar, werden von vielen Betroffenen aber nicht ernst genommen oder falsch gedeutet. Viele Burn-out-Prozesse beginnen bei Wechselpunkten im Leben wie dem Studienanfang,

Generalisierungsrisiko

4

dem Berufseintritt, dem Wechsel in einen anderen Beruf oder einer Beförderung, die zu gravierenden Änderungen im Leben führen. Besonders schädigend, weil Hilflosigkeit auslösend, ist das Erleben unter starkem und chronischem Stress zu stehen und keinen Ausweg zu erkennen. Spätestens wenn die subjektive Hilflosigkeit nicht auf das konkrete Ereignis beschränkt bleibt, sondern auf viele Ereignisse generalisiert, im Extremfall auf (fast) alle Lebensbereiche übertragen wird, liegt ein Burn-out vor. Man traut sich dann auch in denjenigen Lebensbereichen nichts mehr zu, in denen man Einfluss hätte und etwas ändern könnte. Bleibt man zu lange auf einem Holzweg, kann Burn-out generalisieren und sich auf das gesamte Leben auswirken.

■ **Risikofaktoren – was Burn-out wahrscheinlicher macht**

Man kann nicht sagen, wenn ein Mensch diese oder jede Persönlichkeitseigenschaft oder Einstellung hat oder nicht hat, wird er irgendwann im Leben einen Burn-out bekommen oder eben nicht. Neben Personenfaktoren spielen auch die jeweiligen Lebenssituationen sowie die Wechselwirkungen zwischen Personen- und Situationsfaktoren eine Rolle, siehe hierzu beispielsweise die Dissertation von Hentrich (2016) sowie den Artikel von Hentrich et al. (2016). Mit dieser Einschränkung sollte man die nachfolgenden Absätze zu Risikofaktoren in der Person lesen. Es sind Faktoren, die Burn-out begünstigen können, aber keine Faktoren, die sicher Burn-out auslösen werden.

geringe emotionale Stabilität

Emotionale Instabilität, eine Persönlichkeitsdimension (siehe ▶ Abschn. 1.9 *Der eigene Anteil – Persönlichkeit, Werte, Motive, Einstellungen*), senkt die Leistungsfähigkeit und erhöht die Wahrscheinlichkeit, dass ein Mensch schon auf solche Situationen mit einer gefühlten Überforderung reagiert, die von anderen Menschen mit größerer emotionaler Stabilität gar nicht als Stress erlebt oder zumindest schneller überwunden werden. Wenn beispielsweise der Partner stirbt, ist das hart und auch Menschen mit großer emotionaler Stabilität werden leiden und es wird ihnen eine Zeit lang nicht besonders gut gehen. Aber solche Menschen kommen schneller wieder aus dem Tal und die Leidenszeit wird nicht so lange dauern, wie bei einem Menschen mit geringer emotionaler Stabilität.

❯ **Wichtig**

Große emotionale Stabilität ist kein Freifahrtschein für ein sorgenfreies Leben, wie umgekehrt eine geringe emotionale Stabilität, keine Verurteilung zu einem sorgenvollen Leben ist, aber die Wahrscheinlichkeit dafür, ob und wie man belastende Situation in seinem Leben überwinden wird, ist sehr unterschiedlich, wie beispielsweise die Arbeit von Schulz (2016) zeigt.

Wenn man vermutet, emotional nicht stabil zu sein, lohnt es sich, für ein hilfreiches Umfeld zu sorgen, also sich Situationsfaktoren zu schaffen, die präventiv gegen Burn-out wirken. Zu Situationsfaktoren siehe ▶ Abschn. 4.6

Gegensteuern

Ein negatives oder labiles Selbstbild, kombiniert mit einem starken Bedürfnis nach äußerer Belohnung, führt zu einer starken Ausrichtung an den Erwartungen anderer Menschen. Die subjektive Sicherheit, eine neue und schwierige Situation bewältigen zu können und zwar in einer Weise, die von anderen anerkannt wird, ist bei solchen Menschen eher schwach ausgeprägt. Man hält sich nicht wirksam oder nicht leistungsfähig. Burn-out kann durch eine geringe Selbstwirksamkeitserwartung teilweise vorhergesagt werden (Schwarzer & Schmitz, 1999; speziell zur fehlenden Überzeugung, Negativstimmungen überwinden zu können, siehe Mearns und Cain, 2003). Hier gibt es eine Schnittstelle zu einer geringen emotionalen Stabilität. Wer sich selbst wenig zutraut, wird bereits bei leichten Hürden aufgeben oder sich gar nicht erst anstrengen, wodurch die eigene geringe Wirksamkeitserwartung weiter sinkt. Man könnte vermuten, dass solche Menschen, weil sie schon bei leichten Hürden aufgeben, nicht an Burn-out erkranken würden, weil sie sich gar nicht erst auf den Weg machen. So einfach ist es aber nicht. Da Menschen sich immer mehr oder weniger mit Anforderungen und neuen Situationen auseinandersetzen müssen, und in manchen Fällen der situative Druck sehr stark ist, kann man sich nicht einfach von der Welt und deren Anforderungen zurückziehen – jedenfalls nicht folgenlos. In der Auseinandersetzung mit fordernden Situationen fühlen sich Menschen mit einer geringen Selbstwirksamkeitserwartung tendenziell überfordert und können daher auch eher einen Burn-out entwickeln.

Abhängigkeit von äußeren Belohnungen

Perfektionismus, eine Mischung aus Persönlichkeitsfacetten und Einstellung, führt zu übertriebener Verausgabung und Selbstüberforderung bei beruflichen Problemen (Heyse et al., 2004) und auch bei privaten Problemen. Perfektionistische Menschen können sich nicht angemessen distanzieren, beispielsweise eine Anforderung eines Klienten oder der eigenen Mutter auch mal zurückweisen – jedenfalls nicht ohne ein schlechtes Gewissen zu haben. Insofern gibt es für Menschen mit einer solchen Kombination von Personenfaktoren oft keinen guten Ausweg. Sie können nur entweder im Hamsterrad weiterrennen oder sich für ein schlechtes Gewissen entscheiden. Beide Varianten sind unattraktiv.

Selbstüberforderung

Wechselwirkungen

Die kurze Übersicht ist exemplarisch und zeigt, dass Personenfaktoren einen Burn-out begünstigen können. Man erkennt auch, dass sich Persönlichkeit und Einstellungen, das gilt auch für Werte und Motive, gegenseitig hemmen oder verstärken können. Das kann man gut am Beispiel des sogenannten *Präsentismus* erläutern. Die Persönlichkeit, die Werte, die Motive und die Einstellungen wirken zusammen und wegen der vielen Wechselwirkungen sollte man sich jeden Einzelfall genau ansehen und weniger nach allgemeingültigen oder vermeintlich sicheren Risikofaktoren suchen. Eine Ausnahme ist eine geringe emotionale Stabilität. Eine geringe emotionale Stabilität kann als Risikofaktor für einen Burn-out eingestuft werden, was durch andere Persönlichkeitsdimensionen, Persönlichkeitsfacetten, Werte, Motive oder Einstellungen verstärkt oder abgeschwächt werden kann.

▪ **Exkurs: Präsentismus**

Präsentismus ist ein Gegenbegriff zum eher bekannten Begriff *Absentismus*. Von Präsentismus spricht man, wenn Menschen krank zu Arbeit gehen (Badura & Steinke, 2011, S. 27) und von Absentismus, wenn Menschen nicht zur Arbeit gehen, obwohl sie gesund sind und zur Arbeit eingeteilt sind, streng genommen unterscheidet man noch verschiedene Arten von Absentismus (Lohaus & Habermann, 2018, S. 19), was hier aber zu weit vom Thema wegführen würde. Zur Arbeit gehen könnte man so verstehen, dass nur Arbeiter oder Angestellte Präsentismus zeigen können. Tatsächlich ist Präsentismus auch bei Selbstständigen möglich und möglicherweise sogar besonders häufig, da es eine klassische Lohnfortzahlung im Krankheitsfall bei Selbstständigen nicht gibt und Selbstständige daher eher gezwungen sind auch dann zu arbeiten, wenn sie sich krank fühlen. Präsentismus ist letztlich ein Risikoverhalten. Man riskiert die eigene Gesundheit um der Erreichung bestimmter Ziele willen. In diesem Abschnitt geht es darum, ob und wenn ja, welche Personenfaktoren und Situationsfaktoren sowie deren Wechselwirkung einen Einfluss auf die Wahrscheinlichkeit von Präsentismus haben.

> **Definition: Präsentismus**
>
> Nach Lohaus und Habermann (2018, S. 11) versteht man unter Präsentismus, dass Mitarbeiter arbeiten, obwohl sie aufgrund von gesundheitlichen Einschränkungen einen berechtigten Anlass hätten, nicht zu arbeiten.

Man kann länger und fruchtlos darüber diskutieren, ob Präsentismus ein Modebegriff ist oder war. Die öffentliche Aufmerksamkeit für das Thema Präsentismus lässt seit einiger Zeit nach, was sich aber auch wieder ändern könnte. Ob Präsentismus konstant bleibt, zunimmt oder abnimmt, ist schwer zu beurteilen, weil man Präsentismus nicht so gut erfassen kann wie Absentismus. Für an dem Phänomen Präsentismus besonders Interessierte kann das Buch von Lohaus und Habermann (2018) empfohlen werden, die einen guten Überblick vermitteln. Hier geht es eher um die Verdeutlichung, wie Personen- und Situationsfaktoren sich wechselseitig beeinflussen können und weniger um eine umfassende Darstellung von Präsentismus.

Man kann Präsentismus als eine Variante selbstschädigenden Verhaltens einstufen (siehe ▶ Abschn. 4.1). Man kann Präsentismus jedoch auch als sichtbare Verhaltensfolge eines Versuches zur Stressbewältigung einstufen. Weil man so viel Arbeit hat, sich stark verpflichtet fühlt oder die Arbeit selbst später nacharbeiten müsste, schleppt man sich lieber zur Arbeit als sich auszukurieren. In manchen Situationen mag der Druck seitens einer Organisation oder eines Teams tatsächlich so groß sein, dass man sich gezwungen sieht, zur Arbeit zu gehen. In vielen Fällen hat man aber einen eigenen Anteil an Präsentismus, beispielsweise starker Ehrgeiz, Perfektionismus, die Koppelung des Selbstwertes an eine perfekte Erfüllung der Ansprüche anderer Menschen oder ein sehr starkes Leistungsmotiv. Perfektionistische Menschen neigen eher zu Präsentismus als weniger perfektionistische Menschen. Auch Menschen mit einem sehr leistungsbezogenen Selbstwertgefühl zeigen häufiger Präsentismus (Lohaus & Habermann, 2018, S. 83). Das zeigt, dass Personenfaktoren eine Rolle spielen. Klare Unterschiede zwischen Frauen und Männern wurden übrigens nicht gefunden (Hägerbäumer, 2017, S. 108; Lohaus & Habermann, 2018, S. 91–92). Personenfaktoren alleine genügen aber nicht zur Erklärung von Präsentismus. Auch Situationsfaktoren haben einen Einfluss, beispielsweise ein ungünstiger Führungsstil oder eine dauerhaft zu hohe Arbeitsbelastung (Lohaus & Habermann, 2018, S. 98–99, 102).

Präsentismus kann ernste Folgen haben, wie eine Chronifizierung von Krankheiten (Lohaus & Habermann, 2018, S. 118–120). Präsentismus könnte nach der COVID-19-Pandemie neu bewertet werden, zumindest dann, wenn es sich um Erkältungskrankheiten mit Husten und Niesen handelt. Es war schon vor der COVID-19-Pandemie nicht im Sinne der Kollegen, wenn man sich mit einer Erkältung zur Arbeit geschleppt und andere angesteckt hat, nur jetzt ist die Ansteckungsgefahr bewusster und wird als schwerwiegender bewertet. Daher könnte es zu einem Umdenken in der

selbstschädigendes Verhalten

Folgen

4

chronisch kranke Menschen

öffentlichen Wahrnehmung kommen: Wer erkältet ist, bleibt zu Hause, auch weil er Rücksicht auf Kollegen nimmt und diese nicht anstecken möchte, kuriert sich aus und kommt erst wieder zur Arbeit, wenn er gesund ist. Das funktioniert natürlich nur, wenn die Kollegen das auch so sehen und sich nicht darüber beklagen, die Arbeit des erkrankten Kollegen miterledigen zu müssen. Solange man Anerkennung dafür erhält, dass man sich krank zur Arbeit schleppt, dürfte Präsentismus ein Problem bleiben.

Bei Präsentismus sollte man allerdings nicht nur an 20-jährige Menschen denken, die sich mit einer Erkältung zur Arbeit schleppen, sondern auch an ältere Menschen, bei denen die Wahrscheinlichkeit für chronische Krankheiten zunimmt und die in gewissem Sinne immer krank zu Arbeit gehen – zumindest hinsichtlich der chronischen Erkrankung. Badura und Steinke (2011, S. 40) weisen zurecht daraufhin, dass vollständig und umfassend gesunde Mitarbeiter eine seltene Ausnahme sein dürften. Da Präsentismusstudien in der Regel auf Selbsteinschätzungen von Mitarbeitern beruhen, ist die Fähigkeit zur realistischen Selbstwahrnehmung eine Voraussetzung für verlässliche Daten. Insofern ist die Datenlage zu Präsentismus eher unbefriedigend, ähnlich Hägerbäumer (2017, S. 85). Was dadurch verschärft wird, dass es keine Theorie zu Präsentismus gibt, vorliegende Befunde also nur schwer interpretiert und zu einem Gesamtbild integriert werden können (Hägerbäumer, 2017, S. 114).

> **Wichtig**
> Wenn Sie krank zur Arbeit gehen, sollten Sie prüfen, warum Sie das tun. Letztlich gefährden verschleppte Krankheiten die Gesundheit und senken die Leistungsfähigkeit.

Person – Situation – Interaktion

Klar, es gibt auch Situationen, in denen der Druck von außen durch Führungskräfte oder Kollegen so groß ist, dass man sich krank zur Arbeit schleppen muss. Hier geht es aber nicht um solche Extremfälle, sondern um die anderen Fälle, in denen man eigene in der Person liegende Anteile hat, warum man glaubt, unbedingt zur Arbeit gehen zu müssen. Den eigenen Anteil gilt es aufspüren, weil man sich am langen Ende durch Präsentismus schadet. Das Thema *Präsentismus* steht nicht zufällig an der Nahtstelle zwischen den ▶ Abschn. 4.5 und 4.6. In aller Regel spielen beide Faktorengruppen eine Rolle: Personenfaktoren und Situationsfaktoren sowie deren Wechselwirkung (Interaktion). Das zeigt beispielsweise die Dissertation von Hentrich (2016) sowie die zugehörige Zeitschriftenveröffentlichung von Hentrich et al. (2016) zu rund 250 Führungskräften, die wegen depressiver Symptome oder Burn-out behandelt wurden. Eine geringe emotionale Stabilität führte dazu, dass der Zusammenhang zwischen beanspruchenden Arbeitsanforderungen und depressiven Symptomen stärker wurde. Hingegen hatte eine hohe Frustrationstoleranz eine dämpfende Wirkung. Für Burn-out fanden sich keine solchen Effekte (Hentrich et al., 2016, S. 304–306), allerdings erhöhten depressive Symptome die Wahrscheinlichkeit von Burn-out. Nach Hentrich et al., (2016, S. 306) kann man sich die Wirkung wie folgt vorstellen: Ungünstige Persönlichkeitsmerkmale erhöhen die Wahrscheinlichkeit unter ungünstigen Bedingungen depressive Symptome auszulösen. Depressive Symptome können in solchen Konstellationen zu Burn-out führen. Zu Persönlichkeitsmerkmalen siehe ▶ Abschn. 1.9 *Der eigene Anteil – Persönlichkeit, Werte, Motive, Einstellungen.* Auch wenn in diesem Kapitel Personenfaktoren und Situationsfaktoren aus Gründen der Übersichtlichkeit nacheinander und getrennt vorgestellt werden, ist deren Wechselwirkung (Interaktion) im Alltag oft entscheidend dafür, ob sich Burn-out entwickelt oder nicht. Man sollte daher Personenfaktoren und Situationsfaktoren insgesamt beachten.

4.6 Situationsfaktoren

Es gibt Situationen, die so fordernd sind, dass viele Menschen in solchen Situationen einen Burn-out entwickeln. Die Metaanalyse von Aronsson et al., (2017, S. 7–9) zeigt, dass *Unterstützung* und *erlebte Gerechtigkeit* Schutzfaktoren sowie *wenig Kontrolle,* eine *hohe Arbeitslast, geringe Belohnung* und *Unsicherheit des Arbeitsplatzes* Risikofaktoren sind. Neben Risikofaktoren der Person gibt es folglich auch Risikofaktoren für Burn-out in der jeweiligen Situation. Solche Risikofaktoren stehen in diesem Abschnitt im Fokus.

▶ Beispiel: Projektleitung IT

Stellen Sie sich eine erfolgreiche Informatikerin vor, nennen wir sie Anna. Anna hat nach sehr gutem Bachelor- und Masterstudium eine Projektleitungsstelle bei einem IT-Dienstleister in München erhalten. Inzwischen arbeitet Anna im vierten Jahr als Projektleitung und weil sie so gute Arbeit abliefert, wurden die Projekte immer komplexer. Vor einem halben Jahr hatte Anna ein Projekt übernommen, das man in normalen Zeiten auf zwei Projekte aufgeteilt hätte. Aber gutes Personal ist schwer zu bekommen und durch die Covid-19-Pandemie kann sich der IT-Dienstleister vor Aufträgen nicht retten – es waren keine normalen Zeiten. Ihre direkte Führungskraft hatte Anna vor einem halben Jahr gefragt, ob sie dieses Doppelprojekt wirklich übernehmen wolle und Anna hatte begeistert zugestimmt,

4

auch weil sie auf eine Beförderung als Niederlassungsleiterin in Düsseldorf gehofft hatte. In Düsseldorf wohnen ihre Eltern und die könnten gut auf die Kinder aufpassen, die geplant sind. Ihr Mann, mit dem Anna in München in einer Mietwohnung lebt, arbeitet schon an zwei Tagen in der Woche in Düsseldorf. Er soll zum Ende des Jahres komplett von München nach Düsseldorf wechseln und gleichzeitig wird der gemeinsame Hauptwohnsitz nach Düsseldorf verlegt werden – Anna wird dann unter der Woche nach München pendeln und in München ein kleines Appartement anmieten. Anna hat sich extrem angestrengt, um das Doppelprojekt ins Laufen zu bringen. Ist ja nur für wenige Monate und es lohnt sich ja auch, immerhin geht es danach nach Düsseldorf und alles wird gut. Alles schien zu passen. Aber Anna schlief immer schlechter, war am Tag müde und es unterliefen ihr Fehler in der Projektsteuerung, die sie eigentlich nicht macht. Das Ausbügeln der Fehler kostete Zeit, die an andere Stelle fehlte, und sie musste einige Gefallen einfordern, damit das Projekt in der Spur blieb. Anna fiel es zunehmend schwerer, sich für das Projekt zu begeistern, sie wollte es einfach nur noch hinter sich bringen. Und dann der Hammer: Ihr direkter Vorgesetzter hatte Anna angerufen und gesagt, dass die Niederlassung in Düsseldorf aufgegeben werden solle. Man werde mit insgesamt drei Standorten in München, Frankfurt/Main und Hamburg weitermachen. Das zog Anna den Boden unter den Füßen weg. Sie hatte alle Energie für das Doppelprojekt zusammengekratzt, um anschließend Niederlassungsleiterin in Düsseldorf zu werden. Anna konnte nicht mehr. ◄

Neuorientierung

Klar, man mag in diesem Fall auch Hinweise auf Personenfaktoren finden. Anna hat einen Anteil an der Entwicklung, schließlich hätte sie das Doppelprojekt nicht annehmen müssen und in der Hoffnung auf einen privat sehr passenden Umzug hatte Anna möglicherweise einer Arbeitsbelastung zugestimmt, die sie ansonsten vielleicht abgelehnt hätte. Aber auf der anderen Seite kann man Anna verstehen und vermutlich hätten viele Menschen an Annas Stelle so gehandelt und wären nun ebenso enttäuscht wie sie. Für Anna war es eine Zäsur, als sie erfuhr, dass die erhoffte Beförderung auf den Posten der Niederlassungsleiterin in Düsseldorf ausbleiben würde. Burisch (2014, S. 31) beschreibt ein erhöhtes Burn-out-Risiko bei Zäsuren. Objektiv gesehen war nicht viel passiert. Anna muss nicht das Unternehmen verlassen, es gab keine Ehekrise und auch der direkte Vorgesetzte, mit dem sie gut zurechtkommt, wird weiter ihr Vorgesetzter bleiben und Anna auch in Zukunft fördern. Vielleicht wird Anna in zwei Jahren die Niederlassung in Hamburg übernehmen. Subjektiv aus Sicht von

Anna hat sich ein Lebenstraum zerschlagen, zumindest für die nächste Zeit. Wie wird es weitergehen? Das hängt davon ab, ob Anna sich regenerieren kann, ob beispielsweise eine zweite Projektleitung als Verstärkung in Sicht ist und ob Anna ein neues Gleichgewicht zwischen Anstrengung und Belohnungserwartungen finden wird. Falls keine zweite Projektleitung hinzukommt und falls sich Annas Enttäuschung verhärten sollte, wächst das Risiko von Burn-out. Burn-out würde in einem solch ungünstigen Verlauf nicht durch die Absage für die Stelle der Niederlassungsleitung in Düsseldorf verursacht. Vielmehr führt die Absage zu einer Neubewertung der Situation und die eigene zurückliegende Anstrengung wird als übertrieben oder nutzlos eingestuft. Man kann in einem solchen Fall von einer Gratifikationskrise sprechen: Eine erwartete oder erhoffte Belohnung bleibt aus und damit ändern sich die Bewertung der Situation und auch die Bewertungen zurückliegender eigener Anstrengungen. Und es kommt ein Gefühl von Ohnmacht und Hoffnungslosigkeit auf. Man hat so viel gegeben, aber es hat einfach nicht gereicht. Gratifikationskrisen erhöhen das Risiko für Burn-out deutlich. Gratifikationskrisen können der berüchtigte Tropfen sein, der ein Fass zum Überlaufen bringt. Ziemlich voll war das Fass allerdings schon zuvor.

- **Erlebte Ungerechtigkeit**

Die Arbeit von Esser (2016, S. 43–45, 57–59, 73) zeigt, dass erlebte Ungerechtigkeit und Burn-out in einem Zusammenhang stehen. Dabei sollte man den Fokus nicht zur sehr auf soziodemographische Variablen wie *Geschlecht* oder *Alter* legen, weil man dabei häufig den Fehler macht, ein bestimmtes Verhalten, beispielsweise eine Frau sorgt sich um das eigene Kind, vorschnell auf eine Variable wie *Geschlecht* als vermeintliche Ursache zurückzuführen. Die Metaanalyse von Purvanova und Muros (2010, S. 173–174) zeigt, dass es zwar Unterschiede zwischen Frauen und Männern gibt, etwas häufiger *Erschöpfung* bei Frauen und etwas häufiger *Depersonalisierung* bei Männern, allerdings sind die absoluten Unterschiede gering. Die Unterschiede sind in Europa noch geringer als in Vereinigten Staaten von Amerika (Purvanova & Muros, 2010, S. 175).

Hilfreicher als die Variablen *Geschlecht* oder *Alter* sind die möglicherweise mit diesen Variablen verbundenen Erwartungen anderer Menschen oder auch die eigenen Ansprüche. In diesem Sinne ist ein interessanter Befund von Esser (2016, S. 47–48, 52–53, 65) zu interpretieren: Für Frauen war privat erlebte Gerechtigkeit ein Schutzfaktor gegen Burn-out wegen beruflich erlebter Ungerechtigkeit. Bei

> Risikofaktor

> soziodemografische Variablen werden überschätzt

4

Männern wurde keine solche Schutzwirkung festgestellt. Allerdings gilt, dass beruflich erlebte Gerechtigkeit das Risiko für Burn-out bei Frauen und bei Männern senkt (Esser, 2016, S. 64–65). Im Idealfall fühlt man sich beruflich und privat gerecht behandelt. Das ist der stärkste Effekt. Aber wenn man sich im Beruf ungerecht behandelt erlebt, hilft ein gleichzeitig als gerecht erlebtes Privatleben Frauen stärker als Männern. Esser (2016, S. 73) vermutet, dass sich Frauen bei erlebter Ungerechtigkeit im Beruf stärker auf andere Rollen im Privatleben fokussieren. Ob sich die Effekte mit einer möglichen Veränderung der Rollenbilder von Frauen und Männern verschieben werden, kann derzeit nicht beantwortet werden. Entscheidend ist hier also weniger das *Geschlecht* als vielmehr die mit einer Geschlechterrolle subjektiv verbundenen Einstellungen und Erwartungen sowie die Möglichkeit bei erlebter Ungerechtigkeit in einem Lebensbereich dafür Ausgleich durch erlebte Gerechtigkeit in einem anderen Lebensbereich zu finden.

- **Freiheit von Angst**

Esser (2016, S. 64) empfiehlt zur Prävention gegen Burn-out, in Entscheidungsprozessen seine Meinung offen äußern zu können (angstfrei), bei Konflikten um Ressourcen einen gerechten Anteil zu bekommen sowie fair, man könnte ergänzen auch höflich. behandelt zu werden. Das kann im Privatleben heißen, dass jedem der beiden Partner dieselbe Zeit für eigene Bedürfnisse zugebilligt wird und nicht einer immer auf die Kinder aufpasst und der andere Partner immer Sport zum Ausgleich machen darf. Dabei geht es nicht um eine kleinteilige Aufrechnung von Stunden oder Minuten, sondern um das Erleben einer gerechten Berücksichtigung eigener Interessen. Im Berufsleben kann das heißen, dass unbeliebte Arbeiten fair unter den Mitarbeitern aufgeteilt werden und nicht ein Mitarbeiter, nur weil er sich weniger wehrt oder als letzter ins Team gekommen ist, immer unbeliebte Arbeiten aufgebürdet bekommt. Oder umgekehrt, dass der Liebling der Führungskraft nie ungeliebte Arbeiten übernehmen muss.

- **Ursachensuche – man muss oft weit zurückblicken**

Nicht zu stark auf Einzelereignisse fokussieren

Wenn man einen Burn-out verstehen möchte, muss man zeitlich oft weit zurückblicken und sich ansehen, was zuvor passiert war. So können beispielsweise eine dauerhafte Arbeitsüberlastung, vor allem in Kombination mit zu kurzen Regenerationsphasen, einen Burn-out wahrscheinlicher machen. Umso wahrscheinlicher, je länger die Überlastung dauert und je weniger der betroffene Mensch regenerieren kann. Dabei gilt es auch Belastungen außerhalb des Berufs in den

Blick zu nehmen. Angenommen, man schafft die Arbeitsbelastung noch gerade so, weil man an den Wochenenden ausschläft, viel Sport treibt, gerne wandert und sich mit Freunden trifft – man also gut regeneriert. Und mit einem Schlag muss man sich um den Vater kümmern, der pflegebedürftig ist oder das Geschäft der Schwester steht auf der Kippe und man hilft an Samstagen immer aus. In solchen Fällen fallen die Regenerationsphasen weg oder werden kürzer. Schließlich erlebt man die Arbeitsbelastung als drückender und geht schon am ersten Arbeitstag der Woche erschlagen ins Büro, obwohl das nicht nur an der Arbeit liegt, die Zusatzbelastung wäre diesem Fall aus dem Privaten gekommen. Für die Energiegesamtbilanz sollten alle Belastungen berücksichtigt werden, nicht allein die beruflichen Belastungsfaktoren.

- **Energieräuber**

Kommen zu einer hohen Arbeitslast noch Energieräuber hinzu, kann die Lage ebenfalls ins Negative kippen. Energieräuber sind beispielsweise Konflikte mit Kollegen, Vorgesetzten oder Kunden oder auch mit dem Partner, der mehr Zeit beansprucht, die man wegen der beruflichen Verpflichtung gerade nicht hat. Besonders in großen Organisationen erleben viele Mitarbeiter lange Entscheidungswege und als unnötig empfundene Bürokratie als anstrengend. Hier sollen nicht alle möglichen Energieräuber aufgezählt werden, das wäre eine sehr lange Liste, sondern der Blick für Energieräuber soll geschärft werden. Je mehr Energieräuber einen Menschen belasten, desto weniger Energie bleibt für die eigentliche Arbeit. Was folgt, ist ein Gefühl von Ohnmacht oder im Extremfall von Kontrollverlust. Und ein Gefühl von Kontrollverlust ist alleine für sich genommen schon eine Belastung, weil es Angst auslösen und weil es eine Misserfolgserwartung verstärken kann. Oft achtet man zu sehr auf eine ganz bestimmte kritische Situation, wie eine schwere Demütigung, ein Zerwürfnis, das endgültige Nichterreichen eines wichtigen Ziels und zu wenig auf den schleichenden Prozess vor diesem kritischen Ereignis, der einen erst so weit gebracht hat, dass ein einzelnes kritisches Ereignis einen aus der Bahn werfen kann. Wenn man einen sich anbahnenden Burnout verhindern oder nach einem Burn-out zurück in die Spur kommen möchte, sollte man sich nicht übermäßig auf einzelne kritische Ereignisse fokussieren, sondern darauf achten, dass sich die Grundsituation verbessert. Ansonsten gerät man fast automatisch wieder in das alte Fahrwasser. Drei Energieräuber werden nachfolgend exemplarisch vorgestellt: *Überlastung, Mangel an Autonomie* und *Mangel an Belohnung und Anerkennung.*

4

- **Überlastung**

Kontrollverlust

Zeitdruck und Aufgabenüberlastung nennen viele Menschen als Hauptstressoren. Viele Menschen haben den Eindruck, zu viel gleichzeitig erledigen zu müssen, sich zwischen zu vielen Möglichkeiten entscheiden zu müssen und zumeist nicht genau zu wissen, ob das, was sie erledigt haben, oder das, wofür sie sich entschieden haben, auch das Richtige oder Beste war. In solchen Situationen kann sich ein ursprünglich situatives Stressempfinden in ein Gefühl einer permanenten Überbeanspruchung und Überforderung verwandeln. Überlastung wirkt durch die Dauer schädlich. Wenn man mal zwei Wochen viel zu tun hat, ist das nicht gleich eine chronische Überlastung. Aber wenn man gefühlt keine Pausen mehr zwischen der Abarbeitung verschiedener Pflichten spürt oder wenn man gar den Überblick darüber verliert, wie viele Arbeitspakete noch zu erledigen sind, schleicht sich allmählich ein Gefühl von Kontrollverlust ein. Wir Menschen können Kontrollverlust nicht leiden. Deshalb kommt zu den objektiven Aufgaben, die erledigt werden müssen und die deswegen Energie kosten, die Sorgen über einen möglichen Kontrollverlust hinzu – man hat sich quasi einen weiteren Energieräuber geschaffen, die Sorge vor einem drohenden Kontrollverlust. Bereits die Sorge vor Kontrollverlust ist ein eigener Energieräuber, nicht erst ein tatsächlich eingetretener Kontrollverlust.

- **Mangel an Autonomie**

Entmündigung

Große Organisationen sind regelmäßig mit starren Strukturen ausgestattet und neigen dazu, von oben nach unten anzuordnen, wenig Verantwortung zu delegieren und möglichst viel zu kontrollieren. Mitarbeiter fühlen sich in solchen Systemen oft ausgeliefert und entmündigt. Die Folgen sind nicht nur nachlassende Motivation und Arbeitsleistung, sondern auch die Heranbildung von Misserfolgserwartungen. Die Selbstachtung der Mitarbeiter sinkt. Mitarbeiter können in eine passive und niedergeschlagene Haltung verfallen, weil sie in der Vergangenheit oft genug erlebt haben, dass sie an einer Situation nichts ändern können. Neben schlecht definierten oder inkonsistenten Prozessen kann auch schlechte Führung zu Misserfolgserwartungen beitragen. Wer vor allem negative Rückmeldungen erhält, weil die Führungskraft nur dann zu einem kommt, wenn es einen Fehler zu beklagen gibt oder wer sehr eng und autoritär geführt wird, fühlt sich schneller ohnmächtig und kann nur eingeschränkt Selbstverantwortung entwickeln.

Fehlsozialisation

Wenn ein solcher Fall eintritt, hat das nicht nur für die betroffenen Mitarbeiter selbst Folgen, wie Aronson et al. (1983)

klarstellen. Wenn man als Mitarbeiter in einer bürokratischen Organisation glaubt, an der Umgebung (Situation) sowieso nichts ändern zu können, verhält man sich mit der Zeit selbst wie ein Bürokrat im negativen Wortsinn. Gelangen solche Menschen in eine Leitungsfunktion, werden sie zu einem Teil des Stillstands und tragen mutmaßlich zur Frustration neuer Mitarbeiter bei, weil sie durch ihren Habitus und ihr Verhalten andere entmutigen und selbst als Teil der Unveränderbarkeit erlebt werden. Aus Opfern könnten Täter werden, die mit der pessimistischen Einschätzung, Veränderungen sind nicht möglich, andere Mitarbeiter und Kollegen entmutigen. Insofern ist eine geringe Selbstwirksamkeitserwartung, im extremen Fall eine Art Selbstaufgabe, ansteckend. Wird nun in eine solche bürokratische Organisation ein neuer Mitarbeiter eingestellt, der hoch motiviert Dinge anpacken und verändern möchte, wird das zu erheblichen Widerständen und zu Konflikten auf kollegialer Ebene führen. Man muss schon ein außerordentlich dickes Fell haben, um in einer solchen veränderungsfeindlichen Situation die eigene Motivation hochzuhalten und nicht aufzugeben und zu kündigen. Wenn man als Organisation nicht aufpasst, gleichen sich die neuen und ursprünglich motivierten Mitarbeiter den frustrierten, entmutigten Mitarbeitern mit der Zeit an.

Zudem ist es wichtig, seine eigenen Chancen, Dinge ändern zu können, realistisch einzuschätzen. Wer versucht, mit dem Kopf durch die Wand zu kommen, schafft sich Misserfolgserlebnisse in gewisser Weise selbst. So beschreibt Cherniss (1999) eine Verhaltensweise, die Menschen, die sich von einem früheren Burn-out schnell erholten, und solchen, die nie einen Burn-out erlitten, gemeinsam ist: Diese Menschen gehen demoralisierenden bürokratischen Widerständen aus dem Weg. Eine durch solches Verhalten erlangte innere Autonomie bedeutet die Befreiung von (Cherniss, 1999):

sich klug im System bewegen

- bürokratischen Strukturen und zähen Entscheidungsprozessen
- Aktennotizen, um sich selbst zu schützen
- (mikro-)politischen Querelen
- Behinderung durch inkompetente, aber formal mächtige Personen
- Konflikten zwischen Leitung und Mitarbeitern

Was bedeutet es konkret, demoralisierenden bürokratischen Widerständen aus dem Weg zu gehen? Es kann bedeuten, zu kündigen und sich eine andere Arbeit zu suchen, was individuell oft empfehlenswert ist. Es könnte auch bedeuten, sich zu arrangieren, was aber ein erhebliches Risiko birgt, selbst zu einem Bürokraten im negativen Sinne zu werden oder ir-

4

gendwann innerlich zu kündigen. Aber es könnte im positiven Fall auch bedeuten, zu erkennen, in welchen Bereichen, vielleicht auch nur in einer Nische, Veränderungen möglich sind und die eigene Energie auf solche veränderbare Bereiche zu fokussieren.

■ Mangel an Belohnung und Anerkennung

nicht getadelt ist genug gelobt

Bürokratischen Organisationen fehlt häufig eine Kultur der Wertschätzung von Menschen und damit auch ein System von angemessener Anerkennung. Beurteilungen und Beförderungen sind nach Vorschriften reglementiert, wirken undurchschaubar und auf die Mitarbeiter oft willkürlich und nicht leistungsgerecht. Wie Schuster (2010) zeigt, hängt die durch die eigene Organisation erfahrene Unterstützung eng mit dem Erleben von Burn-out-Symptomen zusammen. Zu einer Unterstützung durch die Organisation zählen die empfundene Wertschätzung und Anerkennung, beispielsweise durch Vorgesetzte und Kollegen, die Partizipation an Entscheidungen und ein gewisses Maß an Autonomie. In bürokratischen Organisationen fehlt genau das. Vielleicht fragen Sie sich, warum Menschen überhaupt in solchen bürokratischen Organisationen bleiben und nicht scharenweise Reißaus nehmen. Das kann auch daran liegen, weil bürokratische Organisation Sicherheit versprechen und sich sicherheitsorientierte Menschen und auch ängstliche Menschen besonders von solchen Organisationen angezogen fühlen. Ein zentrales Bedürfnis für ängstliche Menschen wird erfüllt, das Bedürfnis nach Sicherheit. Auf der anderen Seite fehlen möglicherweise andere, ebenfalls wichtige Merkmale für gute Arbeit (Scharnhorst, 2019, S. 150): Anerkennung erhalten, Sinn in der eigenen Tätigkeit erkennen oder die eigenen Fähigkeiten einbringen und erweitern zu können.

■ Sicherheitsfalle

nicht aus Angst verharren

Die Anerkennung des persönlichen Beitrags zum Organisationserfolg ist wesentlich für die Zufriedenheit von Mitarbeitern und für deren Bereitschaft, sich mit einer Organisation zu identifizieren. Gerade im öffentlichen Dienst sowie in den als sicher wahrgenommenen Großunternehmen verharren zu viele Menschen selbst dann, wenn die konkreten Arbeitsbedingungen nur schwer erträglich sind. Die Sicherheit des Arbeitsplatzes oder das gute Gehalt und umfassende Sozialleistungen können dazu verleiten, Burn-out begünstigende Faktoren zu lange auszuhalten und zu spät oder gar nicht nach Alternativen außerhalb des vertrauten und sicheren aber ungesunden Systems zu suchen. Und wann man zu lange in einem solchen System arbeitet, traut man sich möglicherweise irgendwann gar nicht mehr, zu wechseln und noch einmal etwas Neues zu wagen. Wenn man den gefestigten Eindruck hat, in einer Organisation unglücklich zu werden, weil man mit den Arbeitsbedingungen oder der Organisationskultur auf Dauer nicht klar kommt, sollte man eher früher als später über einen Wechsel nachdenken.

- **Person, Situation und Wechselwirkung (Interaktion)**

Auch wenn es Menschen gibt, die für Burn-out anfällig sind, sowie Situationen, die bei vielen Menschen zu Burn-out führen, ist ein Zusammentreffen ungünstiger Personenfaktoren mit ungünstigen Situationsfaktoren besonders gefährlich. Das zeigen auch die Beispiele in diesem Kapitel. Anna hat eigene Anteile (Person) und kommt wegen der Leitung des Doppelprojekts (Situation) an ihre Grenzen. Man kann oft Ursachen in der Person und in der Situation nicht leicht auseinanderhalten. Wenn beispielsweise jemand untalentiert und zugleich sehr ehrgeizig ist, liegt die Ursache für einen Burn-out nicht zwingend an der objektiven Arbeitsbelastung, mit der andere Menschen, die talentierter oder weniger ehrgeizig sind, gut umgehen könnten, sondern auch an der Nichtpassung von eigenen Ansprüchen und tatsächlichen Möglichkeit. Auf der anderen Seite wird eine 70-Stundenwoche früher oder später sehr viele Menschen in einen Burn-out treiben.

- **Burn-out im System**

Greve (2015, S. 7) bezeichnet einen Zustand von Systemen als erschöpft, wenn ein unerwünschter Zustand nicht mehr mit eigenen Ressourcen verändert werden kann. Man könnte auch sagen, wenn solche Organisation Probleme nicht mehr lösen und ihr eignes Überleben nicht mehr sicherstellen können. Im Sinne dieses Kapitels handelt es sich dabei nicht um Burn-out. Den Begriff Burn-out sollte man nicht überstrapazieren und von Menschen auf Organisationen oder sogar auf eine Gesellschaft insgesamt übertragen. Mit einem solchen Alarmismus ist kein Erkenntnisgewinn verbunden. Aber wenn Menschen in solchen Systemen leben müssen, sei es im Beruf oder im Privaten, kann das dauerhaft belasten, weil sie in einem unbefriedigenden Zustand leben und diesen nicht ändern können oder zumindest glauben, den Zustand nicht ändern zu können. Daher würde man eher von Systemen sprechen, die auf Menschen, die in oder mit ihnen leben müssen, destruktiv wirken als von einem organisationalen Burn-out. Ein destruktiv wirkendes System kann übrigens auch eine private Beziehung oder ein Team sein. In solchen Konstellationen breitet sich ein Gefühl von Ohnmacht und Sinnlosigkeit aus (Greve, 2015, S. 113–115). Destruktive Systeme sollte man sehr schnell verlassen, sich beispielsweise vom Partner trennen oder das Team wechseln.

destruktive Systeme

4

■ **Phasenmodelle**

nicht hilfreich

Um die Vielzahl von Burn-out-Verläufen zu erfassen, wurden mehrfach Phasenmodelle vorgeschlagen, beispielsweise schon vergleichsweise früh von Freudenberger und North (2002), Cherniss (1980a) sowie von Golembiewski et al. (1983). Grundsätzlich problematisch an allen Phasenmodellen, auch an den Phasenmodellen für Burn-out, sind die im Kern willkürliche Zuordnung von Symptomen zu einzelnen Phasen und die Festlegung von Reihenfolge und Phasenzahl. Die meisten Phasenmodelle für Burn-out basieren auf einer Strukturierung nach augenscheinlicher Plausibilität und nach zunehmender Schwere des Verlaufes von Burn-out. Von Vorteil ist die so erreichte Strukturierung des ansonsten sehr unübersichtlichen Feldes. Von Nachteil ist, dass für Einzelfälle eine andere Zuordnung meist ebenso gut oder sogar besser passen könnte als die jeweils in einem Phasenmodell gewählte. Besonders deutlich formulieren Hillert und Marwitz (2006, S. 72) Kritik an Phasenmodellen: Es gebe keine Belege dafür, dass sich Burn-out bei der Mehrzahl der Fälle so entwickelt, wie es ein Ablaufschema vorzeichne. Daher sollte man sich von Phasenmodellen nicht mehr als einen ersten Einstieg in die Thematik versprechen. Auf keinen Fall sollte man als Betroffener versuchen, sich in einem solchen Phasenmodell einzuordnen und entsprechend erleichtert oder entsetzt reagieren. Hilfreicher als sich mit Phasenmodellen zu beschäftigen, ist es die jeweilige Situation analytisch zu durchdringen, Symptome frühzeitig wahrzunehmen, den eigenen Anteilen auf die Spur zu kommen (siehe ▶ Abschn. 4.5) und krank machende Teams oder Organisationen zu verlassen.

4.7 Gegenmaßnahmen

auf verschiedenen Ebenen ansetzen

Burn-out wird durch eine Vielzahl von Faktoren gefördert. Es gibt Anteile in der Person, die Burn-out begünstigen können, es kann Gruppenkonflikte geben, die Energie kosten und starre Rahmenbedingungen oder andere Situationsfaktoren können ebenfalls zu Burn-out beitragen. Daher genügt es oft nicht, nur an einer einzigen Stellschraube anzusetzen, wenn man etwas ändern möchte. Nachfolgend werden verschiedene Gegenmaßnahmen vorgestellt, sortiert nach den Bereichen *Organisation, Führungskräfte* und *Mitarbeiter.* Man könnte sich zusätzlich auch noch die Gesellschaft insgesamt ansehen, beispielsweise die gesellschaftlich erwünschte Leistungsorientierung, oder Gruppendynamiken im Team, bei denen einzelne Menschen unter die Räder kommen können. Allerdings gibt es kein Patentrezept zur Verhinderung von Burn-out, sodass eine exemplarische Erörterung von *Organisation*, *Führungskräfte* und *Mitarbeiter* ausreicht, um die Grundideen auf den Punkt zu bringen.

> **Wichtig**
>
> Es gibt kein Patentrezept gegen Burn-out. Oft hilft nur ein Bündel von Maßnahmen, um Burn-out zu verhindern oder rückgängig zu machen.

Vorbeugen (Prävention) ist besser als Heilen. Je nachdem, zu welchem Zeitpunkt man vorbeugt, nennt man das primäre, sekundäre oder tertiäre Prävention. Eine primäre Prävention soll Beschwerden und Krankheiten verhindern, beispielsweise durch Verbesserung von Arbeitsabläufen oder durch eine Verbesserung des Klimas in einer Abteilung (Scharnhorst, 2019, S. 146). Umgangssprachlich verstehen die meisten Menschen unter Prävention diese primäre Prävention. Etwas später setzt eine sekundäre Prävention an, nämlich im möglichst frühen Erkennen von sich entwickelnden Symptomen oder Störungen, beispielsweise durch betriebsärztliche Untersuchungen, Mitarbeitergespräche oder Gesundheitszirkel (Scharnhorst, 2019, S. 146). Wenn man sich entwickelnde Symptome früh genug erkennt, ist zwar eine Schädigung möglicherweise bereits eingetreten, aber man kann vergleichsweise einfach und erfolgversprechend behandeln. Eine tertiäre Prävention verhindert Rückfälle und setzt daher ziemlich spät an, beispielsweise durch ein betriebliches Eingliederungsmanagement, eine Anpassung von Arbeitsplätzen oder durch eine Reduzierung von Arbeitszeiten (Scharnhorst, 2019, S. 147).

Prävention

▪ Organisation

Trotz der nicht immer klaren Befundlage und trotz aller Unterschiede im Einzelfall lassen sich Maßnahmen herausstellen, die Burn-out auf der Ebene von Organisationen verhindern oder zumindest unwahrscheinlicher machen können. Eine Organisation kann beispielsweise durch Arbeitspausen, großzügiges Gewähren von Sonderurlaub, durch mehr Selbstbestimmung bei der Arbeitsausführung, mehr Partizipation an Entscheidungen, durch Arbeitsplatzsicherheit und durch das Angebot von Supervision und Coaching zur Verringerung des Burn-out-Risikos beitragen. Organisationen sollten den Bedürfnissen und Interessen der Mitarbeiter entgegenkommen und den Mitarbeitern Autonomie in Bezug auf den Arbeitsstil und die Arbeitseinteilung einräumen. Alle Maßnahmen, die Wahl- und Selbstkontrollmöglichkeiten eröffnen, wirken einem Burn-out entgegen. Die Studie von Schuster (2010) an Bankmanagern zeigt darüber hinaus, dass organi-

gut gegen Burn-out ist auch gut für Motivation

4

sationale Unterstützung das Erleben von Burn-out-Symptomen stärker beeinflussen kann als soziale Unterstützung, dass also Hilfe von oder innerhalb der Organisationen beruflich bedingtem Burn-out stärker entgegenwirkt als private soziale Unterstützung. Unterstützung ist besonders wirksam, wenn sie aus dem Bereich kommt, aus dem auch die Belastungen stammen. Nicht alle Wünsche von Mitarbeitern können erfüllt werden, aber wo immer es möglich ist, sollten Organisationen den Mitarbeitern Wahlmöglichkeiten lassen, beispielsweise den Anteil von Präsenzarbeit und Arbeit im Homeoffice selbst bestimmen, selbst entscheiden, ob eine Lohnerhöhung als mehr Geld oder als mehr Urlaubstage umgesetzt wird und so weiter. Damit wird man nicht alle Burn-out-Fälle verhindern können. Aber in Organisationen, die in diesem Sinne Prävention betreiben, werden weniger Burn-out-Fälle auftreten als in Organisationen, die das nicht tun. Als Nebeneffekt ist die Motivation der Mitarbeiter höher. Was gut gegen Burn-out ist, ist auch gut für die Motivation.

▪ **Führungskräfte**

Mikroklima

Nach Cherniss (1980b) begünstigt ein schlechtes Führungsverhalten Burn-out stärker als eine hohe Arbeitsbelastung. Daher sollte dem Verhalten von Führungskräften besondere Beachtung geschenkt werden (Cherniss, 1999), natürlich ist auch die Kombination von hoher Arbeitsbelastung und schlechter Führung denkbar. Führungskräfte setzen durch ihr persönliches Vorbild die Organisationsphilosophie im Alltag um – oder eben nicht. Sie haben erheblichen Einfluss darauf, ob Mitarbeiter in einer Organisation Sinnhaftigkeit und den Wert eigenen Handelns erleben oder ob sie das nicht tun. Tüchtigen Mitarbeitern darf nicht noch mehr aufgebürdet werden, nur weil sie nicht *Nein* sagen können und sie möglicherweise keine Grenze gegen zu hohe Anforderungen setzen können. Viel zu fordern, die erbrachte Leistung dann als selbstverständlich zu betrachten und ohne Lob und Anerkennung entgegenzunehmen, fördert Burn-out. Zentrale Leistungen guter Führungskräfte sind: Arbeit fair zu verteilen, sofern nötig für weitere Stellen zu sorgen, Schnittstellen zwischen Mitarbeitern zu definieren und sich um Konflikte und Probleme im Team zu kümmern. Das ist anstrengend und deshalb werden Führungskräfte besser bezahlt als Mitarbeiter. Zwar kann eine Führungskraft sich auch nur im Rahmen einer Organisation bewegen und kann keine Wunder vollbringen, aber der Spielraum der Führungskräfte ist deutlich größer als der Spielraum von Mitarbeitern, daher haben Führungskräfte eine größere Verantwortung – auch in der Prävention von Burn-out. Selbst bei ungünstigen Rahmenbedingungen in einer Organisation kann die jeweilige Führungskraft ein Mikroklima schaffen, das weniger ungünstig ist. Umgekehrt kann eine Führungskraft auch ein besonders ungünstiges Mikroklima schaffen.

■ **Mitarbeiter**

Nicht nur eine Organisation und deren Führungskräfte tragen Verantwortung, sondern auch jeder einzelne Mitarbeiter ist aufgerufen, innerhalb der eigenen Möglichkeiten Prioritäten zu setzen und zwischen den Anforderungen seitens der Organisation und selbst auferlegten Pflichten unterscheiden zu lernen. Solche Autonomie kann geübt werden, indem man sich eine Unabhängigkeit des Denkens bewahrt, sich Handlungsfreiheit durch Zielvereinbarungen (als Ersatz für Detailsteuerung), durch nicht zu engstirniges Auslegen von Vorgaben sowie durch Handlungsalternativen verschafft. Verbesserungsvorschläge – mit Aussicht auf Realisierung – sind ein weiteres Mittel, initiativ zu werden und sich Erfolgserlebnisse zu verschaffen. Das ist ein Akt der Selbstbelohnung und macht unabhängiger vom Lob durch direkte Vorgesetzte oder Kollegen. Engagement und Leistung im Team bewirken Wertschätzung durch Kollegen, was ebenfalls positiv wirkt. Klar, je nach Tätigkeit können die Spielräume klein oder groß sein, aber ein wenig Einfluss hat jeder Mitarbeiter. Diesen Einfluss sollte man nutzen, auch weil man so verhindert, dass man in einen gefühlten Kontrollverlust hineinrutscht. Nicht hilfreich ist es hingegen, die Verantwortung ausschließlich bei anderen zu suchen – bei den Kollegen, der Führungskraft oder der Organisation insgesamt. Wenn die Lage so schlecht ist, sollte man sich zumindest selbstkritisch fragen, warum man dann noch mit diesen Kollegen, dieser Führungskraft und in dieser Organisation arbeitet. Kurzfristig mag es entlastend wirken, die Schuld für eine unerträgliche Lage ausschließlich bei anderen zu suchen. Mittel- und langfristig schadet man sich eher, weil man selbst dann keinen Handlungsspielraum erkennt, wenn man einen hätte und weil man sich irrtümlich ohnmächtig fühlt.

auch vor der eigenen Türe kehren

4.8 Raus aus der Falle

In diesem Abschnitt geht es darum, was man als Betroffener oder möglicherweise von Burn-out Betroffener tun kann. Das ist oft nicht einfach, weil man mit fortschreitendem Burn-out immer weniger handlungsfähig wird. Deshalb ist es wichtig, Burn-out möglichst früh zu erkennen und auch

je früher, desto besser

4

möglichst früh einen Weg aus einem Burn-out hinaus zu finden. In aller Regel ist das schwerer, als es sich schreibt. In vielen Fällen empfiehlt sich die Inanspruchnahme psychotherapeutischer Hilfe. Je nach Einzelfall wird sich das therapeutische Vorgehen anders gestalten, weshalb allgemeine Tipps nur bedingt zielführend sind. Sollte sich beispielsweise hinter einem Burn-out eine andere Problematik verbergen, wird man in einer Therapie nicht nur fokussiert einen Burn-out bearbeiten, sondern etwas breiter ansetzen. So könnte das, was man selbst als Burn-out eingestuft hat, beispielsweise eine depressive Störung sein.

> ❯❯ **Wichtig**
>
> Bei Burn-out empfiehlt es sich, psychotherapeutische Hilfe in Anspruch zu nehmen. Das gilt umso stärker, je weiter ein Burn-out-Prozess schon vorangeschritten ist. Idealerweise wartet man nicht, bis sich ein Burn-out verfestigt hat, sondern holt sich möglichst früh Hilfe. Auch um abzuklären, ob es sich tatsächlich um einen Burn-out, eine depressive Störung handelt oder möglicherweise um ein Chronisches Fatigue Syndrom handelt.

breit ansetzen

Sofern man sich in einer frühen Burn-out-Phase befindet, kann man versuchen, mit einer Kombination verschiedener Techniken der Stressbewältigung (siehe ▶ Kap. 2 *Stress bewältigen*) den Weg raus aus der Burn-out-Falle zu finden. So empfiehlt beispielsweise Kerber (2008) folgende Schritte: Problem anerkennen, Prioritäten setzen, Kontrolle zurückgewinnen, Nein sagen und Pausen einlegen. Diese Hinweise sind sicher richtig, allerdings müssen Betroffene in der Lage sein, diese Schritte auch umzusetzen. Sisolefsky et al., (2017, S. 15–16) nennen folgende Ansatzpunkte für den Umgang mit Burn-out: Achtsamkeit entwickeln, auf positives Selbsterleben achten, Situation akzeptieren, Prioritäten und Grenzen setzen, Stressoren finden und Stressoren beseitigen (wenn möglich), eigene Ressourcen kennen und nutzen. Auch diese Hinweise sind hilfreich und aus der Aufzählung wird deutlich: Es gibt nicht den einen und sicheren Weg raus aus einem Burn-out. Die Aufzählung zeigt zugleich: Man sollte sowohl Personenfaktoren wie auch Situationsfaktoren bedenken. Nachfolgend werden exemplarisch die wichtigsten der Hinweise von Kerber (2008) sowie von Sisolefsky et al. (2017) vorgestellt.

- **Achtsamkeit**

Symptome früh erkennen

Veränderungen verursachen Stress und zu viele Veränderungen auf einmal, vor allem wenn sie schlecht bewältigt werden, sind ein Risiko für die Entstehung von Burn-out. Mit Veränderungen mussten sich auch die Generationen vor uns herumschlagen, nicht erst wir heute mit Themen wie Digitalisierung, Globalisierung, der Covid-19-Pandemie oder dem demographischen Wandel. Insofern sollte man sich vor einem Katastrophendenken hüten. Wir leben nicht in der schlechtesten aller Welten, auch wenn das einem Menschen in sehr dunklen Stunden so vorkommen mag. Wenn Sie wählen müssten, heute zu leben oder im 14. Jahrhundert, was würden Sie wählen? So weit muss man übrigens gar nicht zurückgehen, um zu erkennen, dass das Leben heute in den meisten Fällen angenehmer ist als früher. Die heute im Berufsleben stehenden Generationen haben weder den ersten Weltkrieg noch den zweiten Weltkrieg erleben müssen, sondern konnten sich unter historisch vergleichsweise freundlichen Bedingungen entwickeln.

Die Digitalisierung hat und wird weiterhin dazu führen, dass standardisierbare Tätigkeiten nicht mehr von Menschen erledigt werden. Viele Tätigkeiten sind schon weggefallen, andere werden in den nächsten Jahren wegfallen. Übrigbleiben werden Tätigkeiten, bei denen die Anforderungen an die kognitive oder soziale Leistungsfähigkeit hoch sind. Die Komplexität der Probleme und das Unvermögen des einzelnen, bestimmte Entwicklungen wie die fortschreitende Digitalisierung zu beeinflussen, erfordern die Fähigkeit, das Unveränderbare und bestehende Diskrepanzen auszuhalten. Der ständige Kampf um Spitzenpositionen und dauerhafte persönliche Leistungssteigerungen führen bei manchen Menschen zum Burn-out und es wird immer weniger Berufe geben, in denen man ausschließlich Routinetätigkeiten ausführen und in die man sich zurückziehen kann, um starkem Druck zu entgehen. Routinetätigkeit mag beim ersten Lesen langweilig klingen. Routine hat aber auf der anderen Seite entlastende Funktion – man braucht für Routinehandlungen weniger kognitive Energie als für das Lernen neuer Dinge. Die beste Vorbeugung – bei aller Methodenvielfalt der Stressbewältigung und der Burn-out-Prophylaxe – ist ein achtsamer Umgang (Geuter, 2008) mit sich selbst. Nur wenn das persönliche Frühwarnsystem funktioniert, werden Warnsignale erkannt und man kann rechtzeitig eine Pause einlegen, länger Urlaub machen und an der Situation etwas ändern, noch bevor man in einen Burn-out hingerät und sich schon selbst geschädigt hat. Dabei können die von Kerber (2008) vorgeschlagene Schritte helfen, weniger, wenn man schon tief im Burn-out steckt, sondern eher in frühen Phasen der Entwicklung von Burn-out. Was kann man tun, wenn man merkt, dass die Gefahr wächst, einen

Probleme anerkennen

4

Burn-out zu entwickeln? Man kann verschiedene Methoden der Stressbewältigung einsetzen (► Kap. 2 *Stress bewältigen*), wobei der Startpunkt ist, ein Problem erst einmal anzuerkennen. Das fällt vielen Menschen schwer, weil damit in der Regel das Eingeständnis verbunden ist, etwas nicht alleine zu schaffen oder mit einer Situation überfordert zu sein. Je nach Selbstbild eines Betroffenen kann dieser Schritt sehr schwerfallen und das Erkennen eines sich anbahnenden Burn-out verzögern.

- **Eingeständnis eines möglichen Problems**

nicht auf sich selbst hereinfallen

Nach Kerber (2008) muss man sich erst einmal eingestehen, dass man tatsächlich zu viel arbeitet. Zu viel arbeiten ist nicht ausschließlich auf die Arbeitszeit bezogen, sondern auch darauf, ob die Arbeit sehr anstrengend ist, selbst wenn es nur vier Stunden am Tag sind. Die Kernfrage ist, ob sich man sich noch richtig erholen kann oder ob das nicht mehr gelingt. Wenn man anerkennt, dass eine Situation problematisch ist, schließt sich die Frage an, warum man daran nichts ändert. In der Regel deshalb, weil man subjektiv gute Gründe hat, so viel zu arbeiten oder eine sehr anstrengende Arbeitsphase auf sich zu nehmen. Diesen Gründen sollte man auf die Spur kommen. Denn nur weil Gründe subjektiv überzeugend sein mögen, müssen sie nicht tatsächlich gut sein. Die üblichen Verdächtigen sind: Arbeiten, um Anerkennung anderer zu gewinnen oder zu erhalten, Angst vor dem Verlust des Arbeitsplatzes oder nicht wissen, was man sonst tun soll.

Innehalten

Innehalten und erkennen, dass man sich möglicherweise schon auf dem Weg in einen Burn-out befindet, ist nicht ganz einfach, weil man umso stärker in Automatismen (mehr vom Selben) verfällt, je stärker der Stress ist und bezogen auf Burn-out, je weiter ein Burn-out schon fortgeschritten ist. Man denkt dann nicht mehr über Alternativen nach, sondern will nur noch ein Jahr oder nur noch bis zur Abzahlung eines Kredits so hart weiterarbeiten. Das ist ein Grund dafür, warum viele Menschen den schleichenden Verlauf von zeitlich begrenzter Belastung über chronische Belastung bis hin zu Burn-out zunächst nicht wahrnehmen.

> ▶ **Beispiel: Selbstständige Kosmetikerin**
>
> Chantal hatte sich mit 25 Jahren als Kosmetikerin selbstständig gemacht, einen Raum in Nähe der Innenstadt gemietet, edel ausgestattet und musste dafür einen Kredit in Höhe von 50.000 € aufnehmen. Chantal versteht ihr Handwerk, kann gut mit Kunden umgehen und schon nach einem halben Jahr ist der Terminkalender voll. Toll, dann geht es mit dem Abzahlen des Kredits auch schneller. Um 10 Uhr kommt der erste Kunde und in den ersten Monaten war um 20 Uhr Schluss, mittags machte sie

eine halbe Stunde Pause, antwortete auf E-Mails und traf sich manchmal mit einer Freundin auf einen Kaffee in der Stadt. Eine besonders großzügige Kundin bat ausnahmsweise mal um einen Termin nach 20 Uhr, die Termine dauern eine gute Stunde, und gab Chantal 20 € Trinkgeld als Dankeschön für den Sondertermin. Das ist viel Geld und Chantal hatte sich sehr gefreut. Die Kundin kam danach immer nach 20 Uhr, weil sie selbst lange arbeiten musste und es nur mir größter Mühe zu einem früheren Termin schaffen konnte. Und die Kundin gab immer ein gutes Trinkgeld. Der Sondertermin um 20 Uhr sprach sich herum und schon nach wenigen Wochen hatte Chantal an jedem Abend noch einen Kunden nach 20 Uhr. Das war ein tolles Gefühl, der Kredit würde viel schneller zurückbezahlt sein als gedacht. Das war gut, weil Chantal Pläne für einen weiteren Ausbau hatte und darüber nachdachte, eine Praxis zu kaufen und damit die Raummiete zu sparen – allerdings würde sie dafür einen sehr viel höheren Kredit aufnehmen müssen. ◄

Keine Sorge, Chantal wird nicht zwingend in einen Burn-out hineinlaufen. Gut möglich, dass sie die langen Arbeitszeiten gut verkraftet, gut möglich, dass sie die Termine nach 20 Uhr nur vorübergehend anbietet. Noch kann man nicht wissen, wie es weitergehen wird. Aber riskant ist die Ausgangssituation schon und das sollte man an Chantals Stelle erkennen. Dann kann man in Ruhe überlegen und möglicherweise entscheiden, doch keine Praxis zu kaufen, nur an zwei Tagen die Woche nach 20 Uhr zu arbeiten oder selbst einer Kundin, die ein sehr gutes Trinkgeld gibt, eine Grenze zu setzen. Mit anderen Worten: Man muss lernen, Prioritäten und Grenzen zu setzen. Dazu gehört auch die Entscheidung, was man nicht tun wird. Bei anderen Menschen wird das nicht immer Jubelstürme auslösen. Die großzügige Kundin wird sich vermutlich nicht freuen, wenn sie doch wieder um 19 Uhr kommen muss. Man sollte daher am besten gar nicht erwarten, dass das Setzen von Prioritäten oder Grenzen ohne Konflikte ablaufen wird.

es kann noch gutgehen

■ **Ansprüche zurückweisen – fremde und eigene**

Grenzen setzen

Irgendwie kann man es ja auch verstehen, dass eine Kundin gerne einen Termin nach 20 Uhr haben möchte, weil das für sie im Beruf einfacher ist. Hier steht der Anspruch einer Kundin, die für eine Leistung gut bezahlt, den Interessen von Chantal gegenüber Zeit für die eigene Regeneration zu haben. Chantal kann man ebenso gut verstehen wie die Kundin. Solche Situationen sind häufig und man ist dann besonders gefährdet, einen Burn-out zu erleiden, wenn man nicht gelernt hat, mit fremden und eigenen Ansprüchen klug umzugehen, beispielsweise wenn man sich nicht

4

traut, die fragliche Kundin anzusprechen und darum zu bitten, einen früheren Termin möglich zu machen. Permanente Höchstleistung oder permanente Anpassung an die Bedürfnisse anderer auf Kosten der eigenen Erholung sind keine Dauerlösung, auch wenn das auf den ersten Blick verlockend wirken mag, weil man sich dem Konflikt verschiedener Ansprüche nicht stellen muss. Und wenn ein Kompromiss nicht möglich ist, beispielsweise weil die Kundin auf einem Termin um 20 Uhr besteht, muss man auch mal *Nein* sagen und im schlimmsten Fall sogar auf eine gutes Trinkgeld gebende Kundin verzichten. Gradmesser sollte die eigene dauerhafte Leistungsfähigkeit und die eigene dauerhafte Lebenszufriedenheit sein. Wenn die eigene Leistungsfähigkeit oder die eigene Lebenszufriedenheit gefährdet ist, beispielsweise durch kurze oder zu wenige Regenerationsphasen, ist ein *Nein* dringend geboten. *Nein* sagen bedeutet, sich durchsetzen können gegen Ansprüche, die einen überfordern und die einem auf Dauer schaden.

Zusammenfassung

Burn-out ist eine mögliche Folge von chronischem Stresses. Im Kern handelt es sich bei Burn-out um Erschöpfung und ein Absinken der eigenen Leistungsfähigkeit. In manchen Fällen mag es sich statt um Burn-out um eine depressive Störung handeln, in manchen Fällen mag eine Auszeit von zwei Monaten Abhilfe schaffen. Im Zweifel lohnt ein Gang zu einem Psychotherapeuten, um abzuklären, wie stark ein Burn-out schon ist oder ob es sich möglicherweise um eine depressive Störung oder um ein chronisches Fatigue Syndrom anstatt um einen Burn-out handelt. Je länger Burn-out dauert, desto schwerer wird es, ihn wieder loszuwerden. Deshalb sollte man achtsam mit sich umgehen, im Übrigen auch mit anderen Menschen, und frühe Warnsymptome ernst nehmen. In der Regel reicht eine einzige Maßnahme nicht aus, um aus einem Burn-out herauszufinden. Bei der Suche nach Ursachen sollte man neben einer Analyse der Situation auch prüfen, ob man eigene in der Person liegende Anteile hat, die eine Entstehung von Burn-out begünstigen.

Literatur

Ahola, K., Gould, R., Virtanen, M., Honkonen, T., Aromaa, A., & Lönnqvist, J. (2009). Occupational burnout as a predictor of fisability pension: A population-based cohort study. *Occupational and Environmental Medicine, 66*(5), 284–290.

Ahola, K., Kivimaki, M., Honkonen, T., Virtanen, M., Koskinen, S., Vaherta, J., & Lönnqvist, J. (2008). Occupational burnout and medically certified sickness absence: A population-based study of Finnish employees. *Journal of Psychosomatic Research, 64*(2), 185–193.

Ahola, K., Toppinen-Tanner, S., Huuhtanen, P., Koskinen, A., & Väänänen, A. (2009). Occupational burnout and chronic work disability: An eight-year cohort study on pensioning among Finnish forest industry workers. *Journal of Affective Disorders, 115*(1–2), 150–159.

Ahola, K., Väänänen, A., Koskinen, A., Kouvonen, A., & Shirom, A. (2010). Burnout as a predictor of all-cause mortality among industrial employees: A 10-year prospective tegister-linkage study. *Journal of Psychosomatic Research, 69*(1), 51–57.

Aronson, E., Pines, A. M., & Kafry, D. (1983). *Ausgebrannt: vom Überdruß zur Selbstentfaltung.* Klett-Cotta.

Aronsson, G., Theorell, T., Grape, T., Hammarström, A., Hogstedt, C., Marteinsdottir, I., Skoog, I., Träskman-Bendz, L., & Hall, C. (2017). A Systematic Review Including Meta-Analysis of Work Environment and Burnout Symptoms. *BMC Public Health, 18*(1), 264, 1–13.

Badura, B., & Steinke, M. (2011). *Die erschöpfte Arbeitswelt.* Bertelsmann Stiftung.

Bakker, A. B. (2009). The crossover of burnout and its relation to partner health. *Stress and Health, 25*(4), 343–353.

Bakker, A. B., Demerouti, E., & Verbeke, W. (2004). Using the job demands-resources model to predict burnout and performance. *Human Resource Management, 43*(1), 83–104.

Becker, S. (2011). Vorwort. In A. Gerlmaier & E. Latniak (Hrsg.), *Burnout in der IT-Branche. Ursachen und betriebliche Prävention* (S. 1–3). Asanger.

Brinkmann, R. D., & Stapf, K. H. (2005). *Innere Kündigung. Wenn der Job zur Fassade wird.* C. H. Beck.

Buchka, M., & Hackenberg, J. (1987). *Das Burn-out-Syndrom bei Mitarbeitern in der Behindertenhilfe. Ursachen – Formen –Hilfen.* Verlag Modernes Lernen.

Burisch, M. (2014). *Das Burn-out-Syndrom* (5. Aufl.). Springer.

Cherniss, C. (1980). *Staff burnout – job stress in the human services.* Sage.

Cherniss, C. (1980). *Professional burnout in human service organizations.* Praeger.

Cherniss, C. (1999). *Jenseits von Burnout und Praxisschock. Hilfen für Menschen in lehrenden, helfenden und beratenden Berufen.* Beltz.

Demerouti, E. (1999). *Burnout. Eine Folge konkreter Arbeitsbedingungen bei Dienstleistungs- und Produktionstätigkeiten.* Lang.

Enzmann, D. (1996). *Gestreßt, erschöpft oder ausgebrannt? Einflüsse von Arbeitssituation, Empathie und Coping auf den Burnoutprozeß.* Profil.

Esser, V. (2016). *Gender und Burnout. Erlebte Gerechtigkeit bei Männern und Frauen im Berufs- und Privatleben.* Springer Fachmedien.

Falkai, P. & Wittchen, H.-U. (2015). *Diagnostisches und Statistisches Manual Psychischer Störungen (DSM-5^R).* Göttingen: Hogrefe.

Fatigue Centrum der Charité (2021). Informationen für Ärzte. Charité. ▶ https://cfc.charite.de/, abgerufen am 16. November 2021.

Freudenberger, H. J. (1974). Staff burnout. *Journal of Social Issues, 30*(1), 159–165.

Freudenberger, H. J., & North, G. (2002). *Burn-out bei Frauen. Über das Gefühl des Ausgebranntseins* (9. Aufl.). Fischer.

Fukuda, K., Straus, S. E., Hickie, I., Sharp, M. C., Dobbins, J. G., & Komaroff, A. (1994). The chronic fatigue syndrome: A comprehensive approach to its definition and study. International chronic fatigue syndrome study group. *Annals of International Medicine, 121*(12), 953–959.

Gaab, J., & Ehlert, U. (2005). *Chronische Erschöpfung und Chronisches Erschöpfungssyndrom.* Hogrefe.

4

Gerlmaier, A. (2011). Stress und Burnout bei IT-Fachleuten – auf der Suche nach Ursachen. In A. Gerlmaier & E. Latniak (Hrsg.), *Burnout in der IT-Branche. Ursachen und betriebliche Prävention* (S. 53–89). Asanger.

Gerlmaier, A., & Latniak, E. (2011). *Burnout in der IT-Branche. Ursachen und betriebliche Prävention.* Asanger.

Geuenich, K., & Hagemann, W. (2014). *BOSS Burnout-Screening-Skalen* (2. Aufl.). Hogrefe.

Geuter, U. (2008). Achtsamkeit – das Mittel gegen den Alltagsstress. *Psychologie Heute, 25*(8), 20–33.

Golembiewski, R. T., Munzenrieder, R., & Carter, D. (1983). Phases of progressive burnout and work site covariants: Critical issues in OD reserach and praxis. *Journal of Applied Behavioral Science, 19*(4), 461–481.

Greve, G. (2015). *Organizational Burnout. Das verstecke Phänomen ausgebrannter Organisationen* (3. Aufl.). Springer Gabler.

Hägerbäumer, M. (2017). *Risikofaktor Präsentismus.* Springer Fachmedien.

Halbesleben, J. R. B., & Demerouti, E. (2005). The construct validity of an alternative measure of burnout: Investigating the english translation of the oldenburg burnout inventory. *Work & Stress, 19*(3), 208–220.

Hansch, D. (2021). *Erfolgreich gegen Depression und Angst* (3. Aufl.). Springer.

Hentrich, S. (2016). *Vulnerabilitäts- und Resilienzfaktoren bei der Entstehung von Burnout und depressiven Symptomen bei Führungskräften* (Dissertation). Universität Bremen.

Hentrich, S., Zimber, A., Sosnowsky-Waschek, N., Kellner, M., & Petermann, F. (2016). Wechselwirkung zwischen Arbeit, Persönlichkeit und psychischer Gesundheit. *Zeitschrift für Psychiatrie, Psychologie und Psychotherapie, 64*(4), 200–309.

Heyse, H., Krampen, G., Schui, G., & Vedder, M. (2004). Berufliche Belastungen und Belastungsreaktionen früh- versus alterspensionierter Lehrkräfte in der Retrospektive. *Report Psychologie, 29*, 372–379.

Hill, A. P., & Curran, T. (2016). Multidimensional perfectionism and burnout: A meta-analysis. *Personality and Social Psychology Review, 20*(3), 269–288.

Hillert, A., & Marwitz, M. (2006). *Die Burnout-Epidemie oder Brennt die Leistungsgesellschaft aus?* C. H. Beck.

Höhn, R. (1983). *Die innere Kündigung im Unternehmen. Ursache, Folgen, Gegenmaßnahmen. Reihe Menschenführung und Betriebsorganisation* (Bd. 29). Bad Harzburg: Verlag für Wissenschaft, Wirtschaft und Technik.

Honkonen, T., Ahola, K., Pertovaara, M., Isometsä, E., Kailmo, R., Nykyri, E., Aromaa, A., & Lönnqvist, J. (2006). The association between burnout and physical illness in the general population – results from the Finnish health 2000 study. *Journal of Psychosomatic Research, 61*(1), 59–66.

Keel, P. (2014). *Die unerklärliche Müdigkeit.* Springer.

Kerber, B. (2008). *Die „Arbeitsfalle" – und wie man sein Leben zurückgewinnt. Strategien gegen die Selbstausbeutung und für ein wertvolles Leben.* Walhalla.

Knieps, F., & Pfaff, H. (2020). *BKK Gesundheitsreport 2020.* MWV Medizinisch Wissenschaftliche Verlagsgesellschaft.

König, R. (2020). *Schnelle Hilfe bei Burnout.* Springer Fachmedien.

Korczak, D., Kister, C., & Huber, B. (2010). *Differentialdiagnostik des Burnout-Syndroms. Schriftenreihe Health Technology Assessment (HTA) in der Bundesrepublik Deutschland.* Deutsches Institut für Medizinische Dokumentation und Information (DIMDI).

Kristensen, T. S., Borritz, M., Villadsen, E., & Christensen, K. B. (2005). The copenhagen burnout inventory: A new tool for the assessment of burnout. *Work & Stress, 19*(3), 192–207.

Lauck, G. (2003). *Burnout oder Innere Kündigung? Theoretische Konzeptualisierung und empirische Prüfung am Beispiel des Lehrerberufs.* Hampp.

Lazarus, R. S., & Launier, R. (1981). Streßbezogene Transaktionen zwischen Person und Umwelt. In J. R. Nitsch (Hrsg.), *Stress, Theorien, Untersuchungen, Maßnahmen* (S. 213–260). Huber.

Lee, R. T. & Ashforth, B. E. (1993). A Longitudinal Study of Burnout among Supervisors and Managers: Comparison between the Leiter and Maslach (1988) and Golembiewski et al. (1986) Model. *Organizational Behavior and Human Decision Processes, 54*(3), 369–398.

Leone, S. S., Huibers, M. J. H., Knotterus, A. J., & Kant, I. (2009). The temporal relationship between burnout and prolonged fatigue: A 4-Year prospective cohort study. *Stress & Health, 25*(4), 365–374.

van der Linden, D., Keijsers, G. P. J., Eling, P., & van Schaijk, R. (2005). Work stress and attentional difficulties: An initial study on burnout and cognitive failures. *Work & Stress, 19*(1), 23–36.

Lohaus, D., & Habermann, W. (2018). *Präsentismus.* Springer.

Maslach, C. (1985). Das Problem des Ausbrennens bei professionellen Helfern. In E. Wacker & J. Neumann (Hrsg.), *Geistige Behinderung und soziales Leben* (S. 249–265). Frankfurt: Campus.

Maslach, C., & Jackson, S. E. (1981). The measurement of experienced burnout. *Journal of Occupational Behaviour, 2*(2), 99–113.

Maslach, C., & Jackson, S. E. (1984). Patterns of burnout among a national sample of public contact workers. *Journal of Health & Human Resources Administration, 7*(2), 189–212.

Maslach, C., & Leitner, M. P. (2001). *Die Wahrheit über Burn-out. Stress am Arbeitsplatz und was Sie dagegen tun können.* Springer.

Maslach, C., Jackson, S. E., & Leiter, M. P. (1996). *Maslach Burnout Inventory* (3. Aufl.). Consulting Psychologists Press.

Maslach, C., Schaufeli, W. B., & Leiter, M. P. (2001). *Job Burnout. Annual Review of Psychology, 52*(1), 397–422.

Mearns, J., & Cain, J. E. (2003). Relationships between teachers' occupational stress and their burnout and distress: Roles of coping and negative mood regulation expectancies. *Anxiety, Stress & Coping, 16*(1), 71–82.

Neubach, B., & Schmidt, K.-H. (2008). Haupt- und Interaktionseffekte von Selbstkontrollanforderungen auf Indikatoren der Arbeitsbeanspruchung. *Zeitschrift für Arbeits- und Organisationspsychologie, 52*(1), 1–17.

Ortmann, M. R. (2016). *Burnout und Perfektionismus. Ein SMS-Nachsorgeprogramm zur Modifikation perfektionistischer Kognitionen stationärer Burnout-Patienten* (Dissertation). Landau (Pfalz): Universität Koblenz-Landau.

Peterson, U., Demerouti, E., Bergström, G., Samuelsson, M., Asberg, M. A., & Nygren, A. (2008). Burnout and physical and mental health among swedish healthcare workers. *Journal of Advanced Nursing, 62*(1), 84–95.

Pines, A. (1993). An Existential Perspective. In W. B. Schaufeli, C. Maslach, & T. Marek (Hrsg.), *Professional burnout. Recent developments in theory and research* (S. 33–52). London: Taylor & Francis.

Pines, A., & Aronson, E. (1988). *Career burnout: Causes and cures.* Free Press.

Purvanova, R. K., & Muros, J. P. (2010). Gender Differences in burnout: A meta-analysis. *Journal of Vocational Behavior, 77*(2), 168–185.

Reith, S. (2018). *ME/CFS erkennen und verstehen.* tredition.

Robert Koch-Institut (2012). *Die Gesundheit von Erwachsenen in Deutschland 2012 (DEGS).* Berlin: Robert Koch-Institut. ► https://www.rki.de/DE/Content/Gesundheitsmonitoring/Studien/Degs/degs_w1/degs_info_broschuere.pdf?__blob=publicationFile, abgerufen am 18. Oktober 2021.

Scharnhorst, J. (2019). *Psychische Belastungen am Arbeitsplatz vermeiden.* Haufe.

4

Schaufeli, W. B., & Enzmann, D. (1998). *The burnout companion to study & practice*. Taylor & Francis.

Scheibenbogen, C., Wittke, K., Hanitsch, L., Grabowski, P., & Behrends, U. (2019). Chronisches Fatigue Syndrom CFS. Praktische Empfehlungen zu Diagnostik und Therapie. *Ärzteblatt Sachsen, 9*(2019), 26–30.

Schmieta, M. (2001). *Die Relevanz von Persönlichkeitsmerkmalen und beruflichen Einstellungen bei der Entwicklung von Burnout: Ein Vergleich zwischen Beratungslehrern und Lehrern ohne Zusatzausbildung*. Kovac.

Schmitz, E., Hillert, A., Lehr, D., Pecho, L., & Deibl, C. (2002). Risikofaktoren späterer Dienstunfähigkeit: Zur möglichen prognostischen Bedeutung unrealistischer Ansprüche an den Lehrerberuf. *Zeitschrift für Personalforschung, 16*(3), 415–432.

Schulz, R. (2016). *Die Relevanz personenbezogener Faktoren für die Messung des Burnout-Risikos* (Dissertation). Universität Bochum.

Schuster, N. (2010). Stress und Burnout bei Bankmanagern. *Verhaltenstherapie, 20*(4), 259–264.

Schwarzer, R., & Schmitz, G. S. (1999). Kollektive Selbstwirksamkeitserwartung von Lehrern: Eine Längsschnittstudie in zehn Bundesländern. *Zeitschrift für Sozialpsychologie, 30*(4), 262–274.

Shirom, A., Melamed, S., Toker, S., Berliner, S., & Shapira, I. (2005). Burnout, mental and physical health: A review of the evidence and a proposed explanatory model. *International Review of Industrial and Organizational Psychology, 20*(1), 269–309.

Siebecke, D. (2010). Burnoutrisiken in der Wissensgesellschaft. Ergebnisse einer Befragung in der IT-Branche. *Praeview – Zeitschrift für innovative Arbeitsgestaltung und Prävention, 2*(1), 10–11.

Sisolefsky, F., Rana, M., & Herzberg, P. Y. (2017). *Persönlichkeit, Burnout und Work Engagement*. Springer Fachmedien.

Spieß, E., Reif, J. A. M., & Stadler, P. (2018). Reaktionen auf Stress – Stress als Reaktion. In J. A. M. Reif, E. Spieß, & P. Stadler (Hrsg.), *Effektiver Umgang mit Stress* (S. 83–100). Springer.

Toppinen-Tanner, S., Ahola, K., Koskinen, A., & Väänänen, A. (2009). Burnout predicts hospitalization for mental and cardiovascular disorders: 10-year prospective results from industrial sector. *Stress & Health, 25*(4), 287–296.

Wolpin, J., Burke, R. J., & Greenglass, E. R. (1991). Is job satisfaction an antecedent or a consequence of psychological burnout? *Human Relations, 44*(2), 193–209.

Zapf, D. (2002). Emotion work and psychological well-being. A review of the literature and some conceptual considerations. *Human Resource Management Review, 12*(2), 237–268.

Serviceteil

Stichwortverzeichnis

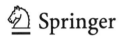

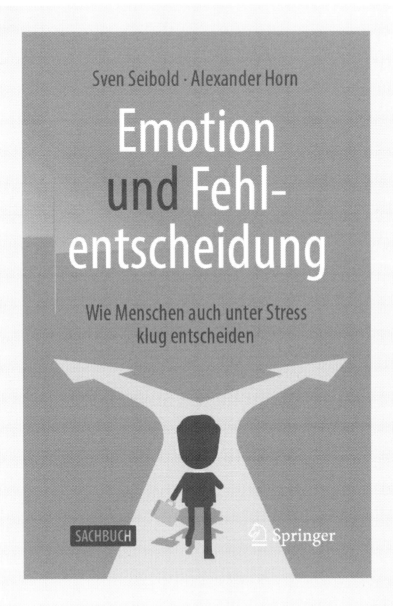

Sven Seibold · Alexander Horn

Emotion und Fehlentscheidung

Wie Menschen auch unter Stress klug entscheiden

SACHBUCH

Springer

Printed in the United States
by Baker & Taylor Publisher Services